捏捏按按，宝宝吃得香、睡得好、不生病

儿童保健主任医师
崔绍珍 编著

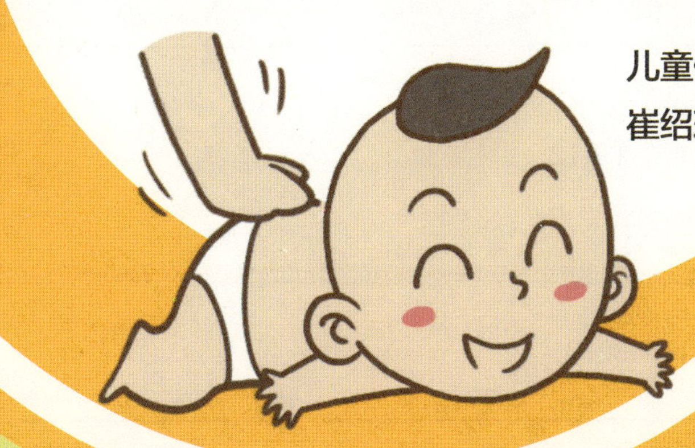

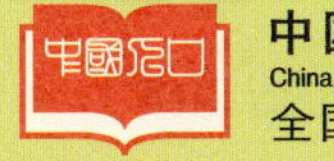

中国人口出版社
China Population Publishing House
全国百佳出版单位

图书在版编目（CIP）数据

捏捏按按，宝宝吃得香、睡得好、不生病 / 崔绍珍编著. -- 北京:中国人口出版社，2017.11
ISBN 978-7-5101-5430-0

Ⅰ. ①捏… Ⅱ. ①崔… Ⅲ. ①小儿疾病－推拿 Ⅳ. ①R244.15

中国版本图书馆CIP数据核字(2017)第266359号

捏捏按按，宝宝吃得香、睡得好、不生病

崔绍珍　编著

出版发行	中国人口出版社
印　　刷	北京东方宝隆印刷有限公司
开　　本	715毫米×868毫米　1 / 12
印　　张	20
字　　数	120千字
版　　次	2018年3月第1版
印　　次	2018年3月第1次印刷
书　　号	ISBN 978-7-5101-5430-0
定　　价	59.80元
社　　长	邱　立
网　　址	www.rkcbs.net
电子信箱	rkcbs@126.com
总编室电话	(010)83519392
发行部电话	(010)83514662
传　　真	(010)83538190
地　　址	北京市西城区广安门南街80号中加大厦
邮　　编	100054

目录

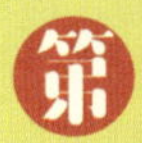
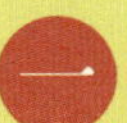
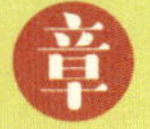

第一章 给宝宝治病，用手比用药更安全

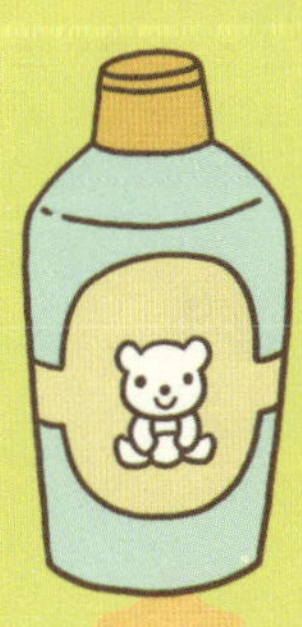

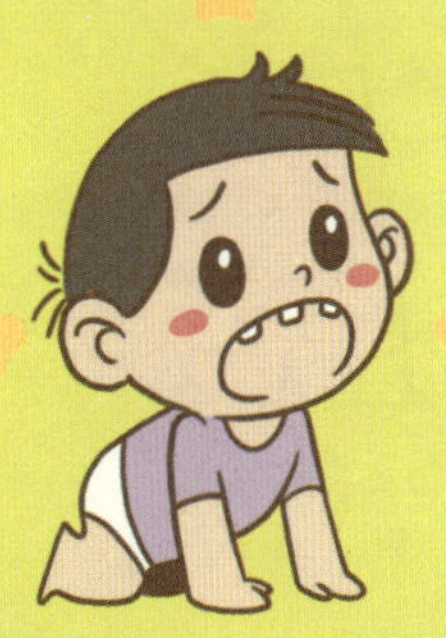

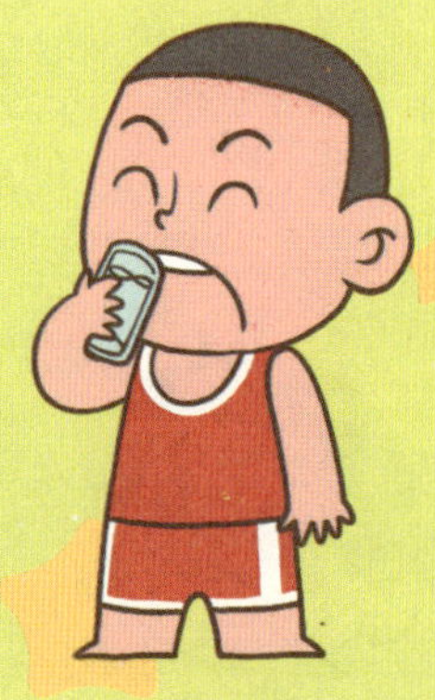

第二章 宝宝的穴位和大人的不一样

第三章 别担心，宝宝的小问题推拿解决

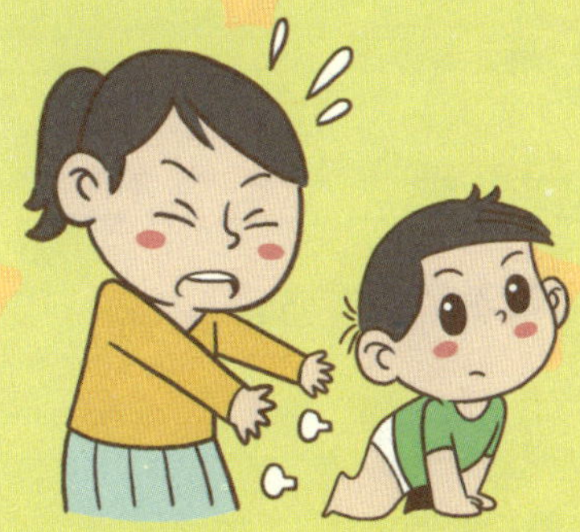

第四章 日常疾病的推拿方法

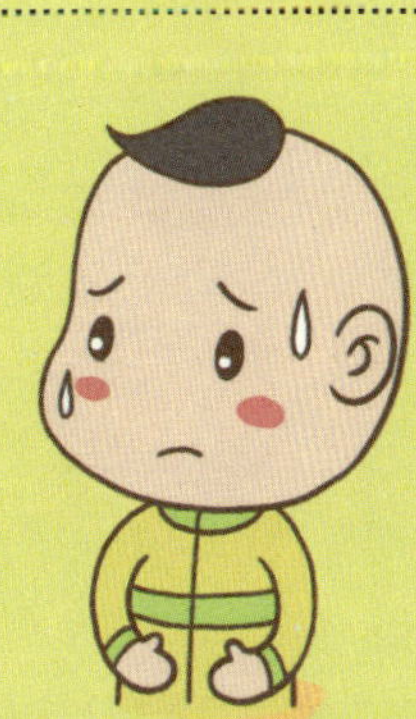

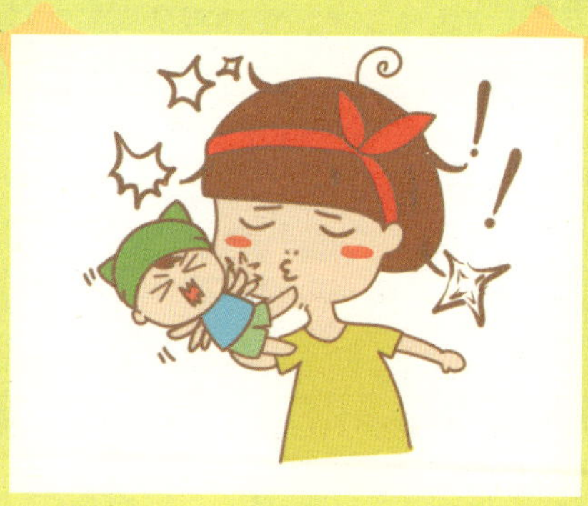

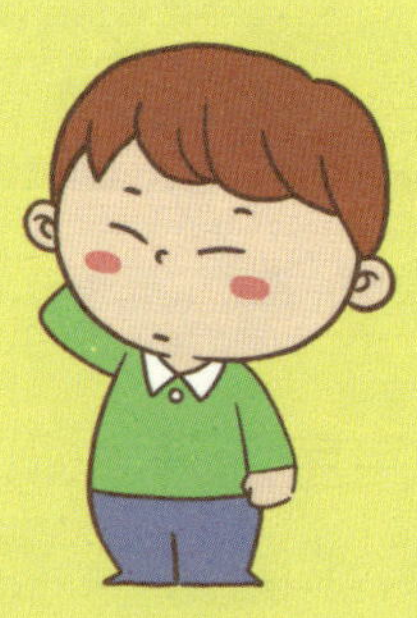

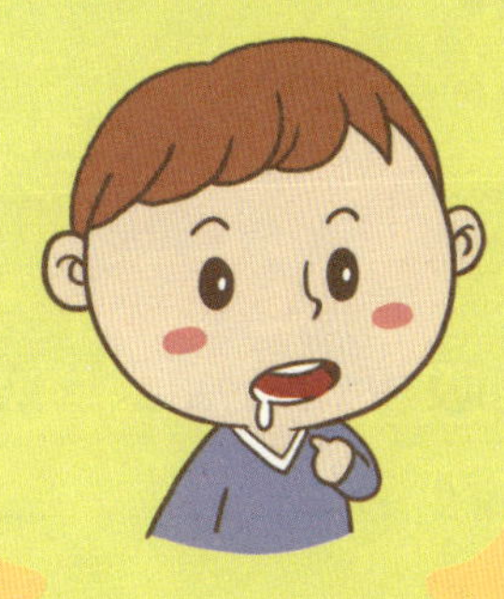

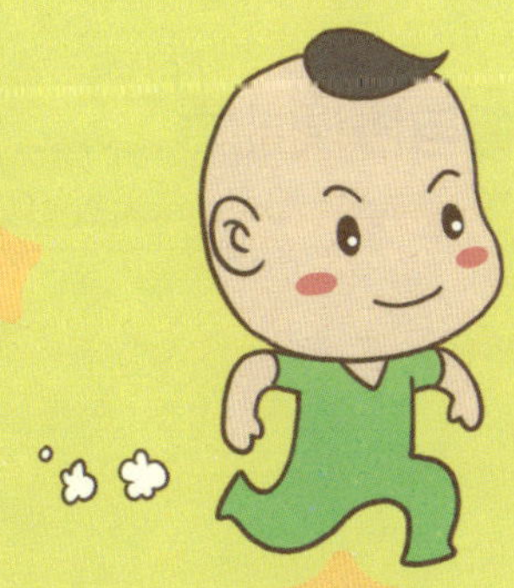

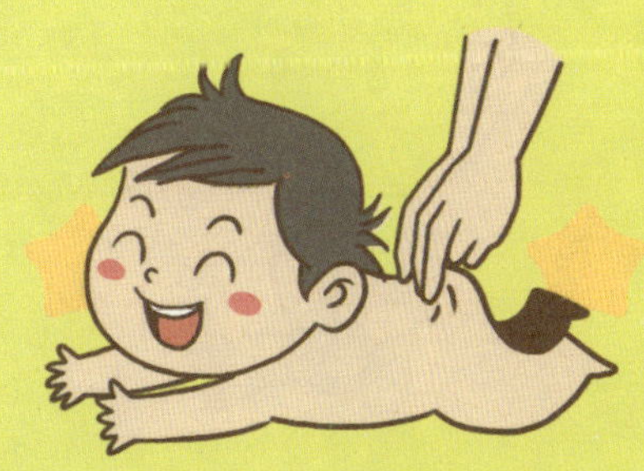

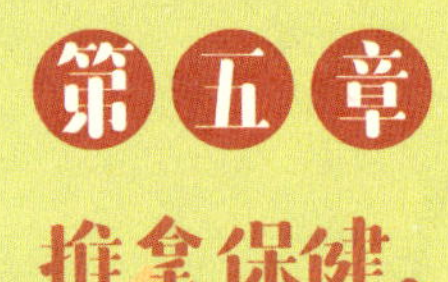

推拿保健，让宝宝更加健康

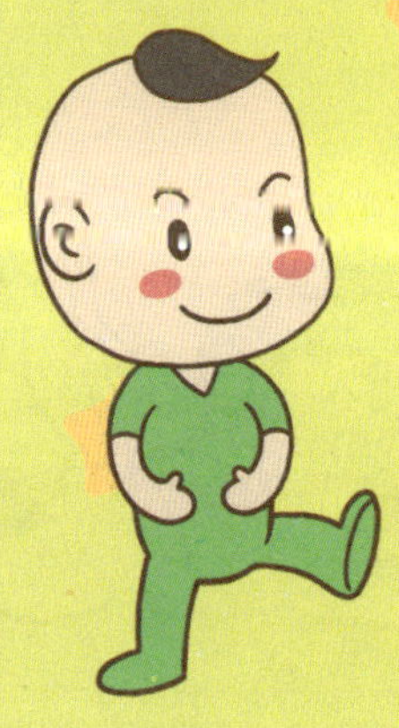

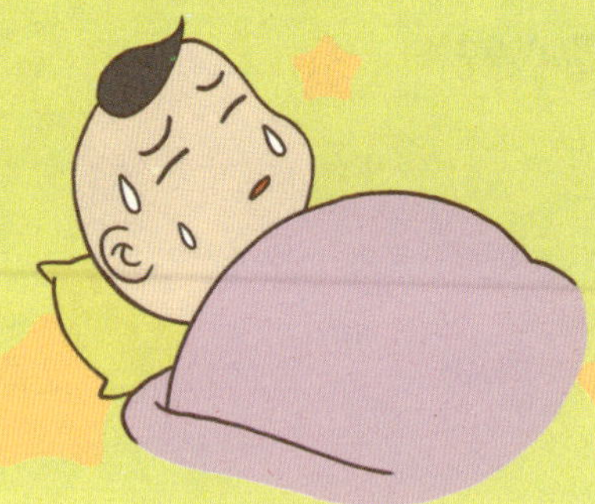

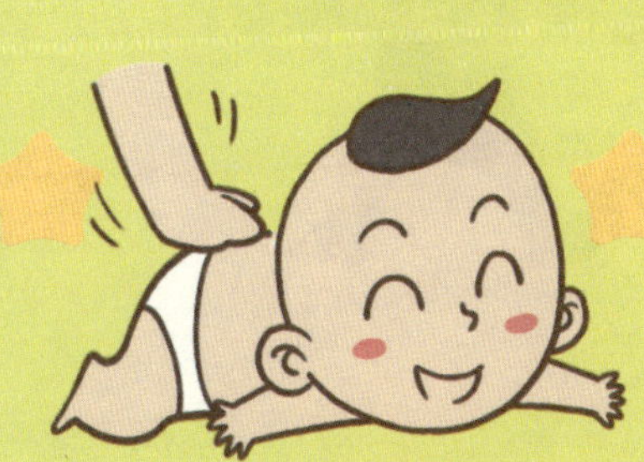

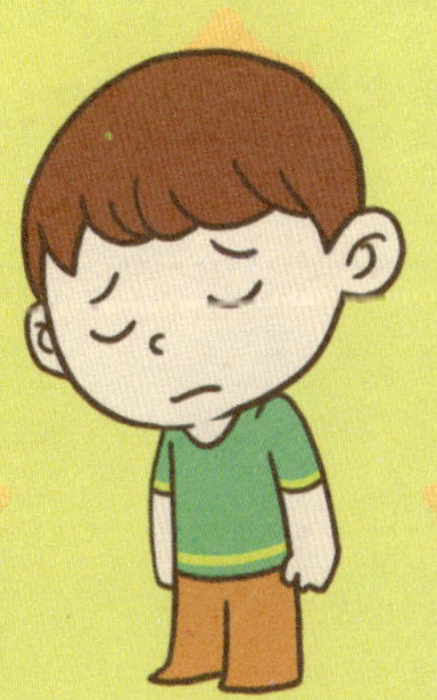

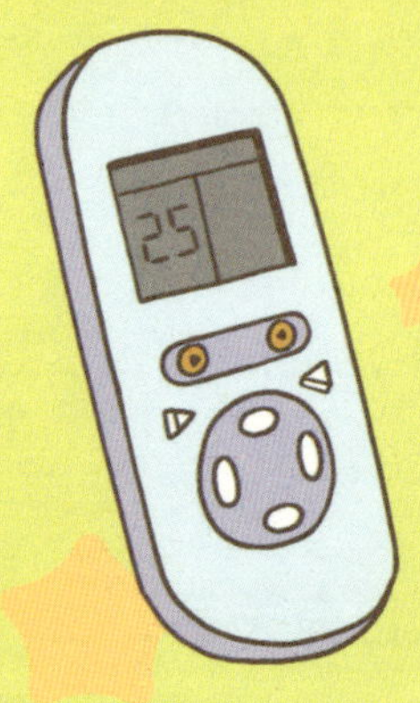
25

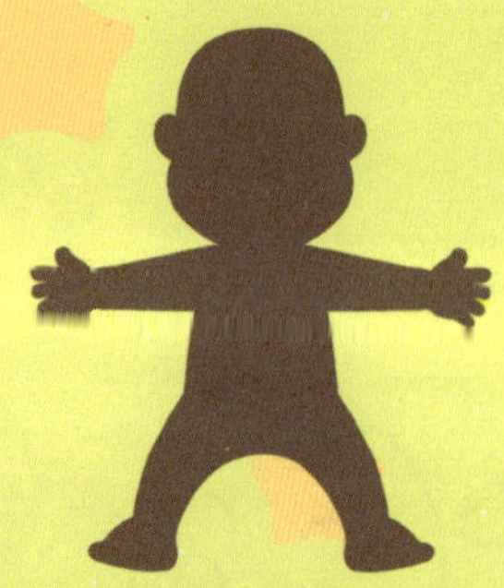

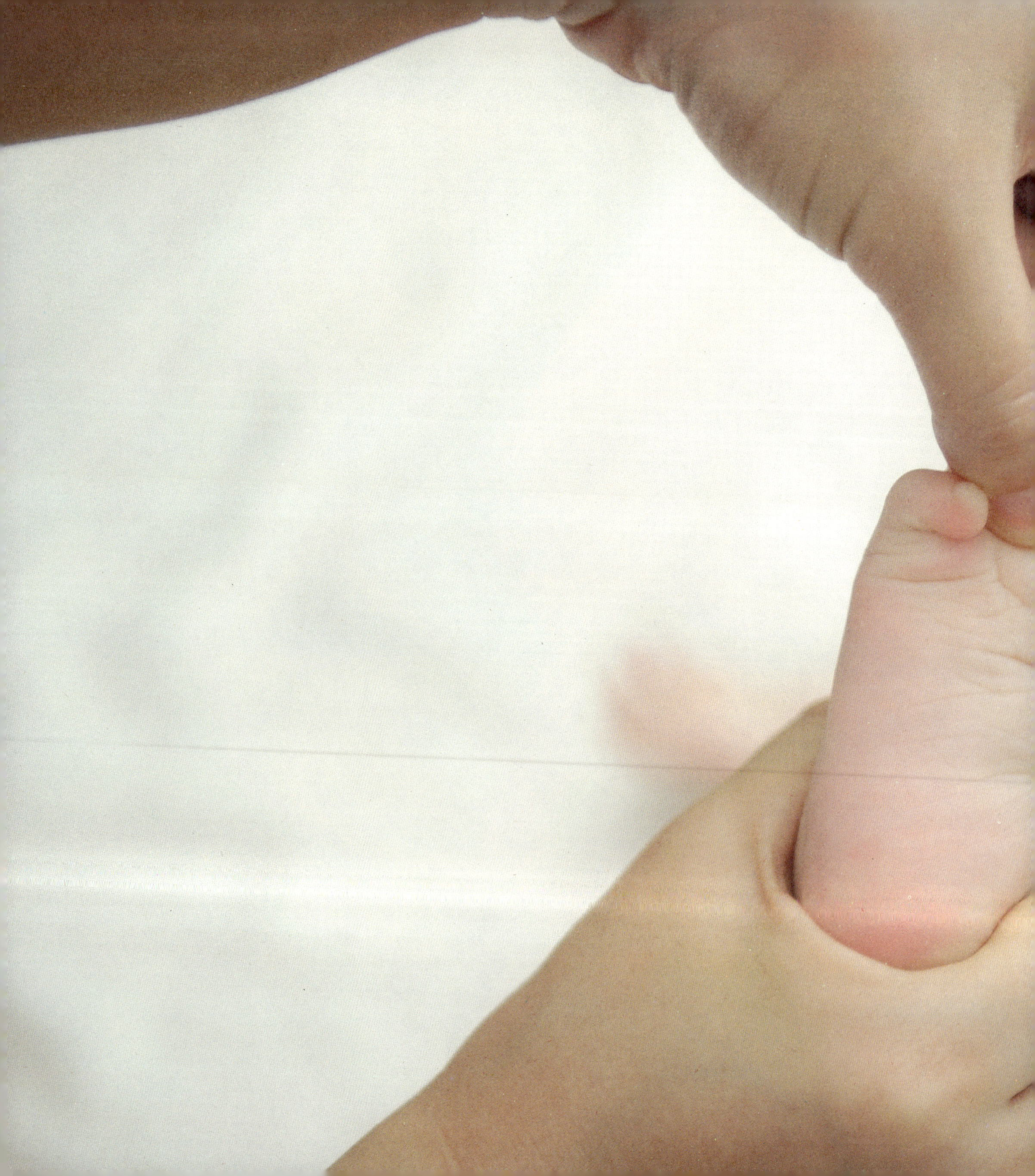

第一章

给宝宝治病，用手比用药更安全

让宝宝吃得香、睡得好、不生病

吃饭不香，睡眠不好，爱生病是很多宝宝容易出现的问题，爸爸妈妈经常为此头疼不已。其实这些问题从中医的角度来说和脾虚有密切关系，可能有的家长会感到奇怪，宝宝还这么小，内脏器官应该很健康才是，怎么会有这些“奇奇怪怪”的毛病呢？

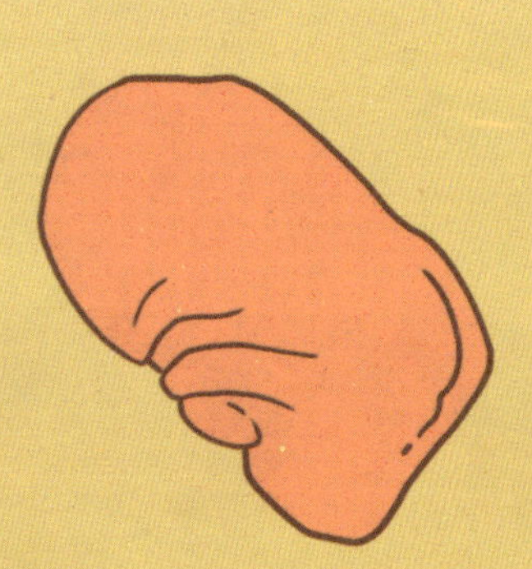

脾虚并不是奇奇怪怪的毛病。脾的问题无时无刻不影响着我们的健康。

中医讲究天人合一，人体与自然界万物的生长运作方式都是共通的。

脾在五行中属土，脾在五脏中的作用和土在五行中的作用相似，脾能消化吸收食物的营养，同时将这些营养运输到全身，如同万物死亡后会在土中融化，土壤吸收了这些融化后的精微植物再继续滋养万物。

脾被誉为人的“后天之本”，它对我们的身体到底发挥着多大的作用呢？

在中医学里脾有三大作用，运化、升清、统血。

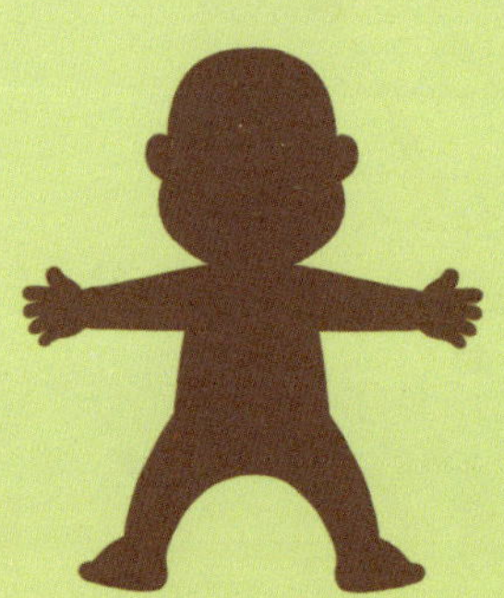

什么是运化

就是把我们所吃的食物联合胃肠消化、吸收，然后将其获得的营养（中医称为“水谷精微”）运输到全身五脏六腑、四肢百骸的过程。

我们的脾就像一个勤劳的搬运工，不停运输着身体各个部位所需要的营养物质，让我们的身体更强壮。

如果宝宝吃得过多，或者所吃的大多是身体无法吸收的“垃圾”，那我们的脾自然会受到损害，影响其运化功能。

什么是升清

升清是运化的具体表现形式。

升，即上升；清，即“水谷精微”。意思是脾将人体所需的营养物质向上运输至心肺，通过心肺的作用化生气血以营养全身。

所以中医认为“脾气主升”，“脾为气血生化之源。”

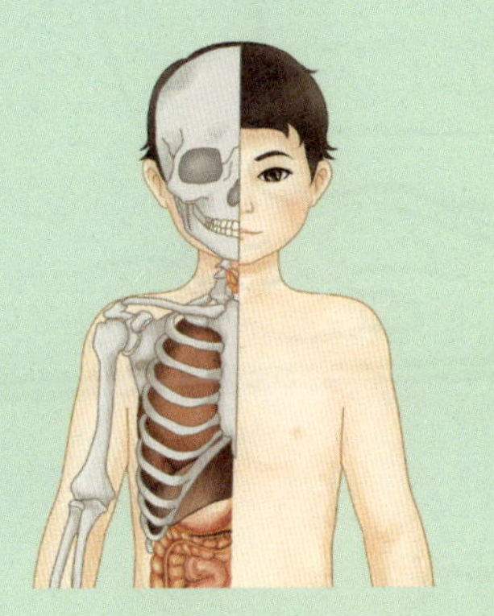

什么是统血

脾统血的意思是，脾能够统摄周身血液在正常轨道中运行，防止溢出脉外。如果脾气充足，则统摄力强，气血运行正常；反之，脾气亏虚，则统摄力弱，可能出现气血不足，或血液不再“听从脾的指挥”，脱离正常运行轨道。

比如，皮下出血、便血、尿血、流鼻血等都可能与脾虚有关。

西医认为脾是血库之一，不仅能贮藏与调节血量，而且有一定造血机能，可产生淋巴细胞和单核细胞，又有免疫性防御机能。这与中医脾统血的概念异曲同工。

了解了脾的强大功能之后，我们可以知道，脾无时无刻不在发挥着作用。

它正常运作的条件正是它所维持的正常的生理活动，如果我们没有正常的饮食生活习惯，自然也会让脾无法正常“工作”。

脾是后天之本，后天的营养物质是来源于脾的运化，如果脾胃虚弱，整个机体的营养状况就会差，会导致很多常见问题，比如，不爱吃饭、经常感冒、咳嗽、汗多、大便干燥或腹泻等。

回到我们最初的问题，那么宝宝吃得香、睡得好、不生病的秘诀究竟是什么呢？了解了宝宝的诸多问题主要来源于脾胃的问题之后，我们也就有了明确的方向，调理脾胃，在中医里调理脾胃的一个重要手段就是推拿。

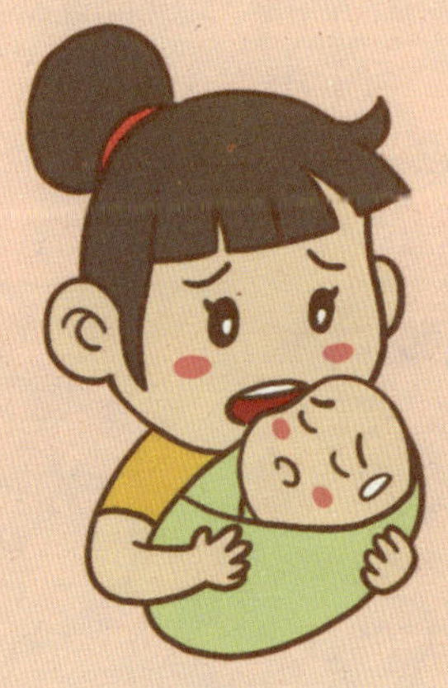

到底该用怎样的力度给宝宝捏

不知道用怎样的力度给宝宝捏是很多家长迟迟不敢下手的原因，太轻担心没效果，太重又怕伤到宝宝，究竟具体用怎样的力度最合适呢？我们要根据不同的推拿手法来选择。

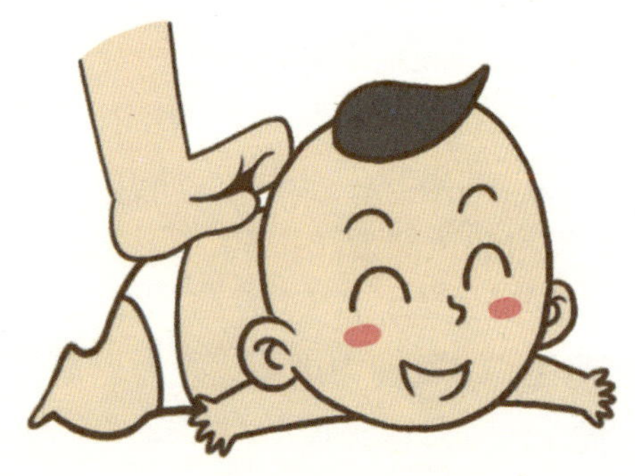

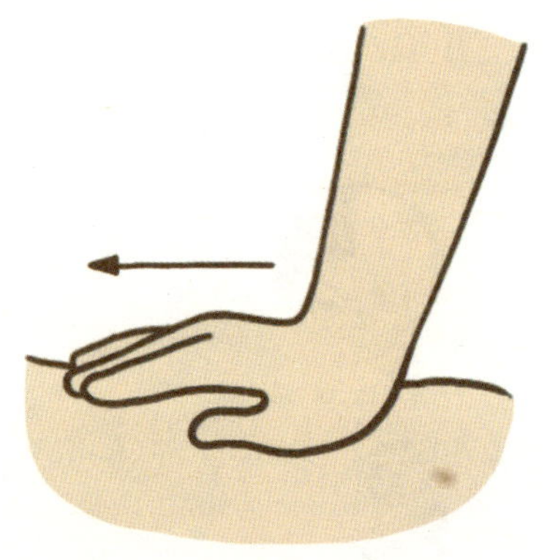

最受宝宝欢迎的揉法

揉法是比较受欢迎的推拿手法，多用于点、面的穴位。揉法就是以指、掌的某一部位按压在宝宝的穴位上进行旋转揉动，可按顺时针，也按可逆时针方向，具体依据宝宝身体情况而定，不可乱揉。

揉法具体分为手指揉、手掌揉和鱼际揉三种，都很容易掌握，适用在宝宝身体的任何部位进行。

揉法力道如何掌握：揉动时，按压在穴位上的手指或掌要紧贴皮肤，不要移动，发力于该处的皮下组织而揉动，力度不轻不重，你可以想象在揉一个灌水的气球，手法要温和，以揉过宝宝的皮肤不红为佳。

运用最广的推法

推法是小儿推拿最常用手法，多用于线状穴位。推法就是用手或掌等部分着力于宝宝要推拿的部位上，进行单方向的直线推动。推法可分为直推、旋推、分推、合推四种，可用于身体任何部位。

推法的力道如何掌握：推法动作要求指、掌等着力部分要紧贴皮肤，用力要稳，推进的速度要缓慢而均匀，就像在砧板上均匀推动面团一样，不要硬压，速度不宜过快，以免损伤皮肤，以推后皮肤不红为佳。

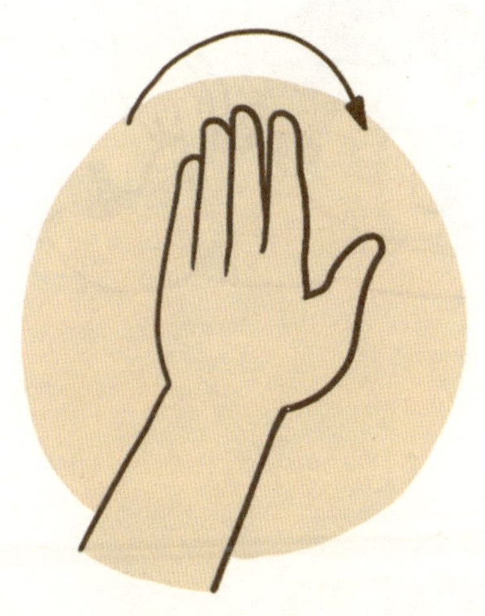

让孩子温暖的摩法

摩法就是用全手掌面，或者四指指面在穴位上旋转摩擦。摩法是一种能产生温热感的手法，适合在孩子腹、腰、背部的手法，具有舒筋活络、消食和胃等功效。

摩法的力道如何掌握：摩法要求掌、腕和缓协调，用力均匀，速度适宜，就像在抚摸一只即将入睡的猫咪一样，要缓和一点哦。

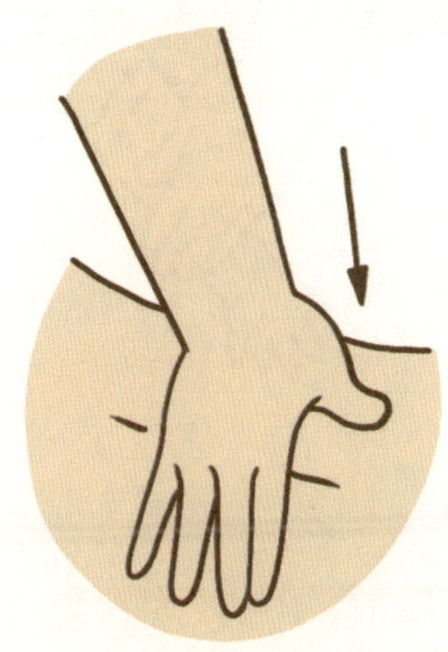

最有节奏的按法

按法就是用指尖或指腹或掌心，直接按压在孩子穴位上，施以压力，以孩子耐受为度。按法具有放松肌肉，开通闭塞，活血止痛的功效，一般孩子腹泻、便秘、头痛等常用。

按法的力道如何掌握：按法的力量要由轻而重，让宝宝感到一定的压迫感后，保持一段时间，而后再慢慢放松减压，感觉就像按一个小面团。

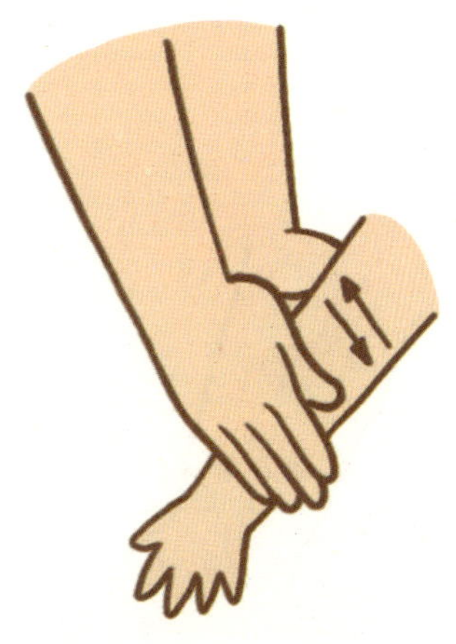

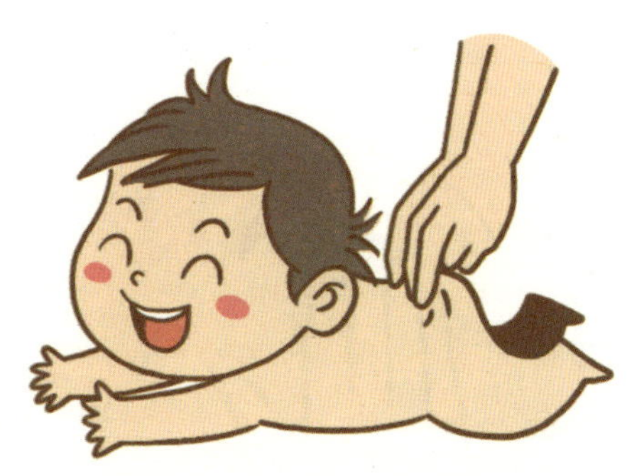

让孩子感到轻松的搓法

搓法就是双手掌面着力，对称地挟住或托抱住孩子肢体的一定部位，双手交替或同时相对用力作相反方向地来回快速搓揉，并同时做上下往返移动。搓法是儿童推拿手法中一种辅助手法，常作为孩子四肢、胁肋部、腰背部推拿治疗的结束阶段，具有疏通经络、调和气血等功效。

调养脾胃的捏法

儿童推拿中捏法使用最多的就是捏脊。捏脊就是用双手拇指和食指作捏物状手形，自腰骶部开始，沿脊柱交替向前捏捻皮肤；每向前捏捻三下，用力向上提一下，至大椎穴为止，即为一遍。捏脊时两手要交替进行，不可间断；不可歪斜，要走直线。捏脊具有调和阴阳，疏通经络，健脾和胃，促进气血运行等功效。

搓法的力道如何掌握：搓法要求搓动时双手动作幅度、频率要一致，不要时快时慢；双手挟持肢体时力量要轻，重了会让宝宝不舒服哦。

捏法的力道如何掌握：运用捏法时要注意，手指要轻巧灵敏，力量要贯注于指端，柔和并渗透，就像包饺子时捏饺子皮一样，捏住就好，千万别拧！

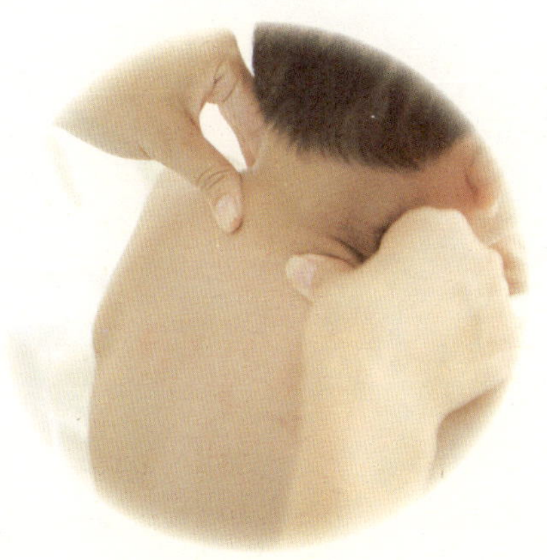

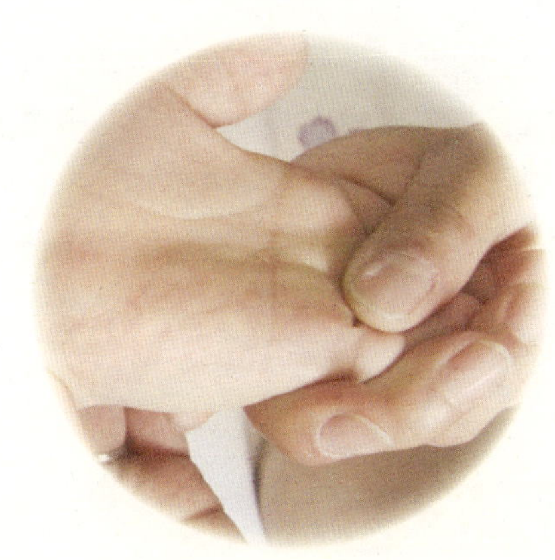

刺激性最强的拿法

拿法就是用大拇指和食指、中指，或用大拇指和其余四指对称地用力，提拿孩子的一定部位和穴位，进行一紧一松的推拿手法。拿法具有疏通经络，解表发汗，镇静止痛，开窍醒神的功效。

最慢最轻的运法

运法是小儿推拿中最轻、最慢的手法，它是用拇指或者中指在穴位的皮肤上做轻缓的曲线推动，路线一般为弧形或环形。常用于孩子的面部及手部。

拿法的力道如何掌握：拿法要求迅速拿起肌肉后，要停留一会儿再松手至复原；提拿力度不要过大，以提拿时宝宝感觉酸胀微痛，放松后感觉舒展的力度为宜；力量要贯注于指腹，别用指甲拿。

运法的力道如何掌握：运法宜轻不宜重，宜缓不宜急。就像练太极一样慢慢地移动。

使用最广泛的推法分类

旋推法：旋推是用拇指指腹在穴位上作回旋移动。

直推法：直推是拇指腹或食指、中指指腹在皮肤上作直线推动。

分推法：分推是用双手拇指指腹在穴位中点向两侧方向推动。

合推法：合推法与分推法相反，是从穴位两侧向中间方向推动，又称合法或和法。

最受欢迎的揉法分类

指揉法：指揉法是用拇指或食指端，或用食指、中指、无名指端着力，紧紧吸附在穴位上并做回环揉动，常用于点状穴。

掌揉法：掌揉法是用掌根部位着力在穴位上回环旋转揉动。

鱼际揉法：鱼际揉法是仅用大鱼际部位着力，在其穴位上回环频频揉动，常用于“面”状穴。

推拿手法的四个基本要求

有力：是指手法必须具备一定的力量，并根据治疗对象、体质、证候虚实、施治部位和手法性质而变化。

柔和：是指手法动作的轻柔灵活及力量的缓和，不能用蛮力或突发暴力，要“轻而不浮，重而不滞”。

均匀：是指手法动作的节奏、频率、压力大小要一致。

持久：是指手法能够持续运用一定时间，保持动作和力量的连贯性。

宝宝不配合推拿怎么办

在我们的想象中给宝宝做推拿应该是温馨美好的，妈妈轻柔地抚摸宝宝，宝宝乖乖配合。然而实际上很可能是还没开始宝宝就哭闹不停，或者爬来爬去，动来动去，滑得像个“泥鳅”，完全无视你在做一件很认真的事情。

这时候你若是强行捉住宝宝推拿，其结果很可能适得其反。毫无效果。那么，真正的推拿到底是如何施以手法的呢？好妈妈和好医生的距离，可不只是一句口号而已哟。

我们要知道，婴幼儿是非常机灵的。让他舒服的事情，他不会拒绝；让他难受的事情，他不会接受。而推拿绝对是一件会让宝宝舒服的事，前提是你得让他知道，他才会爱上。很多时候宝宝抗拒推拿是因为妈妈们对推拿的认识还不够。

推拿条件一：推拿环境无需特定，但要干净温馨，宝宝会更配合。

菜鸟妈妈提问：可以在卫生间吗？

崔绍珍医生：除了解决大小便，平时把宝宝带去卫生间既不干净空气也不新鲜，宝宝肯定不会配合。

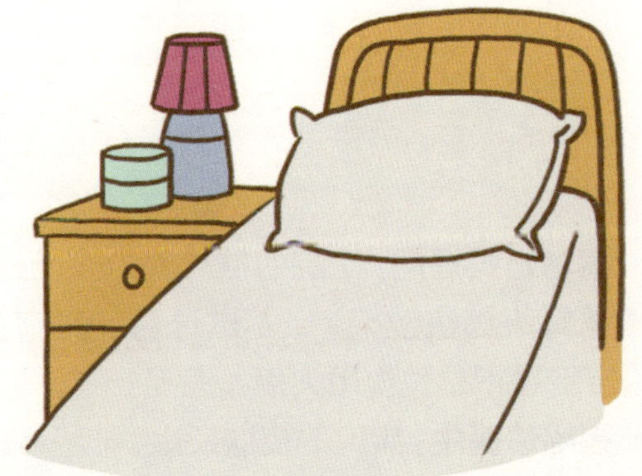

推拿条件二：温度适宜让宝宝更配合。

菜鸟妈妈提问：听说给宝宝推拿时室温为25℃，我和宝宝在室外怎么办。在室内是不是要把空调一直调在25℃。

崔绍珍医生：所谓的25℃只是一个让我们感觉舒适的大概温度，如果你和宝宝都感觉温度舒适，就不用做任何温度测量啦。

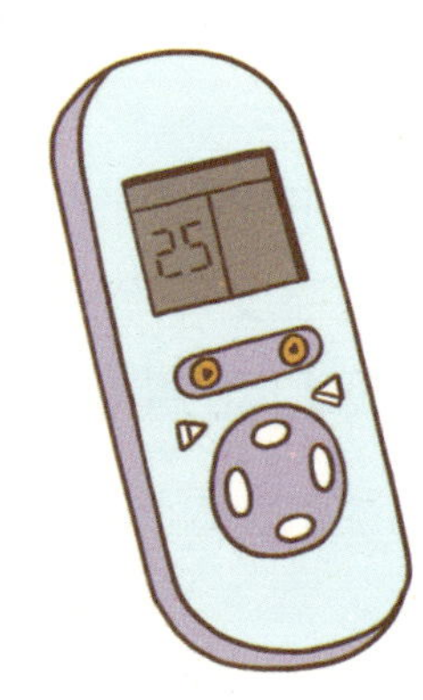

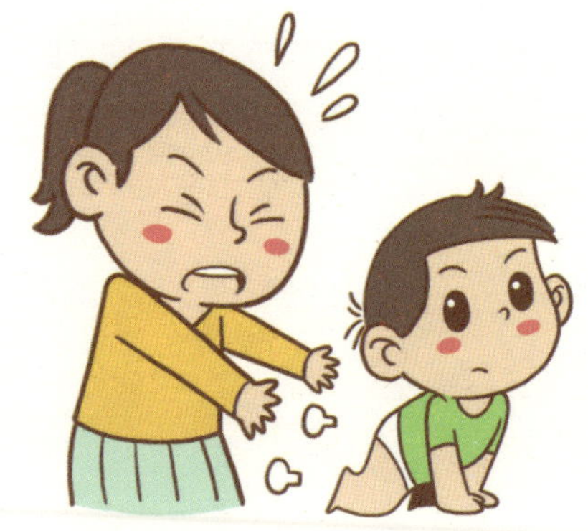

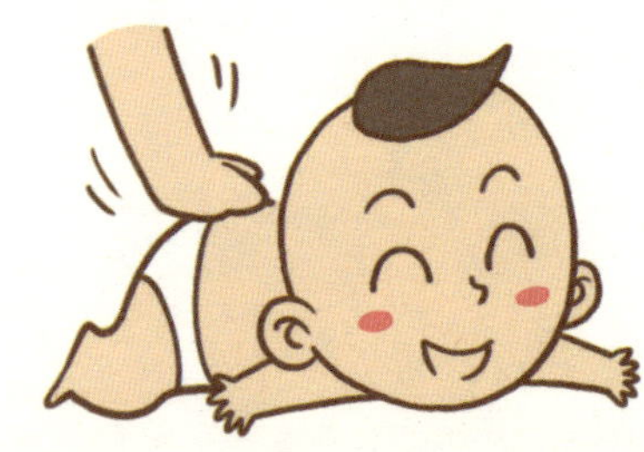

推拿条件三：力道绝不是越重越有效，抚摸的力度让宝宝更配合。

菜鸟妈妈提问：医院的推拿师给我推的时候感觉骨头都快散架了，不过过后还真有效。我给宝宝是不是也要用大点力道呢？

崔绍珍医生：宝宝的皮肤娇嫩，神经敏感，抚摸的力道要适宜宝宝身体接受能力，宝宝才会配合哦。

推拿条件四：在宝宝情绪安稳的时候推拿，宝宝会更配合。

菜鸟妈妈提问：那能不能在宝宝睡着的时候推拿？

崔绍珍医生：当然不能！因为会吵醒宝宝，后果就是宝宝休息不好，情绪不稳反而会影响推拿效果。

推拿条件五：适当来点 Music，宝宝会更配合哟。

菜鸟妈妈提问：我的宝宝喜欢听欢快的歌，一听他就开心得手舞足蹈，我是不是应该放他喜欢听的音乐？

崔绍珍医生：当然不能。他高兴得手舞足蹈的时候是无法进行推拿的，这样很容易伤到宝宝。如果宝宝不喜欢听舒缓的音乐那就不要放，宁可安安静静的。

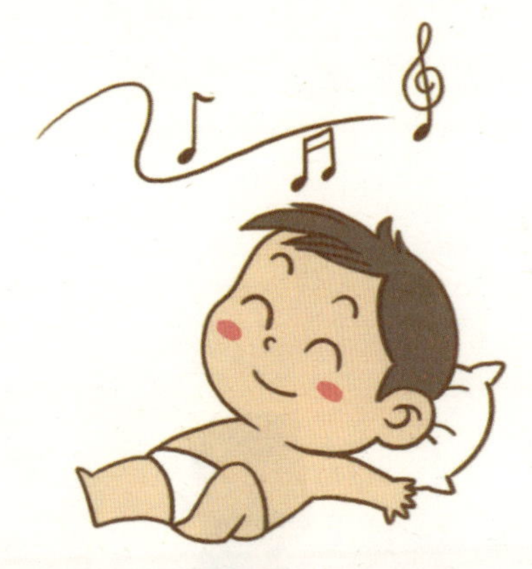

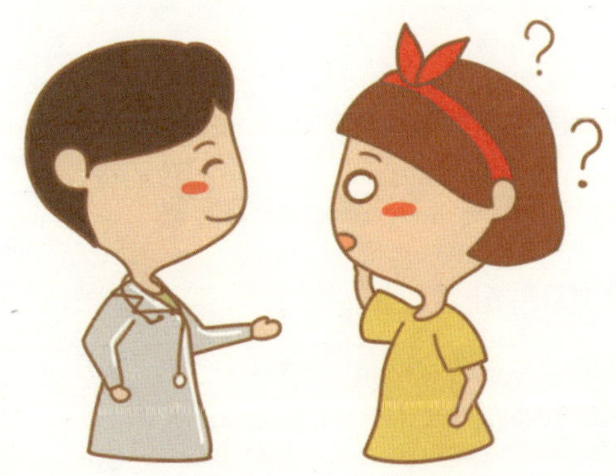

推拿条件六：宝宝吃完饭 1 小时推拿，宝宝会更配合。

菜鸟妈妈提问：那吃完饭就推如何？

崔绍珍医生：不可以。宝宝胃部消化能力弱，如果在饭后进行推拿，很容易让宝宝发生呕吐或肠胃不适。

推拿注意事项早知道

推拿作为一种医疗手段也是有一定注意事项，可不能想怎么推就怎么推，下面就让我们来了解一些不可不知的推拿注意事项吧。

1 小儿推拿适用于0~12周岁的孩子。

2 给宝宝推拿时，应选择避风、避强光、噪音小的地方；室内应保持清静、整洁，空气清新、温度适宜。宝宝推拿做完后，应注意避风，忌食生冷。

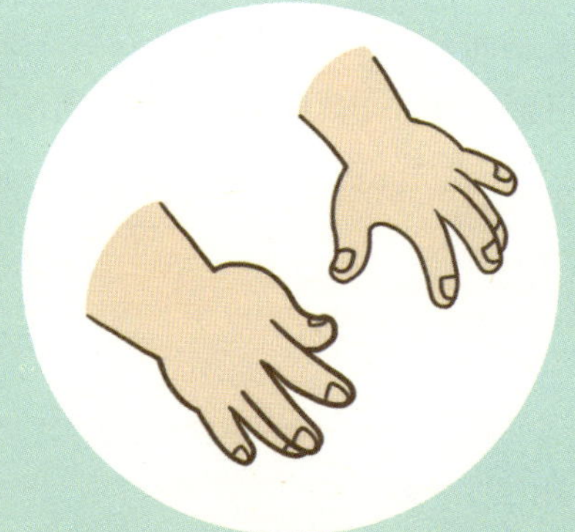

3 给宝宝推拿时，爸爸妈妈要保持双手清洁，摘去戒指、手镯等饰物。指甲要常修剪，刚剪过的指甲，一定要用指甲锉锉平。

4 宝宝过饥或过饱，均影响推拿效果的发挥。在宝宝哭闹之时，要先安抚好宝宝的情绪，再进行推拿。

5 施行推拿手法时要注意宝宝的体位姿势，原则上以使宝宝舒适为宜，并能消除其恐惧感，同时还要便于手法的施用。

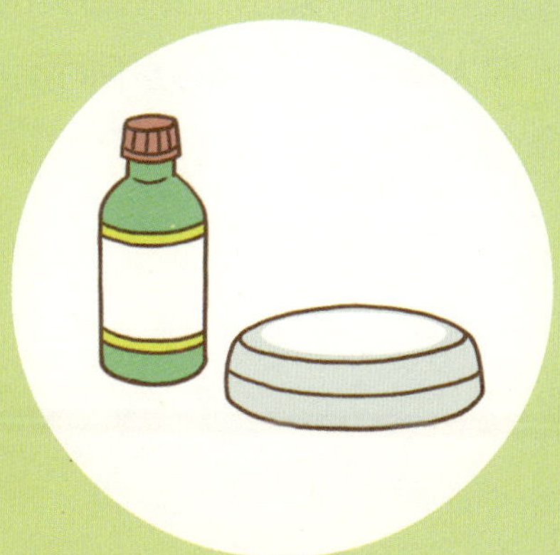

6 宝宝皮肤娇嫩，推拿一般可使用推拿油、润肤膏或爽身粉等介质，以防推拿时皮肤破损。但是要选择宝宝能用的推拿油和润肤膏。

7 小儿推拿的禁忌证有：骨折、创伤性出血；皮肤破损、皮肤溃疡；烧伤、烫伤；急性传染病及危重病症等。

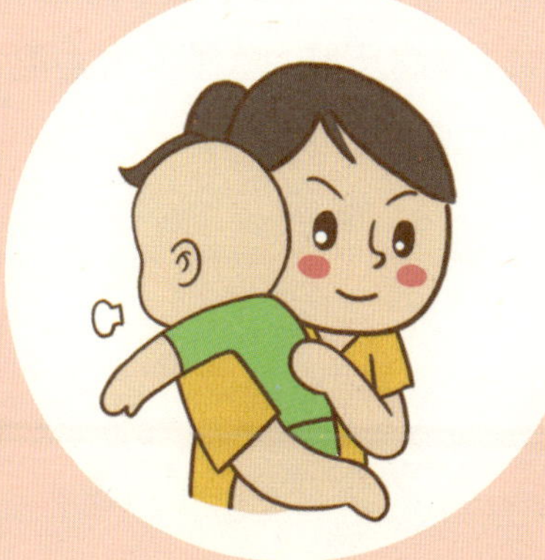

8 每次推拿最好只针对一个毛病，如果保健和治疗目的太多、推拿的穴位太杂，会影响最终效果。

9 最重要的一点，小儿推拿治疗前，必须有明确的诊断。如果爸爸妈妈不能肯定，请先送医院就诊。宝宝疾病，瞬息万变、刻不容缓，请爸爸妈妈不要疏忽大意。

宝宝推拿中常用的辅助介质

在为宝宝推拿时，为了减少对皮肤的摩擦，可以借助一些润滑物质，如水、膏、油类的液体或者滑石粉等，以润滑皮肤，增强手法力度。类似这样的物质被统称为推拿介质。根据不同疾病类型，推拿介质选用也各有不同。

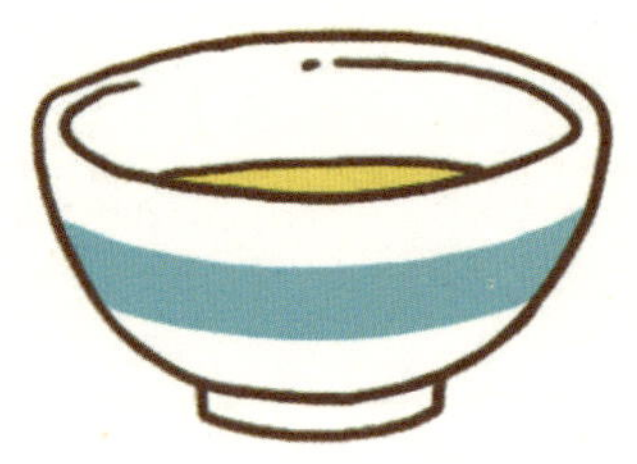

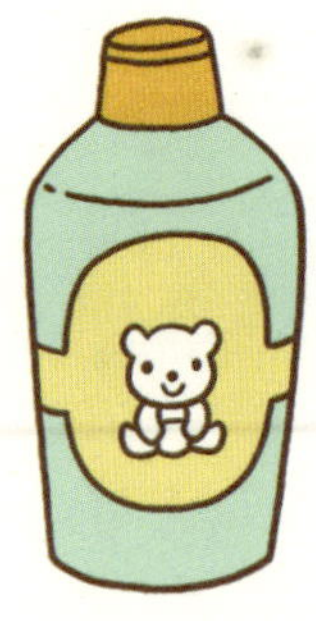

鸡蛋清

将鸡蛋蛋清与蛋黄分离，取蛋清用。蛋清有补益脾胃、消肿止痛、清热除烦的功效。可作为宝宝推拿介质。

婴儿油

家庭中常用的婴儿油也可作为一种推拿介质。婴儿油是针对宝宝的娇嫩皮肤而研制的，特性比较温和。

分清宝宝体质，选择推拿手法

中医把宝宝体质分为健康型、体寒型、体热型、体虚型和痰湿型五种类型。推拿时要针对宝宝不同的体质和病症施以相应的手法，以帮助宝宝尽快恢复健康。

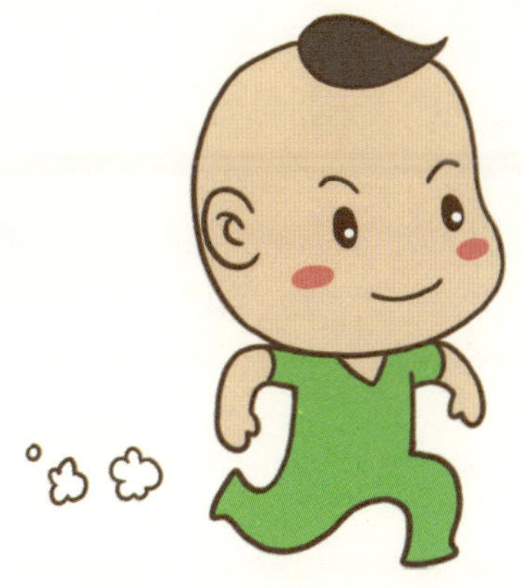

健康型宝宝

健康型宝宝身体壮实，精神饱满，面色红润，睡眠充足，大小便正常。这样体质的宝宝在日常生活中只要保持营养均衡，就可以持续拥有健康的状态，通常不用采用特别的调养方式。

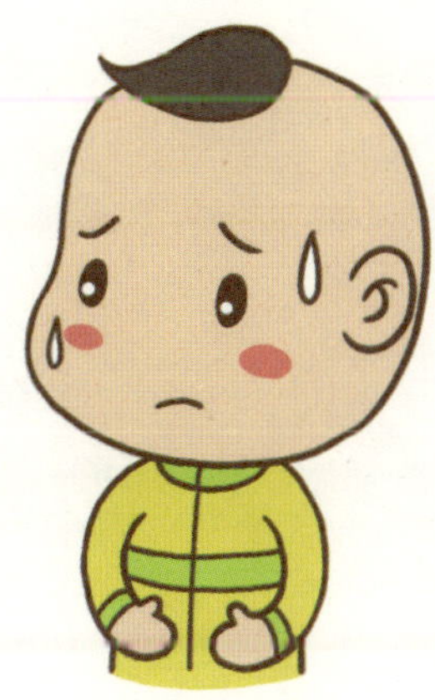

体寒型宝宝

体寒型宝宝通常面色苍白，手脚冰凉，不爱活动，吃饭没有胃口，吃的食物稍不合适就会腹泻。针对这种类型宝宝的身体特点，父母每天要给他捏脊 5 次，并按揉内劳宫 100 下。同时，饮食上要注意温养脾胃，要让宝宝吃鸡肉、羊肉等辛甘温类食物，避免寒凉食物，如冷饮类，西瓜等。

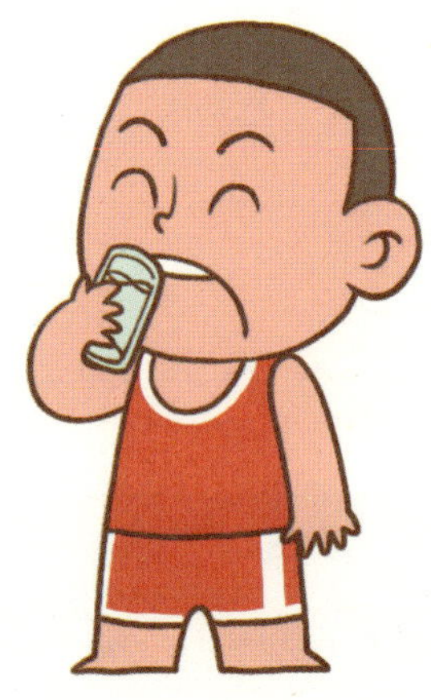

体热型宝宝

体热型宝宝从体态看上去比较壮实，面赤唇红，非常抵触热的东西，喜欢凉的东西，喝水也爱喝凉水，脾气烦躁易怒，贪嘴，大便干结。平日里，父母可以给孩子清天河水。天河水在前臂内侧正中线，从腕到肘窝呈一条直线，按摩时用食指、中指两指沿这条线从宝宝的腕推向肘窝。每次推 200 下。热型的宝宝平时容易患咽喉炎，外感后易高热。饮食要以清热为主，可以吃些甘淡寒凉的食物，如冬瓜、苦瓜、萝卜、绿豆、芹菜、梨、西瓜等。

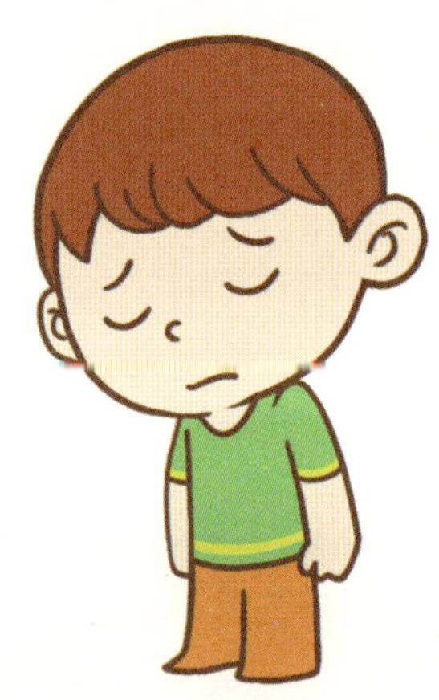

体虚型宝宝

体虚型宝宝一般面色萎黄，少言寡语，不爱活动，整个人看上去神疲力乏，且汗多、饭量很小，大便溏软。父母平时要给宝宝补五脏，疏理脾经、肝经、心经、肺经、肾经各 100 下。所谓补，就是在五指指腹按顺时针方向旋转推动。体虚型的宝宝呼吸道易感染，在饮食方面，要气血双补，可以让他吃一点儿羊肉、牛肉、鸡肉、木耳、桂圆等。切忌苦寒生冷的食物，如苦瓜、绿豆等。

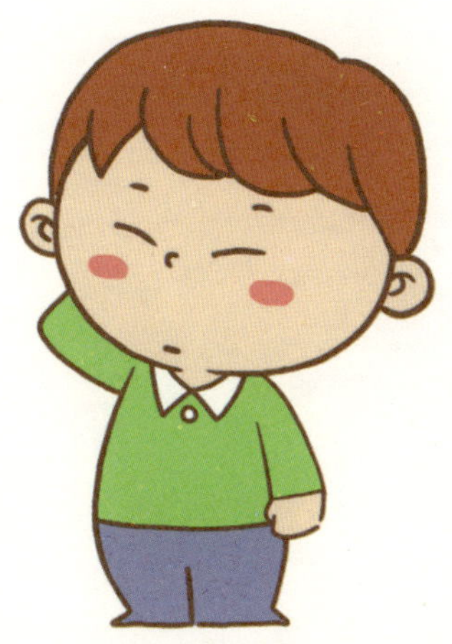

痰湿型宝宝

痰湿型宝宝喜欢吃肥甘厚腻的食物，大多形体肥胖、动作迟缓、大便溏泻。平时，父母要多给宝宝捏脊，每天5次，推板门200下，从宝宝的拇指指根一直推到腕横纹处，可来回推。在饮食上，要以健脾、祛湿、化痰的食物为主，如扁豆、海带、白萝卜、冬瓜、鲫鱼、橙子等，也可吃薏米粥。不要吃甜腻酸涩的食物，如石榴、蜂蜜、大枣、糯米、冷饮等。

推拿音乐 – 风吹过的街道

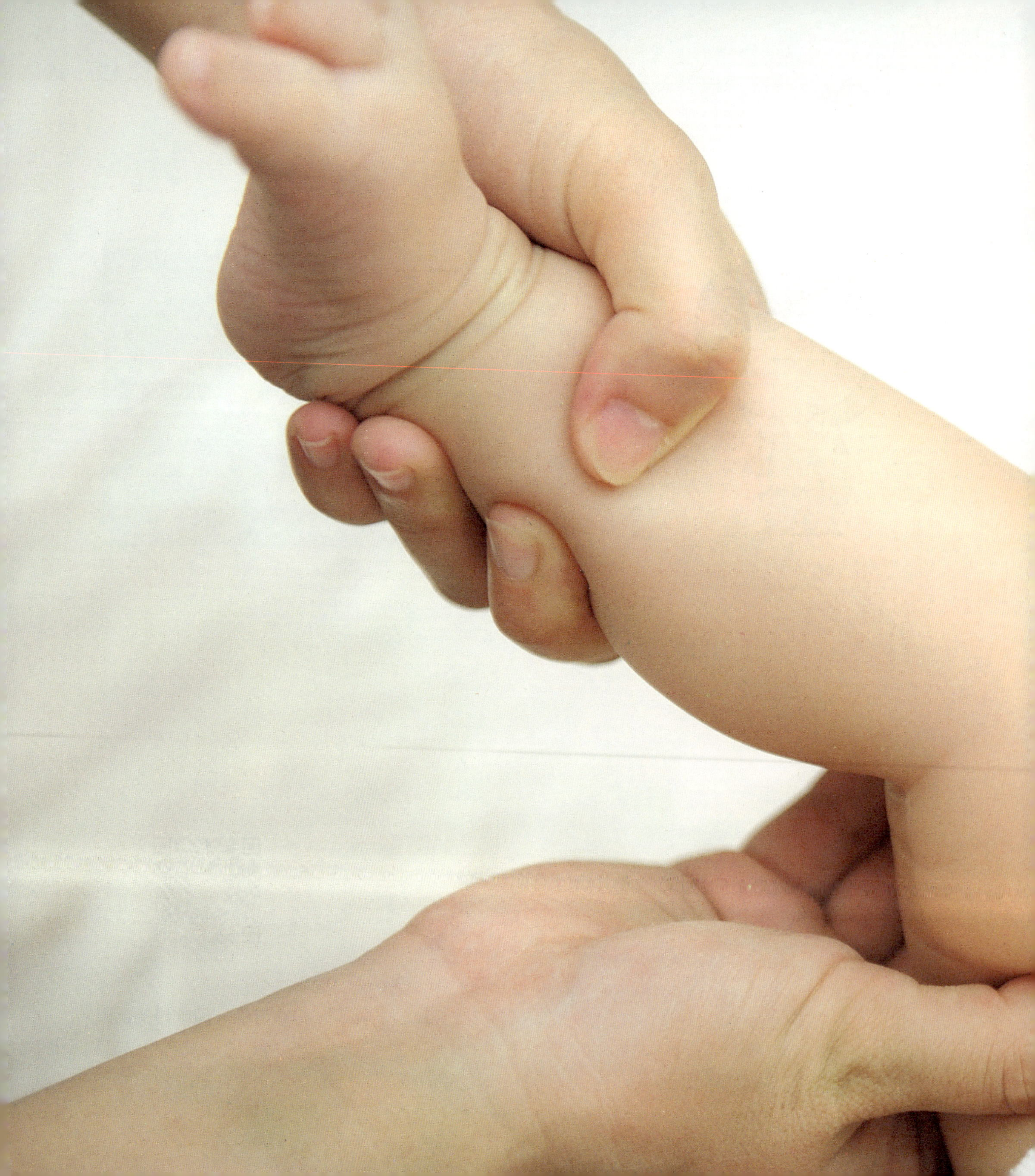

第二章 宝宝的穴位和大人的不一样

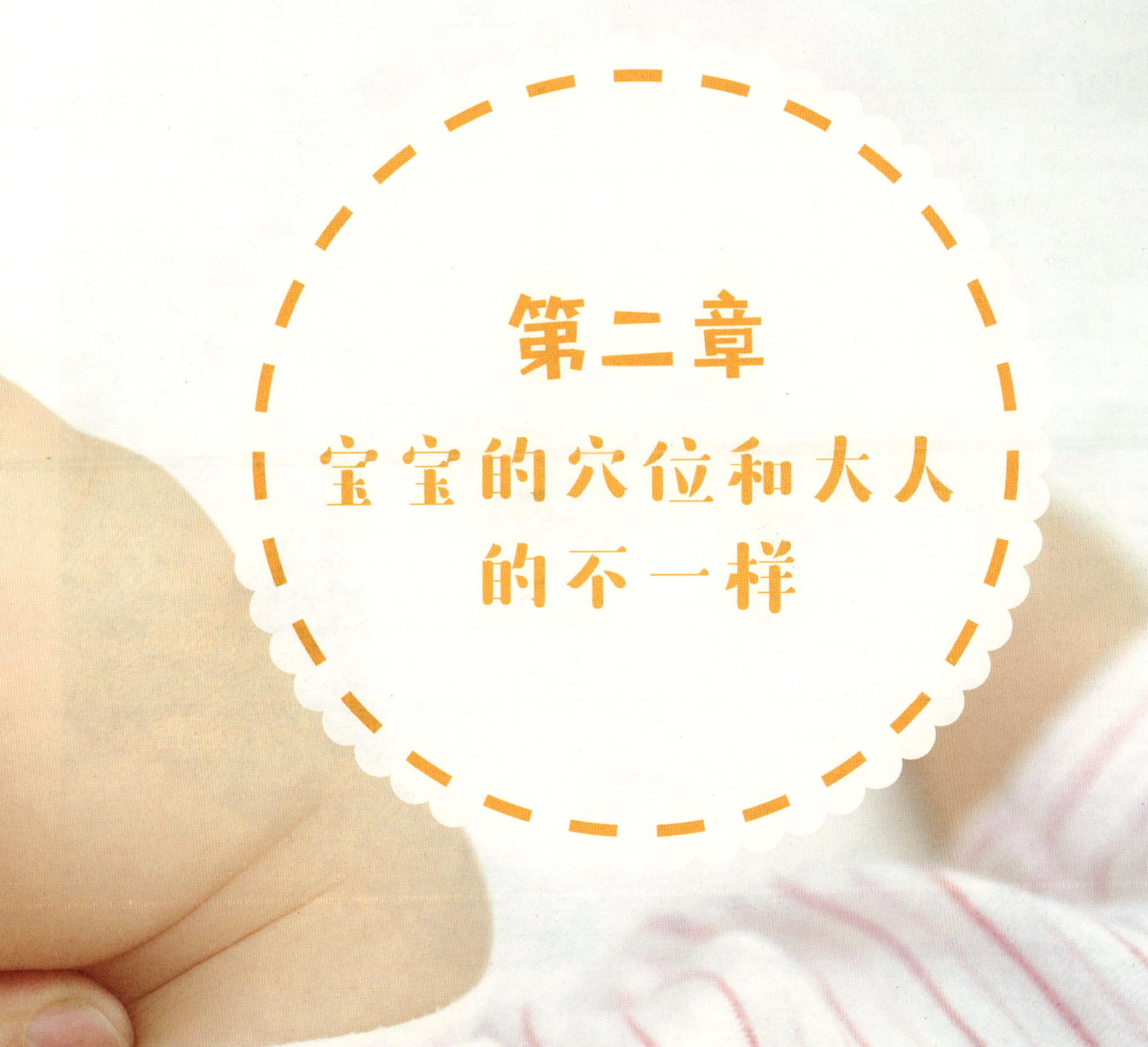

宝宝常用穴位图

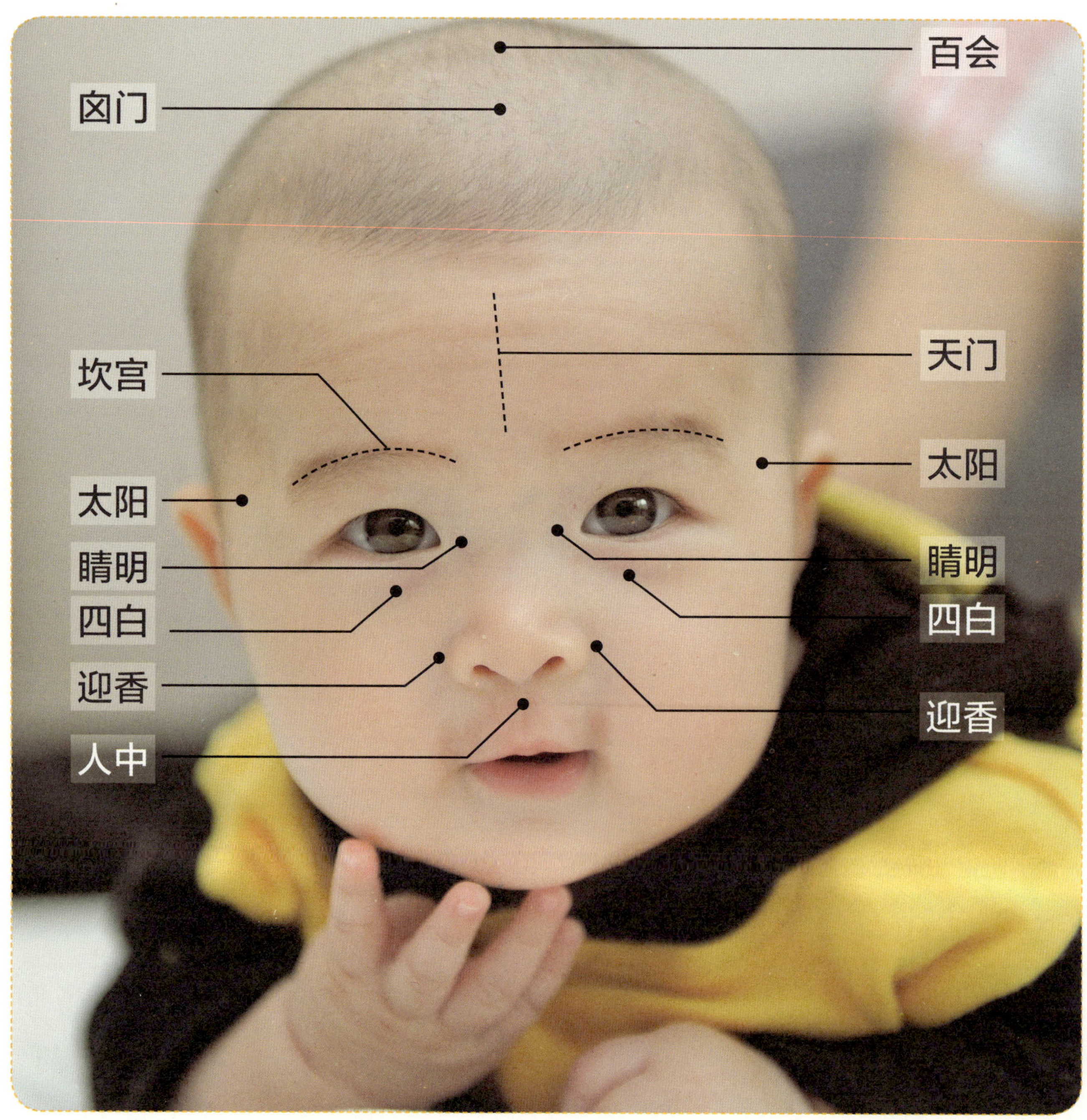

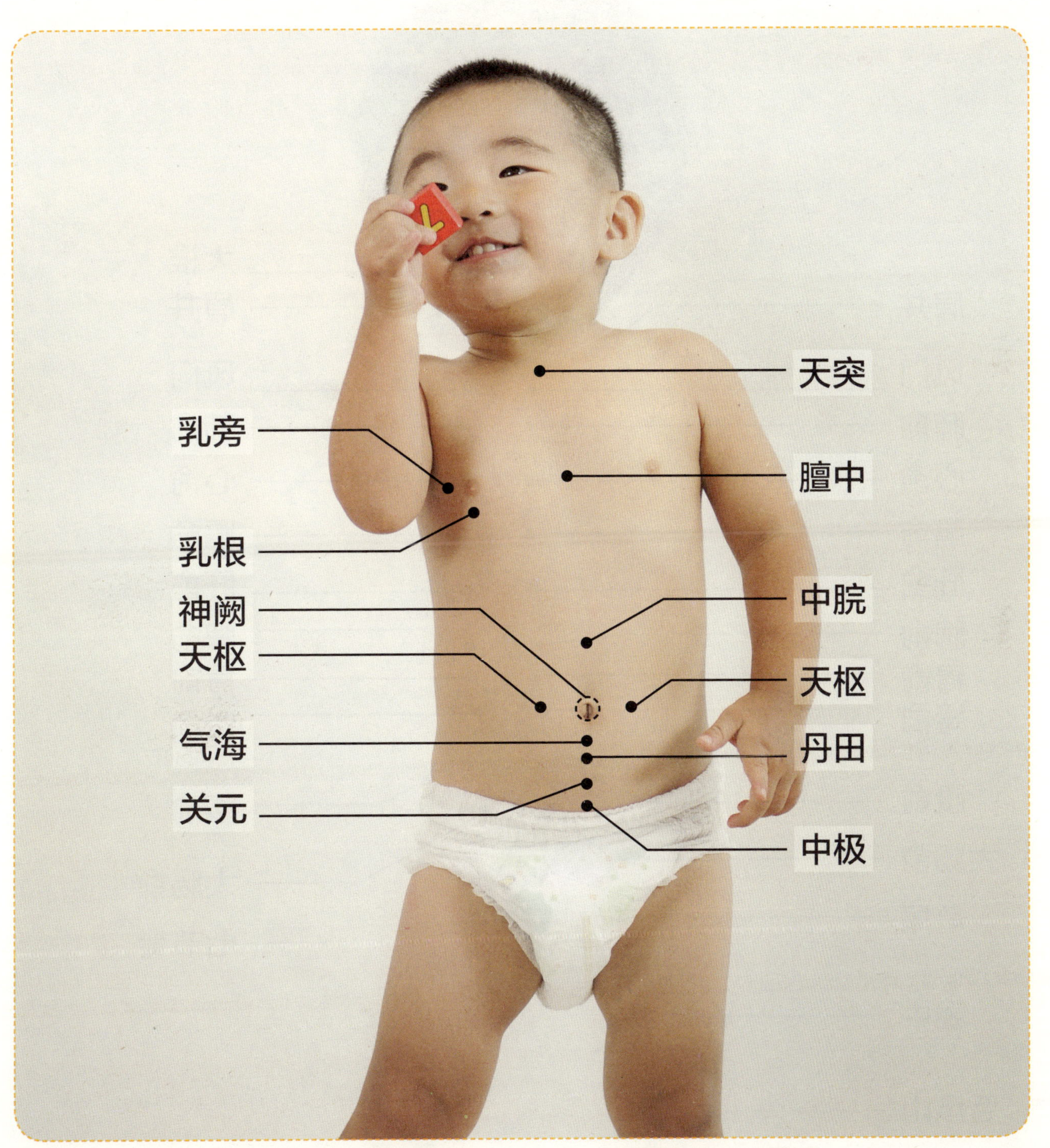
天突
乳旁
膻中
乳根
中脘
神阙
天枢
天枢
气海
丹田
关元
中极

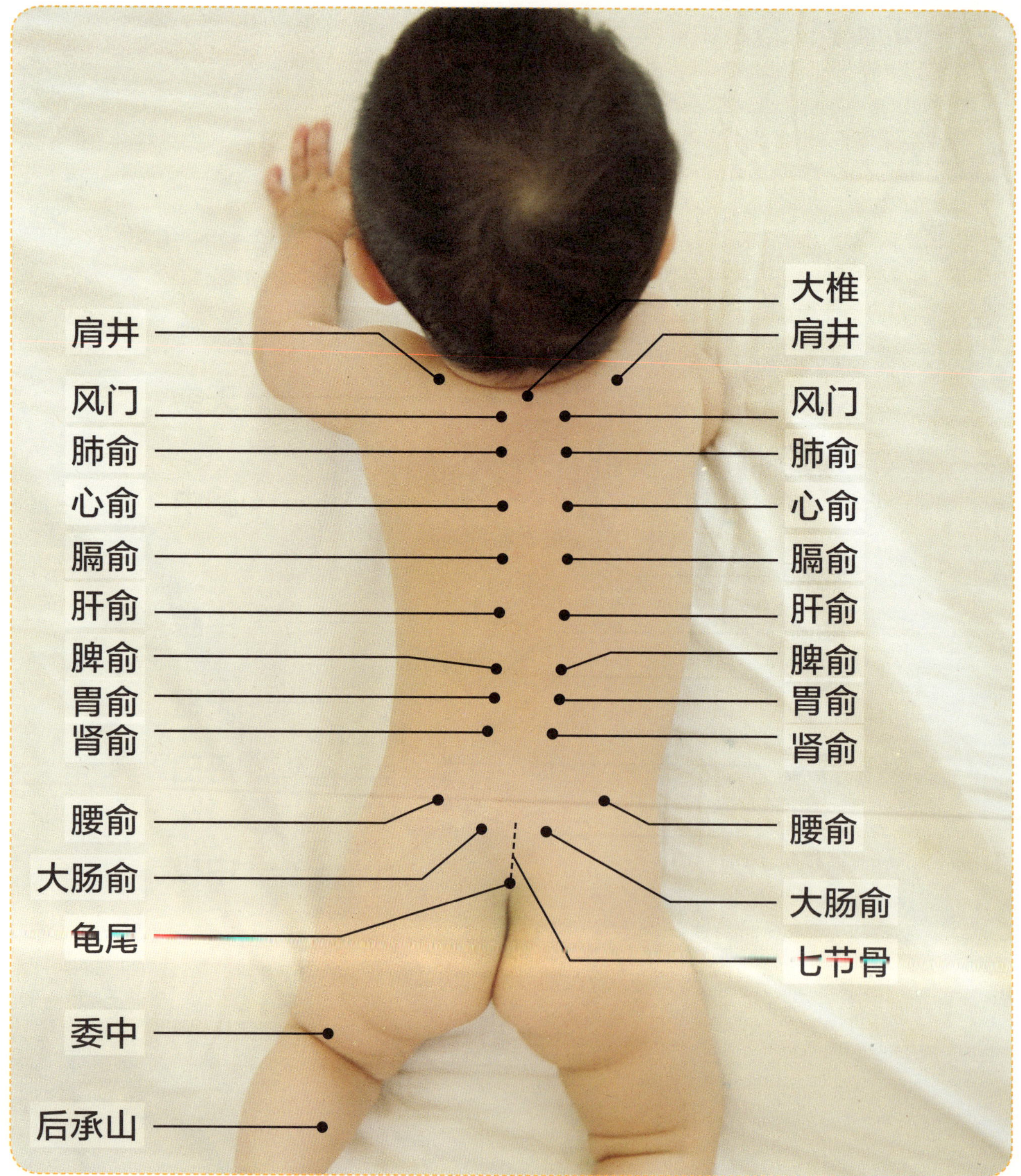
大椎
肩井
肩井
风门
风门
肺俞
肺俞
心俞
心俞
膈俞
膈俞
肝俞
肝俞
脾俞
脾俞
胃俞
胃俞
肾俞
肾俞
腰俞
腰俞
大肠俞
大肠俞
龟尾
七节骨
委中
后承山

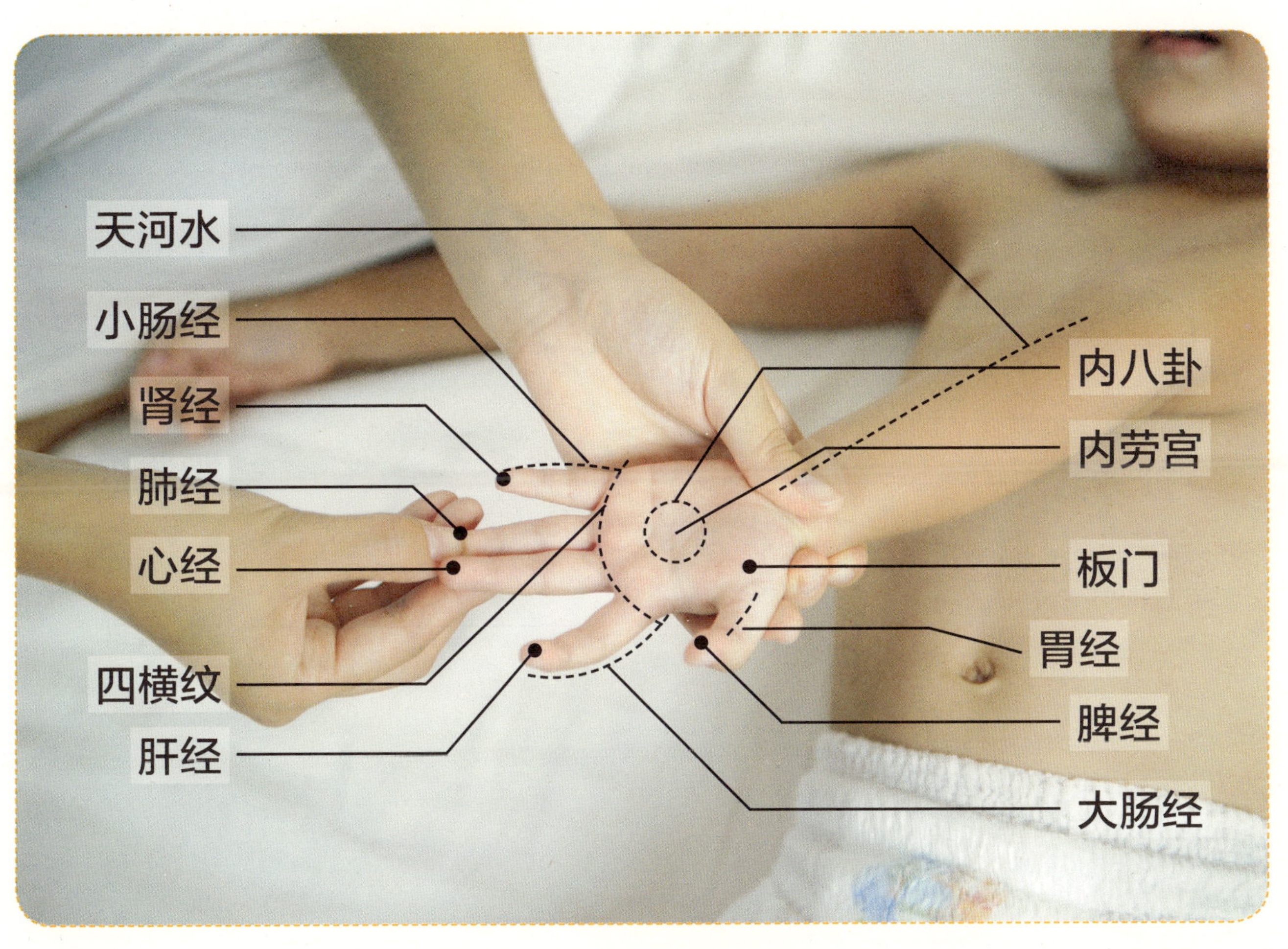
天河水
小肠经
肾经
肺经
心经
四横纹
肝经
内八卦
内劳宫
板门
胃经
脾经
大肠经

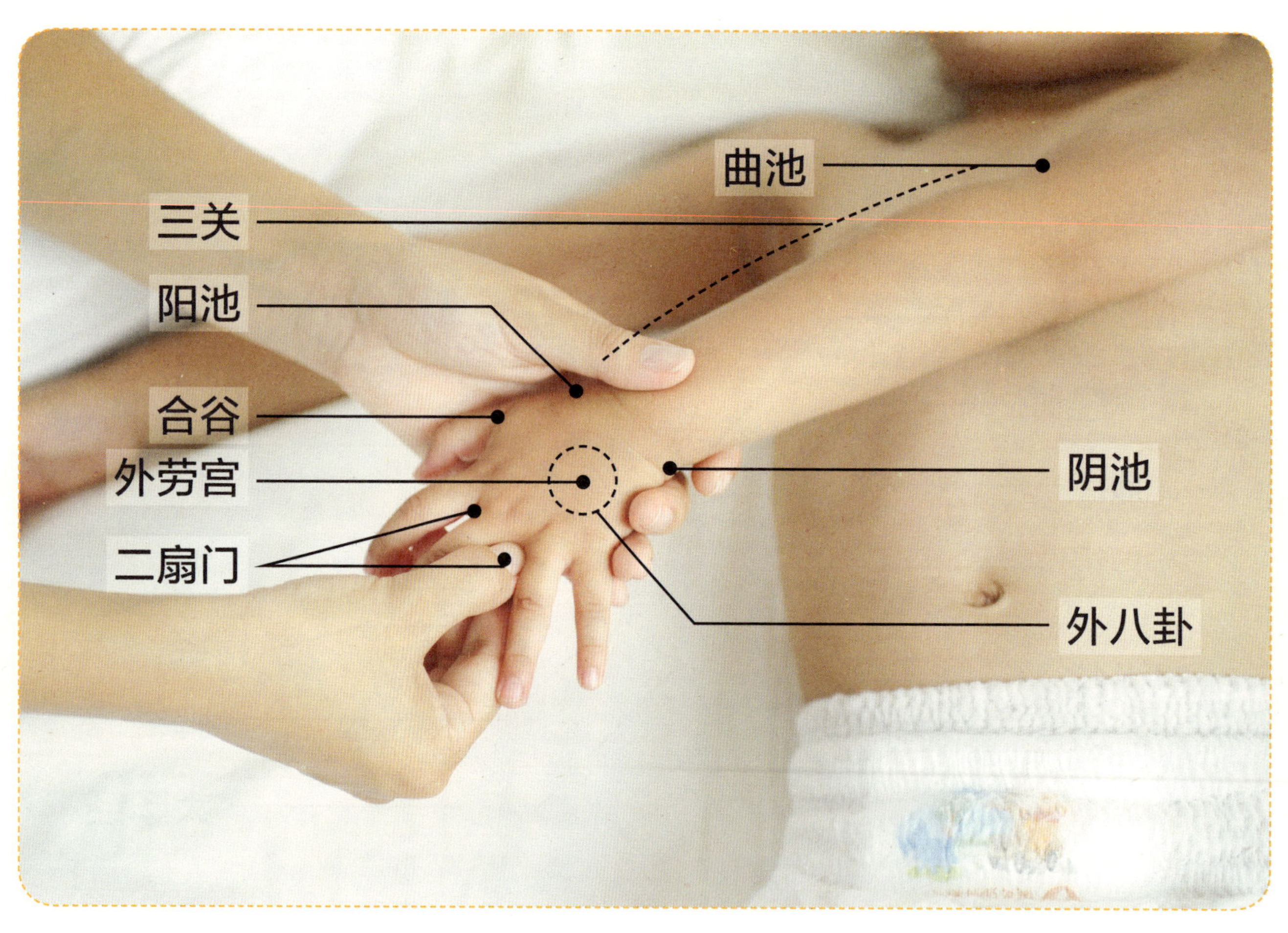
曲池
三关
阳池
合谷
外劳宫
二扇门
阴池
外八卦

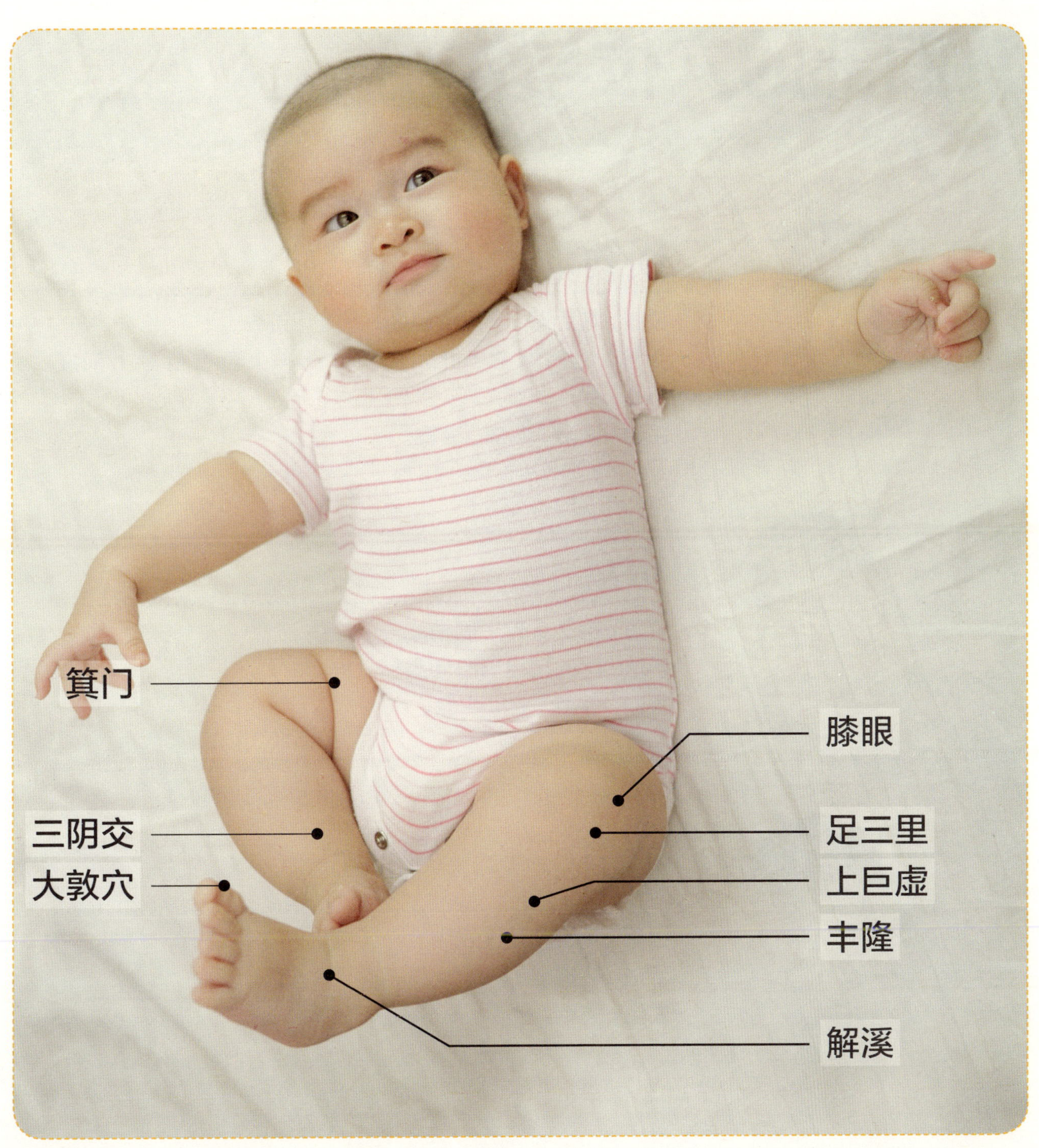
箕门
膝眼
三阴交
足三里
大敦穴
上巨虚
丰隆
解溪

头面部的穴位与作用

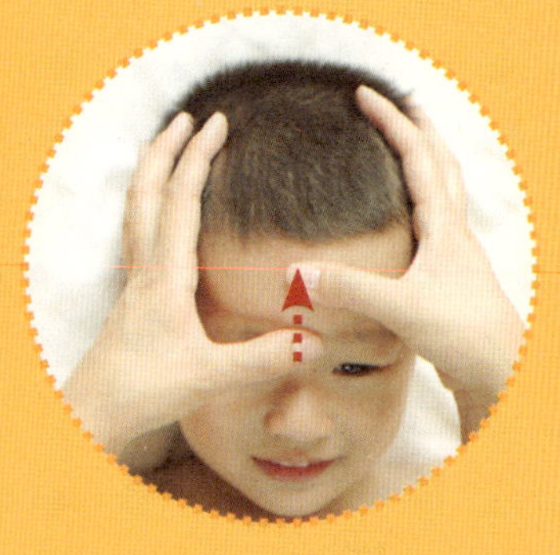

攒竹

位置：在面部，当眉头陷中，眶上切迹处。

手法：两拇指由小儿两眉头之间向上直推至额上前发际处。

主治：发热、头痛、感冒。

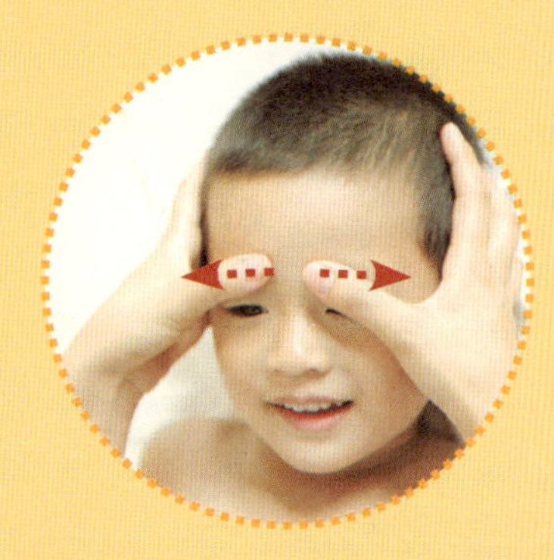

坎宫

位置：自眉头起沿眉梢成一条横线。

手法：两拇指自眉心向眉梢分推。

主治：外感发热、头痛。

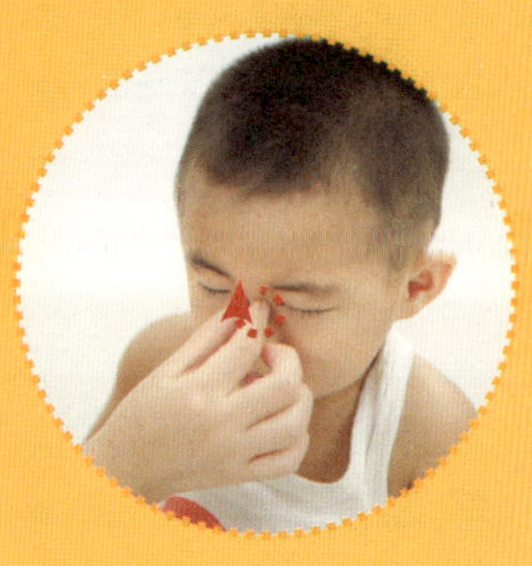

山根

位置：两目内眦连线中点与印堂之间的斜坡上。

手法：拇指掐。

主治：失眠。

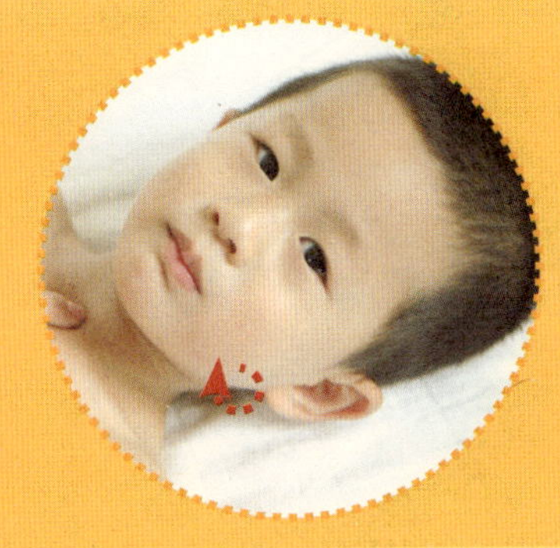

颊车

位置：下颌角前下方，耳下大约一横指处，咀嚼时肌肉隆起时出现的凹陷处。

手法：拇指或中指按揉。

主治：牙关紧闭。

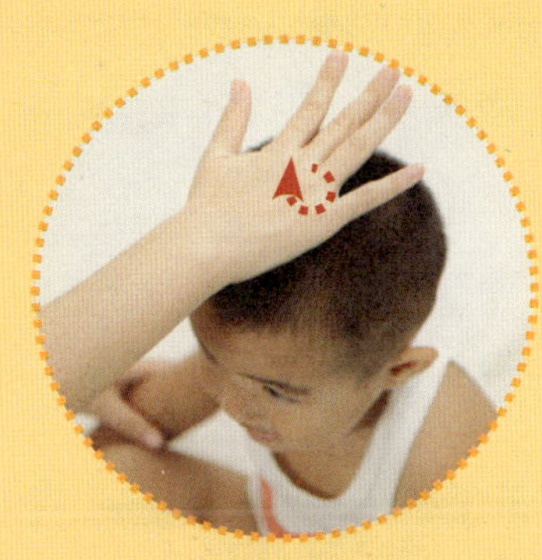

囟门

位置：前发际正中直上两寸，百会前骨陷中。

手法：双手四指放在小儿耳朵上方，两拇指自前发际向该穴轮换推之。孩子囟门未闭不可推此穴。

主治：头痛、鼻塞。

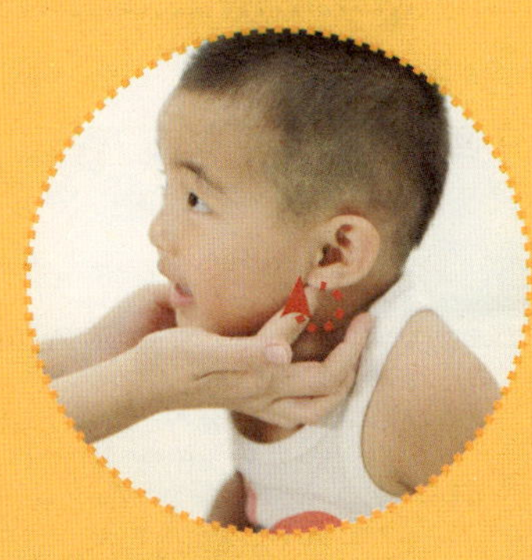

耳后高骨

位置：耳后入发际高骨下凹陷中。

手法：两拇指或中指指端揉高骨或推运高骨。

主治：头痛、惊风、烦躁不安。

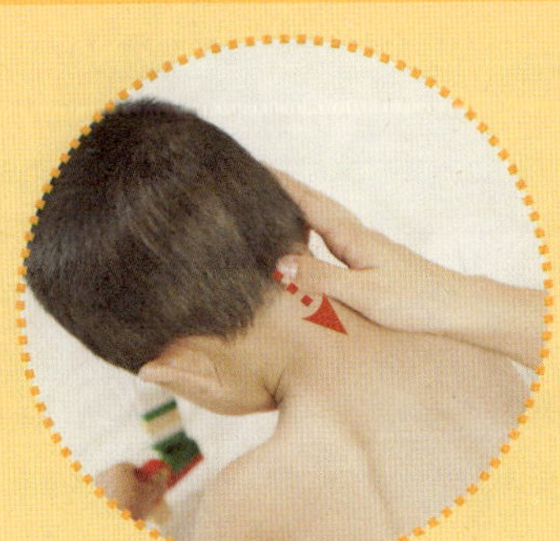

天柱

位置：后发际正中旁开 1.3 寸处。

手法：用拇指或食指、中指自上而下直推天柱。

主治：咳喘。

胸腹部穴位与作用

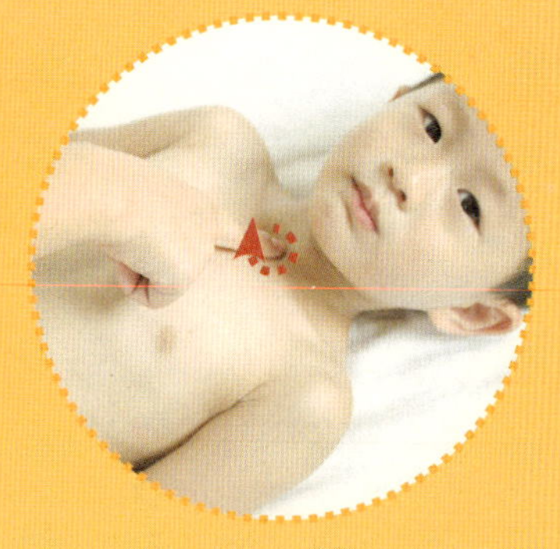

天突

位置：在胸骨切迹上缘，凹陷正中。

手法：用中指指端按揉，称为按揉天突，用双手拇指、食指两指对推。

主治：咳喘、呕吐。

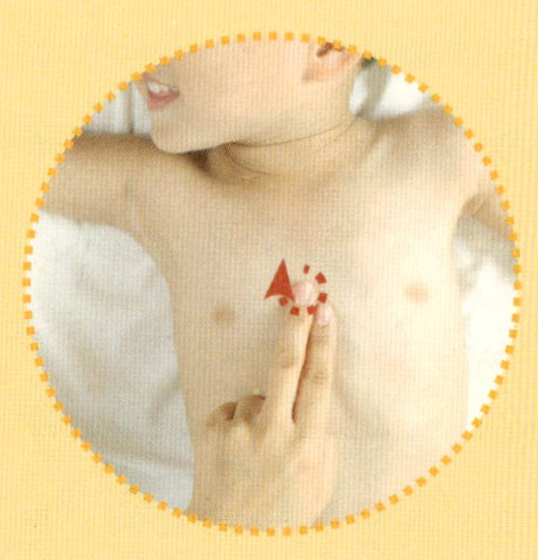

膻中

位置：胸骨正中，两乳头连线中点。

手法：用食指和中指指端按揉膻中或用两拇指从本穴推。

主治：食指和呕吐、呃逆等。

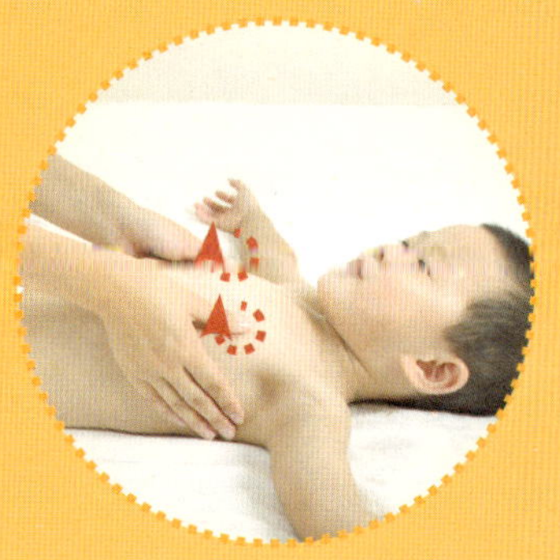

乳旁

位置：乳头外侧旁开 0.2 寸。

手法：双手四指固定在左右两侧腋窝下，两拇指指端揉乳旁。

主治：咳嗽、呕吐。

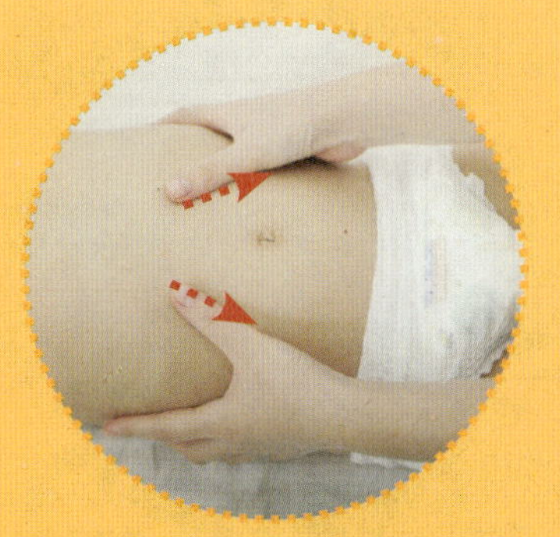

腹

位置：腹部

手法：自剑突到脐，用两拇指从中间向两旁分推，称分推腹阴阳。用手掌或四指沿脐周围摩，称摩腹。

主治：乳食停滞、腹胀。

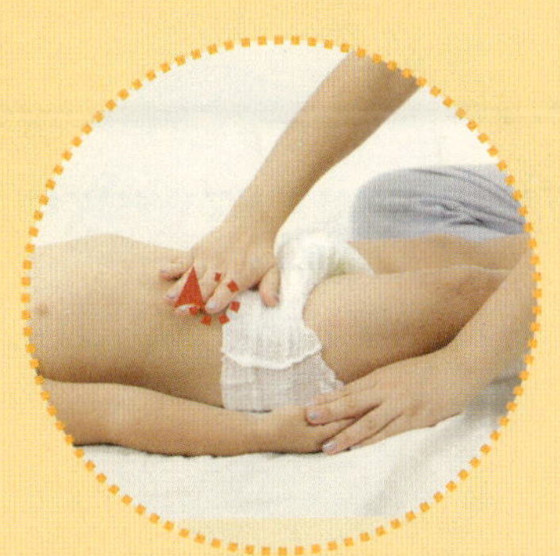

脐

位置：肚脐

手法：用中指指端或掌跟揉、称揉脐。用掌摩称摩脐。

主治：腹胀、泄泻、便秘。

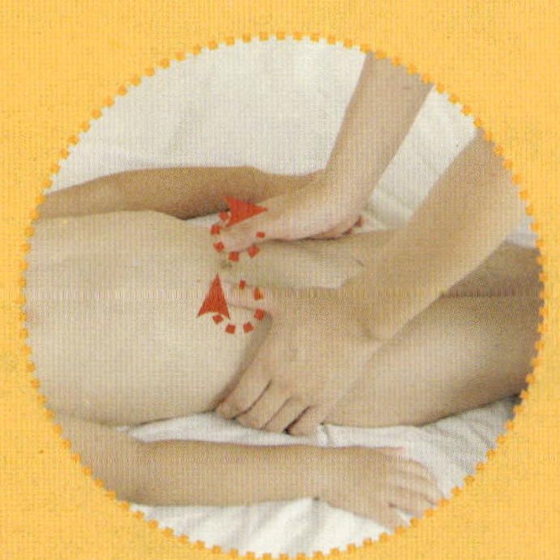

天枢

位置：脐旁 2 寸。

手法：用两手四指固定在两腰，两拇指揉天枢。

主治：腹胀、腹泻、便秘。

背部穴位与作用

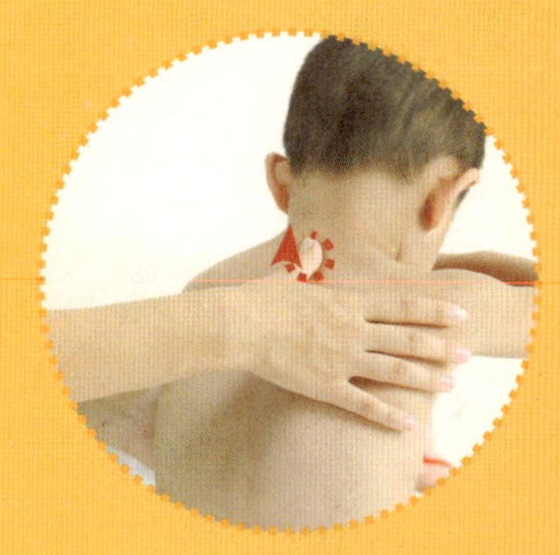

大椎

位置：第七颈椎棘突下凹陷中。

手法：用中指端揉，称揉大椎。

主治：发热、咳嗽。

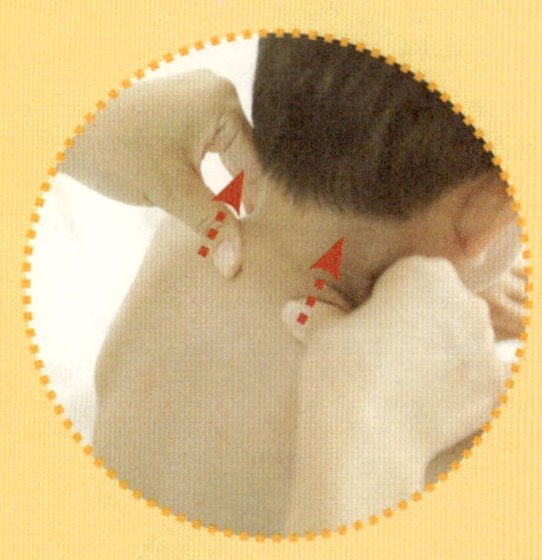

肩井

位置：在大椎与肩峰连线之中点，肩部筋肉处。

手法：用拇指与食指、中指对称用力提拿，称拿肩井。用指端按揉其穴，称为按肩井。

主治：感冒、发热、上肢抬举不利。

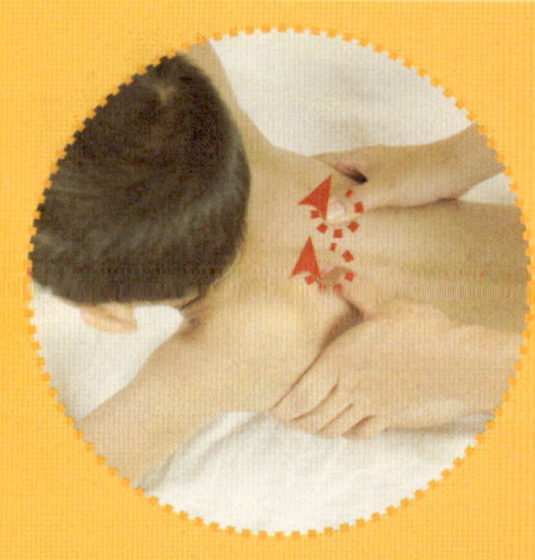

肺俞

位置：在第三胸椎棘突下，旁开 1.5 寸。

手法：用两拇指或食、中二指端揉，称揉肺俞。用两拇指分别自肩胛骨内缘从上向下推动，称推肺俞或分推肩胛骨。

主治：咳嗽。

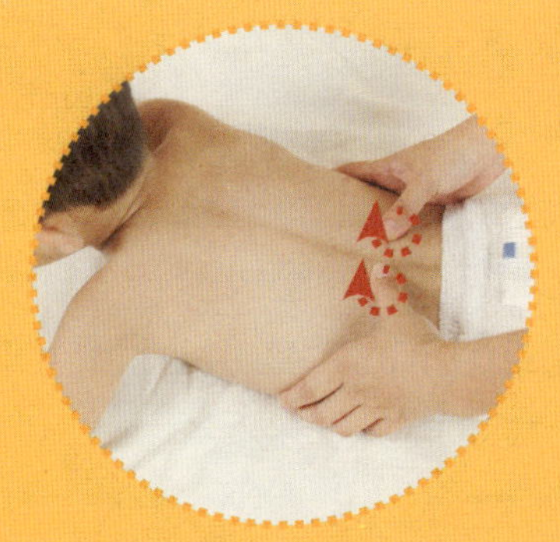

脾俞

位置：第十一胸椎棘突下，旁开 1.5 寸。

手法：用两拇指或食、中二指端揉、称揉脾俞。

主治：腹泻、食欲不振。

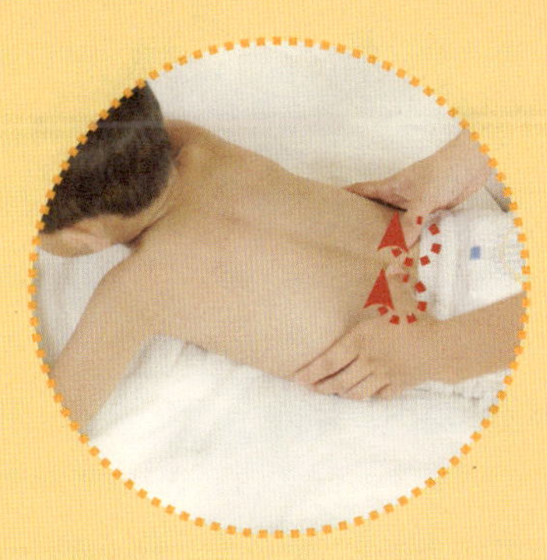

肾俞

位置：第二腰椎棘突下，旁开 1.5 寸。

手法：用两拇指或食、中二指端揉，称揉肾俞。

主治：腹泻、遗尿。

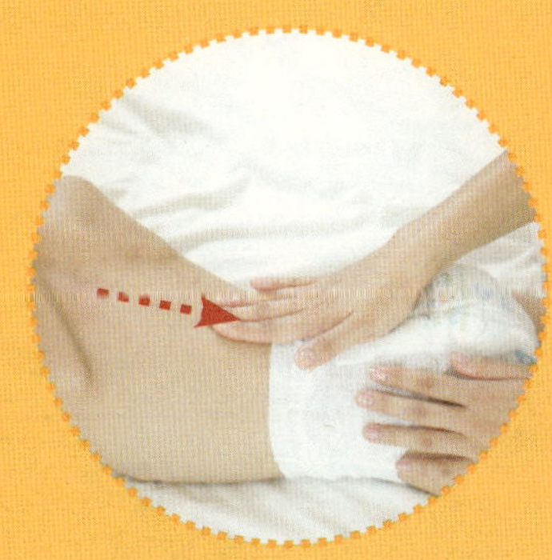

脊柱

位置：大椎至长强成一直线。

手法：用食、中二指指面自上而下作直推，称推脊。

主治：发热、腹泻等症。

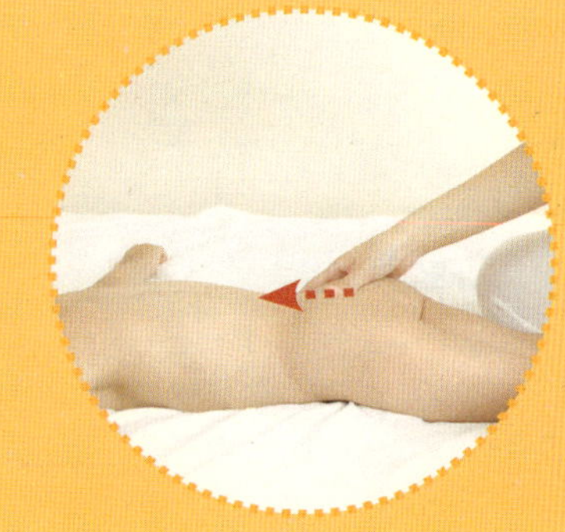

七节骨

位置：第四腰椎至尾椎骨端（长强穴）成一直线。

手法：用拇指外侧或食、中二指面自下而上或自上而下作直推，分别称推上七节骨和推下七节骨。

主治：泄泻、便秘、脱肛。

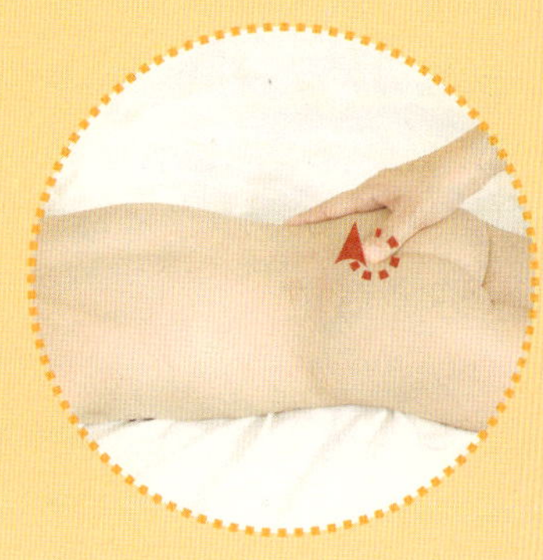

龟尾

位置：在尾椎骨端。

手法：用拇指指端或中指指端揉，称揉龟尾。

主治：泄泻、便秘、遗尿。

四肢的穴位与作用

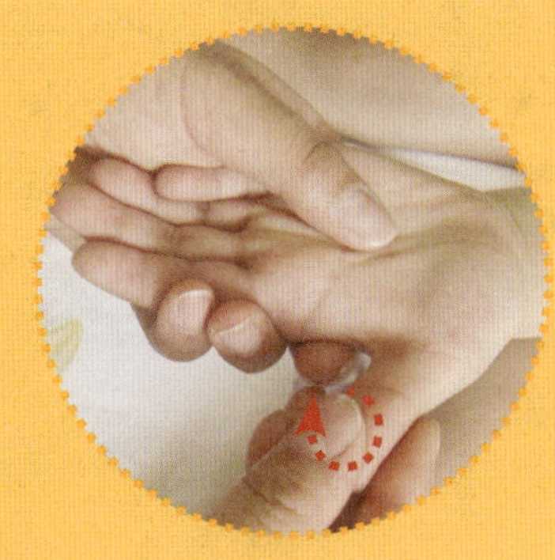

脾经

位置：拇指末节螺纹面。

手法：旋推或将宝宝拇指屈曲，循拇指外侧边缘向掌根方向直推为补，称补脾经；由指端向指根方向直推为清，称清脾经。补脾经、清脾经统称推脾经。

主治：腹泻、便秘、食欲不振。

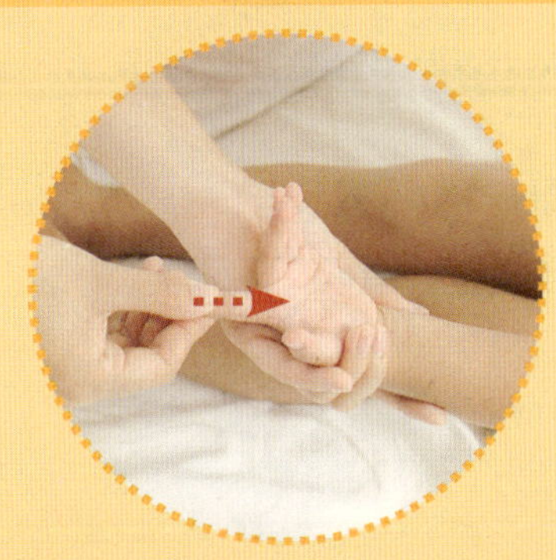

肝经

位置：食指末节螺纹面。

手法：旋推为补，称补肝经；向指根方向直推为清，称清肝经。补肝经和清肝经统称推肝经。

主治：五心烦热、口苦咽干等。

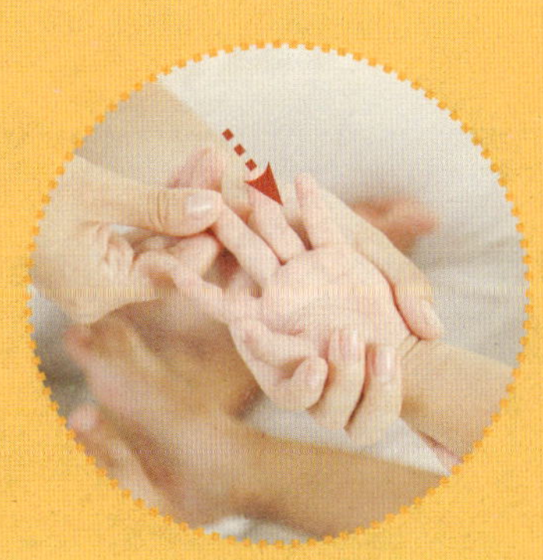

心经

位置：中指末节螺纹面。

手法：旋推为补，称补心经；向指根方向直推为清，称清心经。补心经和清心经统称推心经。

主治：五心烦热、口舌生疮、小便赤涩等。

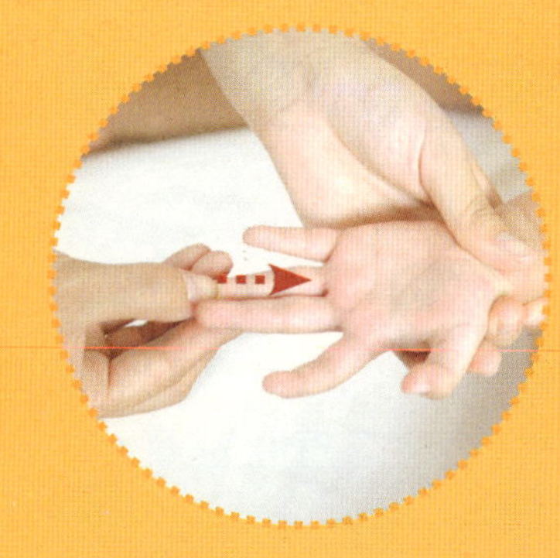

肺经

位置：无名指末节螺纹面。

手法：旋推为补，称补肺经；向指根方向直推为清，称清肺经。补肺经和清肺经统称推肺经。

主治：感冒、发热、咳嗽等。

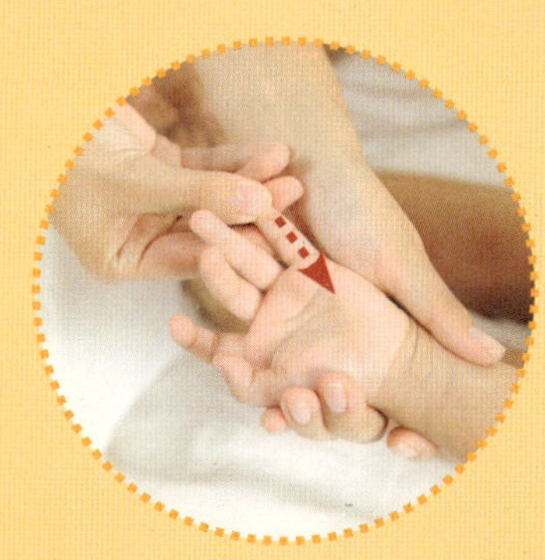

肾经

位置：小指末节螺纹面。

手法：由指根向指尖方向直推为补，称补肾经；向指根方向直推为清肾经。补肾经和清肾经统称推肾经。

主治：肾虚腹泻、遗尿等。

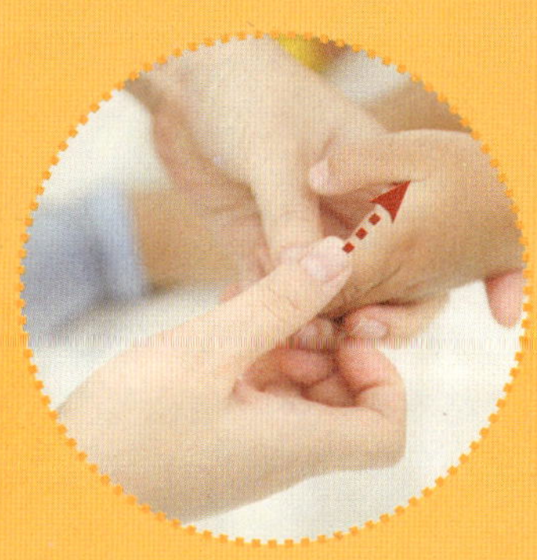

大肠

位置：食指外侧缘，自食指指尖至虎口成一直线。

手法：从食指指尖直推向虎口为补，称补大肠；反之为清大肠。补大肠和清大肠统称推大肠。

主治：腹泻、便秘。

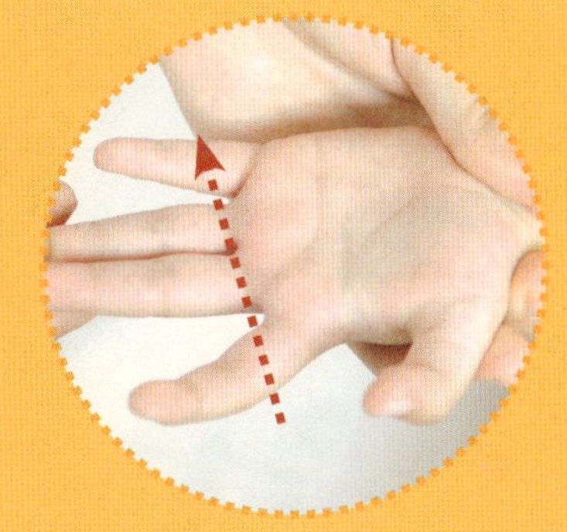

四横纹

位置：掌面食指、中指、无名指、小指间关节横纹处。

手法：拇指甲掐揉，称掐四横纹；四指并拢从食指横纹处推向小指横纹处，称推四横纹。

主治：腹痛腹胀、消化不良、口唇破裂。

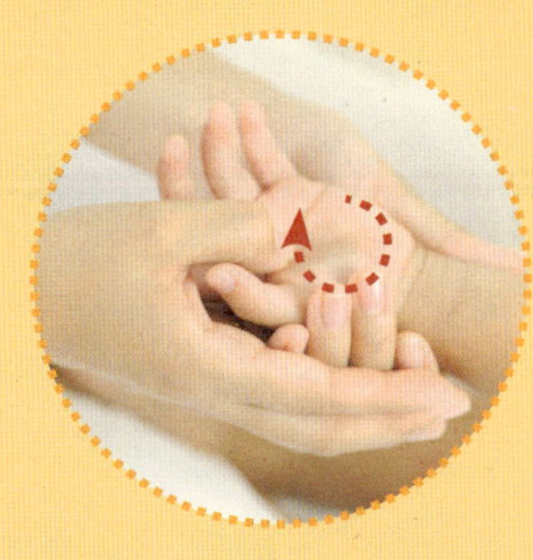

内八卦

位置：手掌面，以掌心为圆心，从圆心至中指根横纹约2／3处半径所作圆周。

手法：用运法，顺时针方向掐运，称运内八卦。

主治：咳嗽、痰喘、纳呆、腹胀呕吐等。

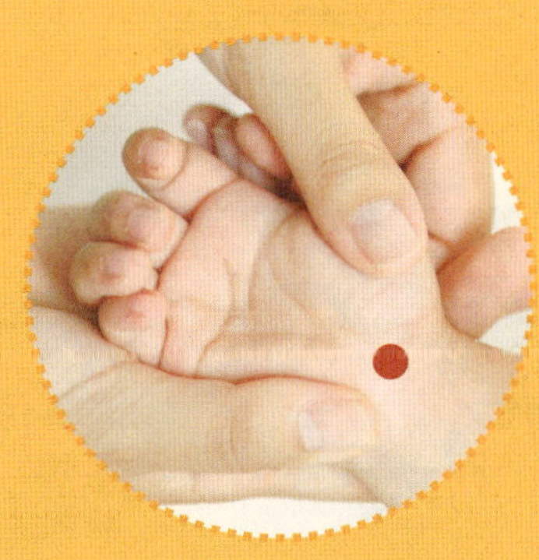

小天心

位置：大小鱼际交接处凹陷中。

手法：中指指端揉，称揉小天心；拇指甲掐小天心；以中指关节或屈曲指间关节捣，称捣小天心。

主治：夜啼、目赤痛，疹痘欲出不透。

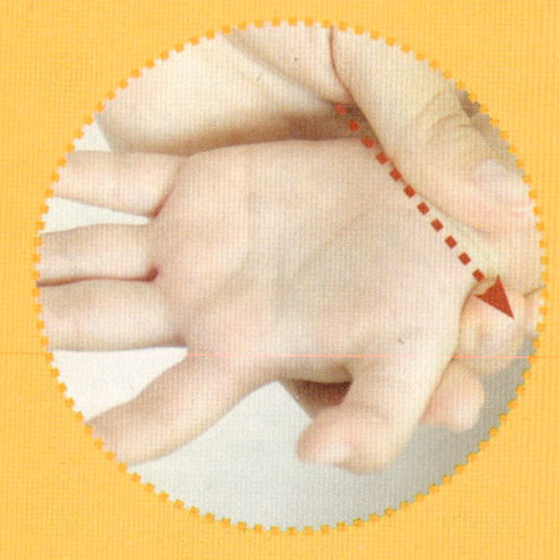

大横纹

位置： 仰掌，掌后横纹。近拇指指端称阳池，近小指指端称阴池。

手法： 两拇指自掌后纹中向两旁分推，称分推大横纹，又称分阴阳；反之称合阴阳。

主治： 腹泻、腹胀、呕吐、食积。

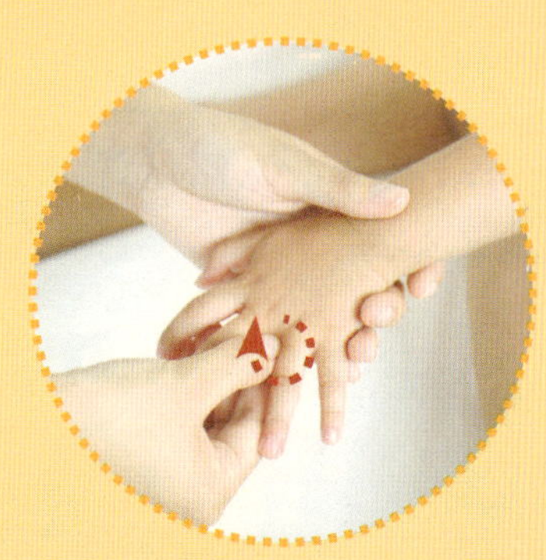

二扇门

位置： 掌背中指根本节两侧凹陷处。

手法： 拇指甲掐，称掐二扇门；拇指偏峰按揉，称揉二扇门。

主治： 身热无汗等。

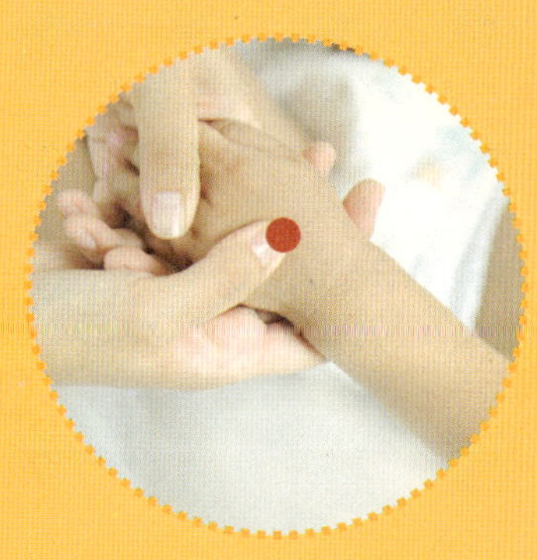

外劳宫

位置： 掌背中，与内劳宫相对处。

手法： 用揉法，称揉外劳宫；用掐法，称掐外劳宫。

主治： 风寒感冒、腹胀、肠鸣、腹泻。

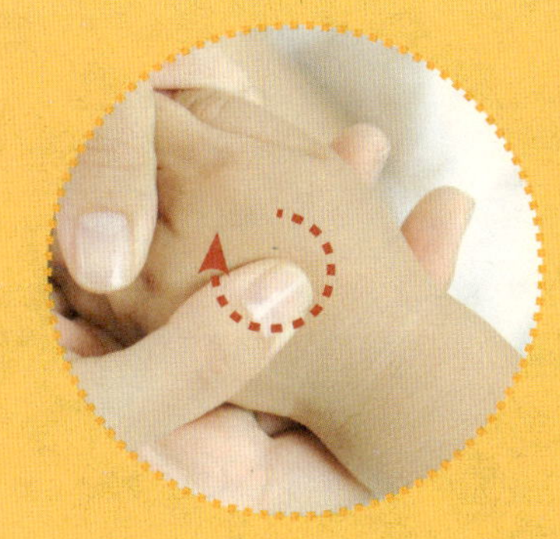

外八卦

位置： 掌背外劳宫周围与内八卦相对处。

手法： 拇指作顺时针方向掐运，称运外八卦。

主治： 大便秘结等。

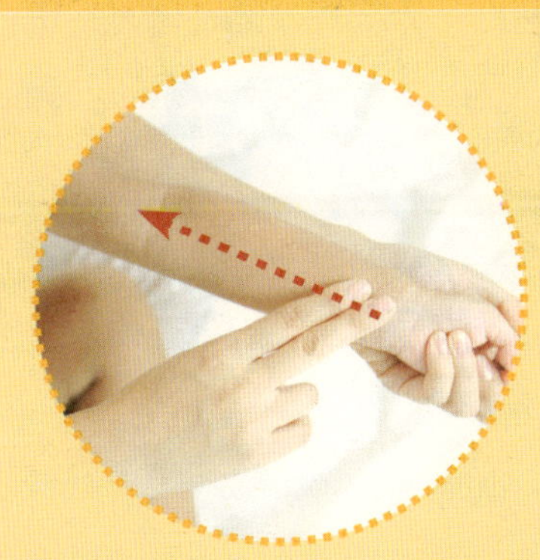

天河水

位置： 前臂正中，总筋至洪池成一直线。

手法： 用食、中二指指腹自腕推向肘，称清天河水。

主治： 外感发热、内热、口渴等。

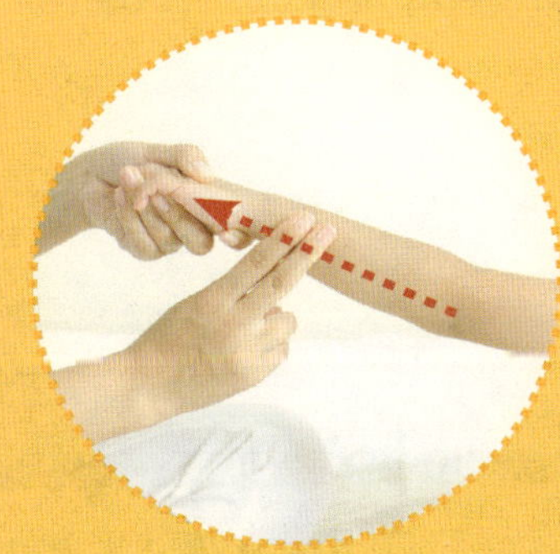

六腑

位置： 前臂尺侧，阴池至肘成一直线。

手法： 用拇指面或食指、中指面自肘推向腕，称退六腑。

主治： 发热、烦渴、大便秘结等。

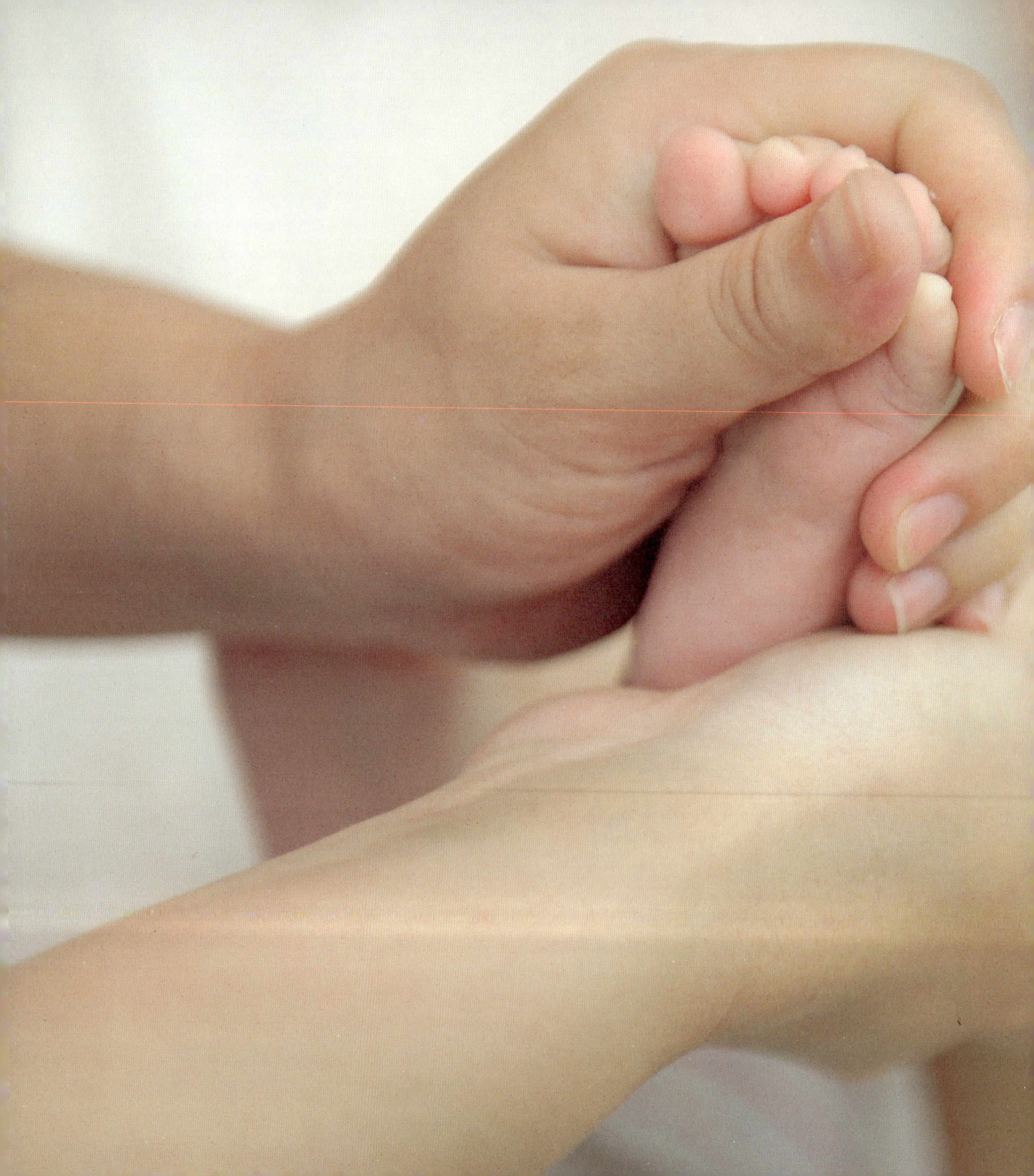

第三章

别担心，宝宝的小问题推拿解决

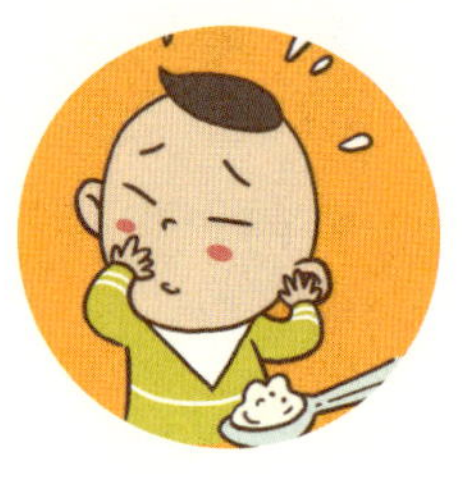

让宝宝吃饭香

宝宝的饮食始终是每位父母最关心的问题之一。而在大人的眼里，宝宝的食欲都不怎么好，妈妈经常会为宝宝的进食伤透脑筋。妈妈首先要找出宝宝食欲不佳的原因，然后可以对症采取一些推拿手法，帮助宝宝提高食欲。

揉揉按按，解决小问题

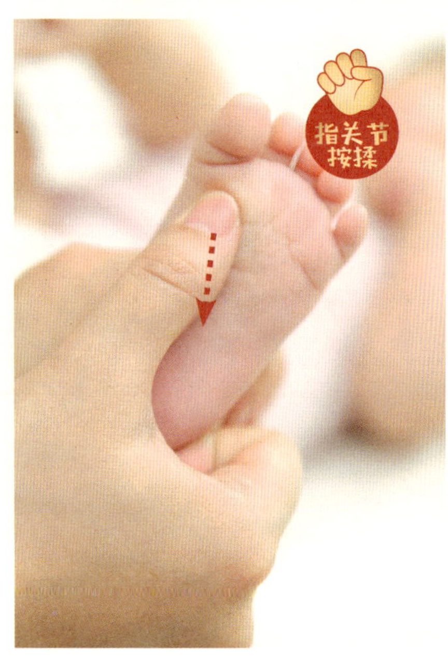

1 宝宝呈仰卧姿势，用一只手握住宝宝踝部，另一只手从脚趾向脚跟部揉搓，直到宝宝的双脚发红发热为止。

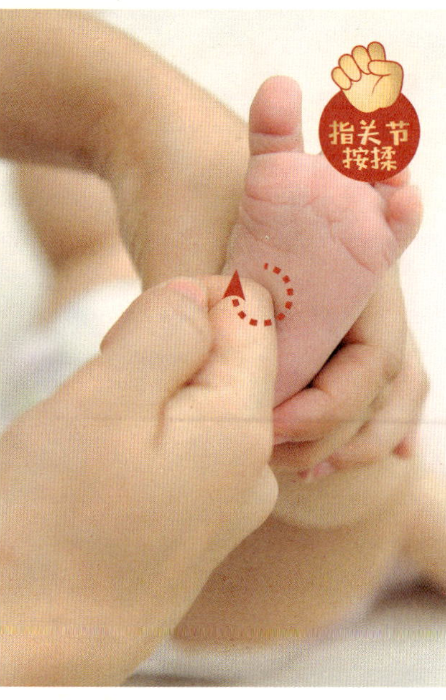

2 将食指关节弯曲紧扣，拇指的指腹紧贴在食指关节侧面，其他三手指握拳，将指关节置于肾反射区并施力约 30 秒。

医生手记

YISHENGSHOUJI

有时候确实是因为食物本身的味道无法引起宝宝的食欲，但品尝食物美味与否除了食物本身的味道之外，更重要的是靠宝宝自身的味觉。影响味觉的一个重要元素就是大家非常熟悉的锌。当宝宝缺锌时，味蕾功能会受到影响，导致味觉不敏感，自然食之无味。要知道，缺锌的宝宝吃饭就像吃草一样难受。如果宝宝是由于缺锌而引起的厌食，可以通过服用补锌口服液或吃些含锌量高的食物进行补充。

» 推拿力度

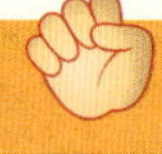

要由轻而重，让宝宝感到一定的压迫感后，再慢慢放松减压。

» 推拿方向

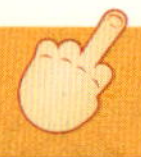

推——从上往下

揉——顺时针

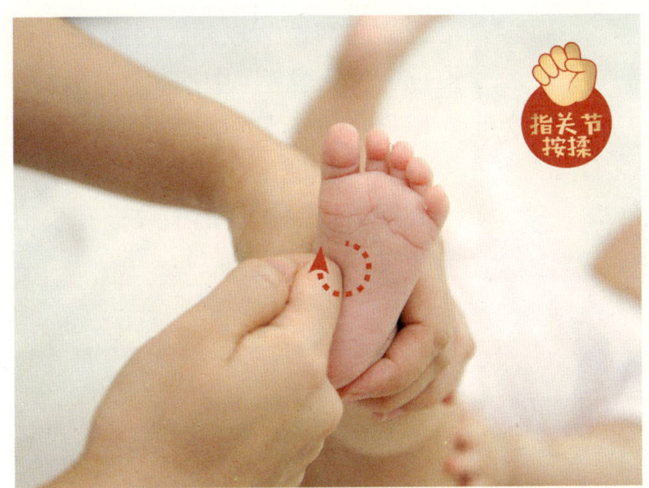

3 用食指关节推拿输尿管反射区 30 秒。

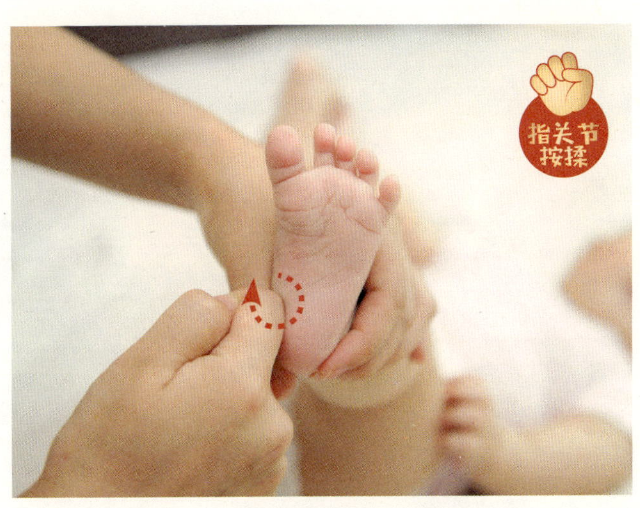

4 用食指关节推拿膀胱反射区 30 秒。

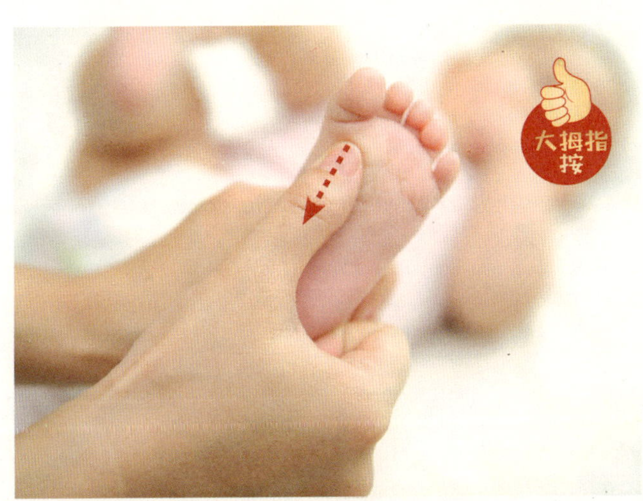

5 用拇指从上向下推宝宝脚底的甲状腺反射区 1 分钟。

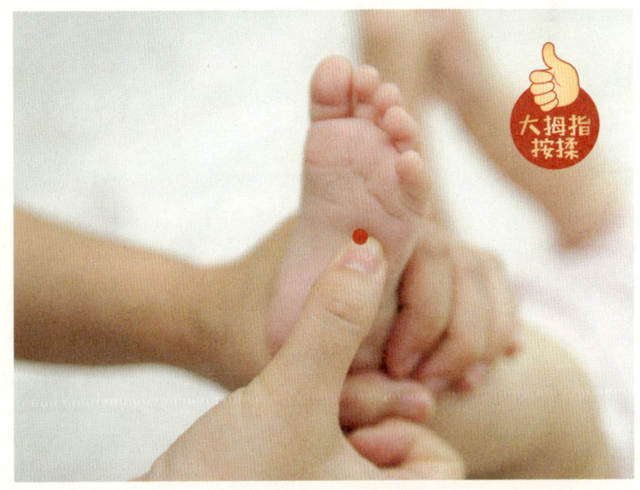

6 用拇指的指腹点压左脚底的脾反射区 1 分钟。

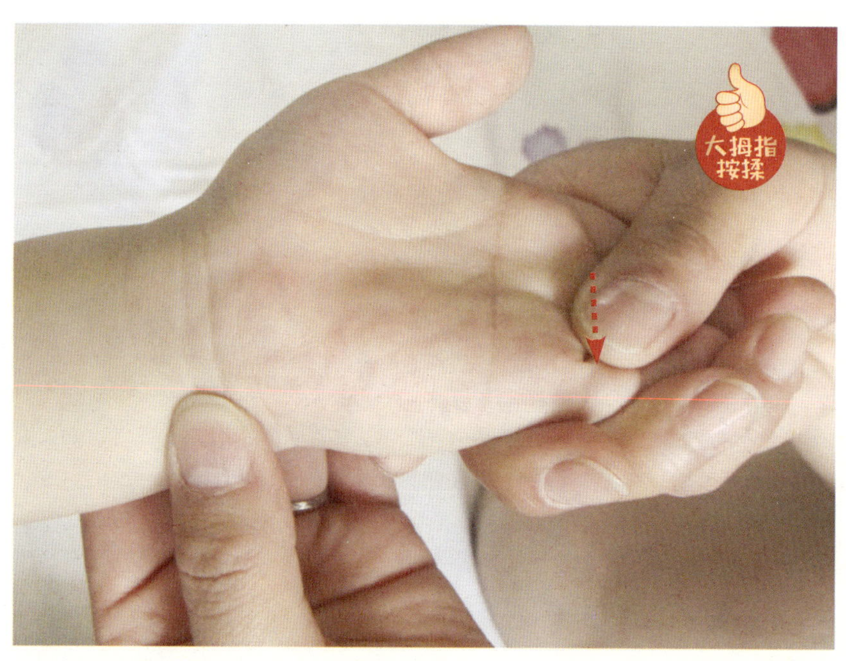

7 四横纹 2 分钟。四横纹分别位于食指、中指、无名指、小指第一指关节的横纹处，每只手上有四个。把宝宝的四指并拢，用大拇指指面从食指横纹推向小指横纹，称为推四横纹。

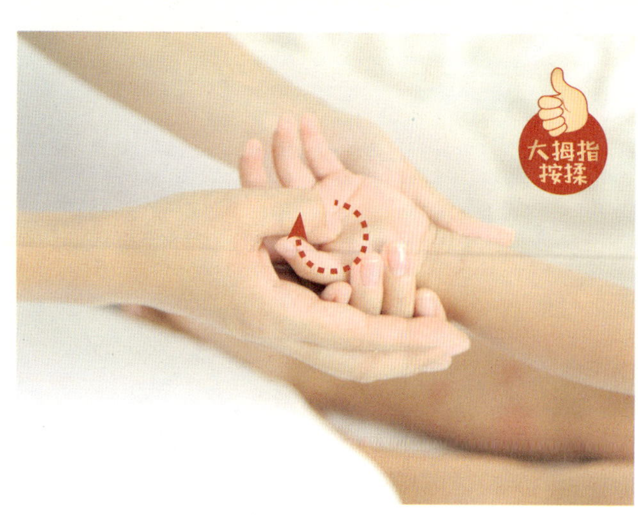

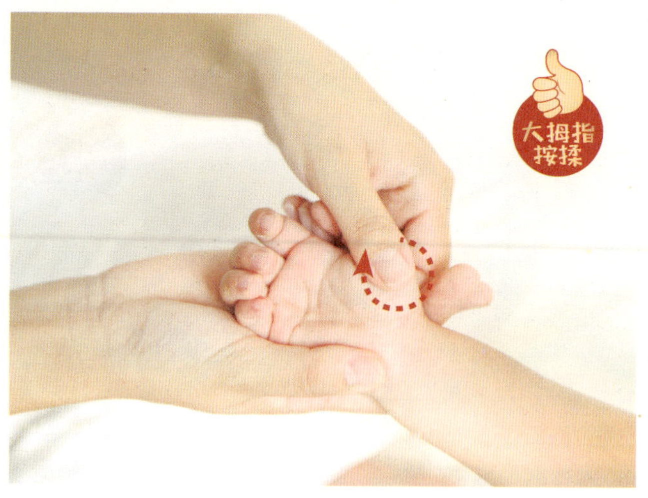

8 内八卦 1 分钟。以掌心（劳宫穴）为圆心，以圆心至中指根横纹内 2/3 和外 1/3 交界点为半径，画一圆，八卦穴即在此圆上。用大拇指以顺时针方向在手心画此圆，即运内八卦。

9 揉板门 1 分钟。板门在手掌的大鱼际处，用拇指轻轻按揉。

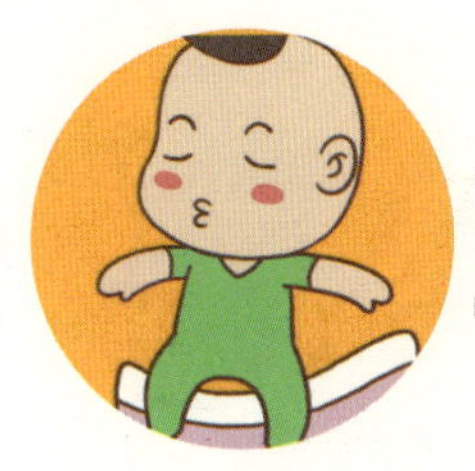

宝宝睡好并不难

对于宝宝来说，睡觉就是在长身体，较高的睡眠质量能够让宝宝生长发育得更加健康。可事实上，很多宝宝的睡眠质量并不高，有些甚至入睡都很困难。这样不仅影响了身体的发育，还让父母们万分头疼。妈妈可以通过一些推拿的手法让宝宝白天玩耍、游戏的大脑在夜晚能够好好地休息，让宝宝养成良好的睡眠习惯。

揉揉按按，解决小问题

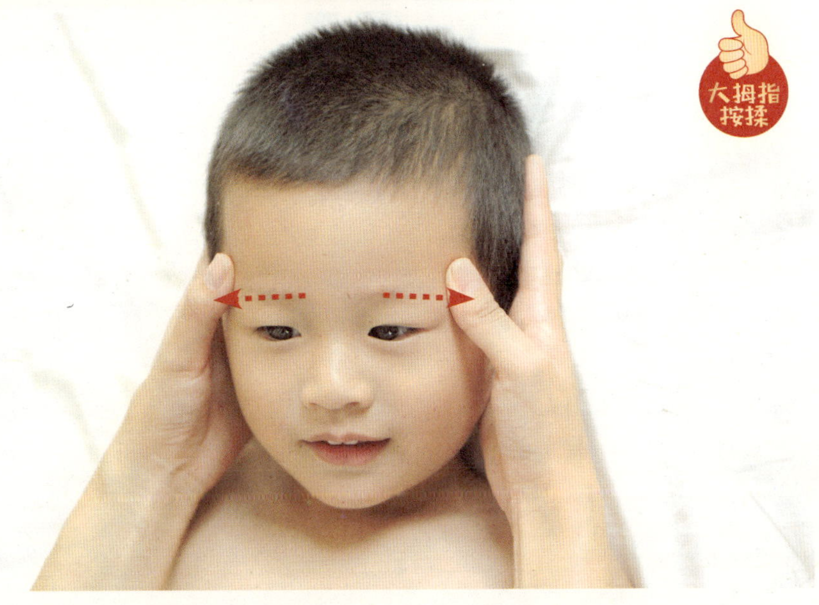

1 宝宝仰卧，用双手拇指指腹从宝宝印堂穴分推到两侧的太阳穴，这样反复推 2~3 分钟。印堂穴在额部，在两眉头的中间。太阳穴在前额两侧，外眼角延长线的上方。

医生手记

YISHENGSHOUJI

适宜的室温、厚薄适中的被褥、宽松的睡衣、干爽的屁屁，都是宝宝安然入睡的必要条件。室内温度过高或过冷，睡衣勒得太紧，或者被子太厚，都会使宝宝觉得不舒服，从而影响其睡眠质量。

» 推拿力度

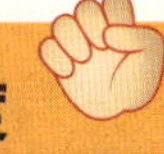

运用推法时，指掌着力部分要紧贴皮肤，用力要稳，像推面团一样，不要硬压。

» 推拿方向

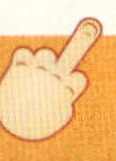

分推——从中间往两边

按揉——顺时针

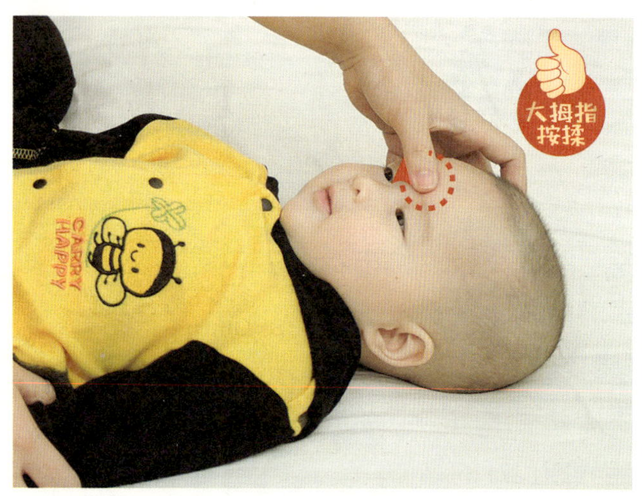

2 宝宝仰卧，用拇指按揉宝宝印堂穴 30 秒。

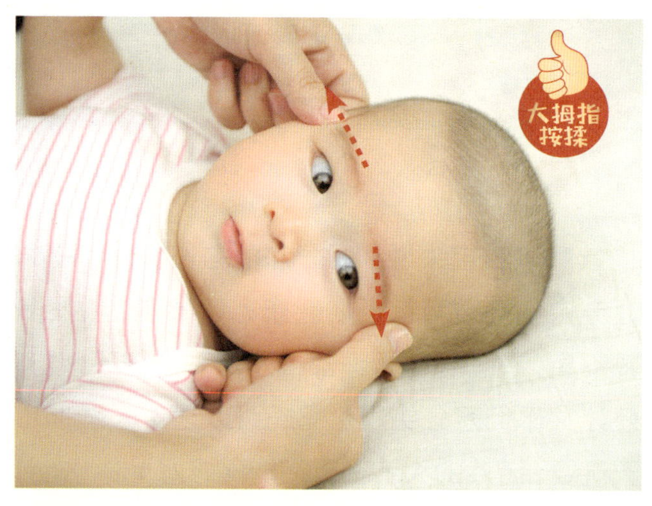

3 双手拇指从宝宝印堂穴沿眉揉至太阳穴，这样重复约 3 分钟。

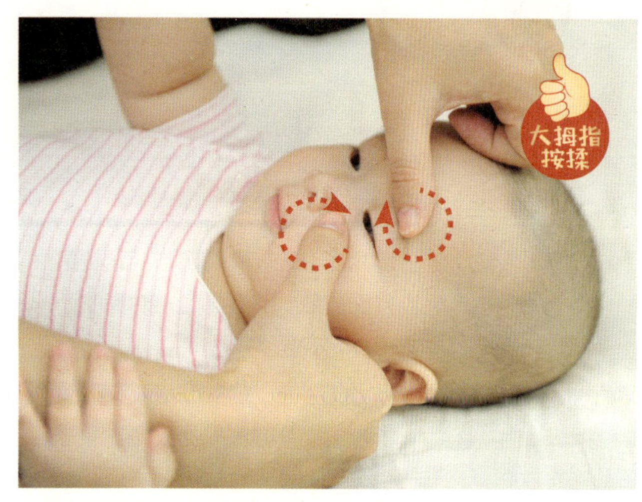

4 把双手的拇指指腹分别压在宝宝左眼的上下眼眶上，轻轻按揉左眼 2 分钟。然后同样按揉右眼 2 分钟。

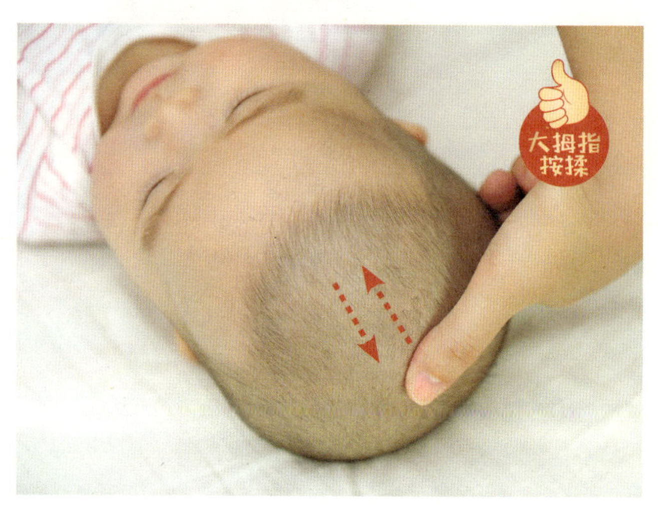

5 用拇指从宝宝的印堂边压边推到头顶百会穴，再返回至印堂，这样重复约 2 分钟。百会穴在头顶正中间。注意推拿囟门部位时力度要轻柔。

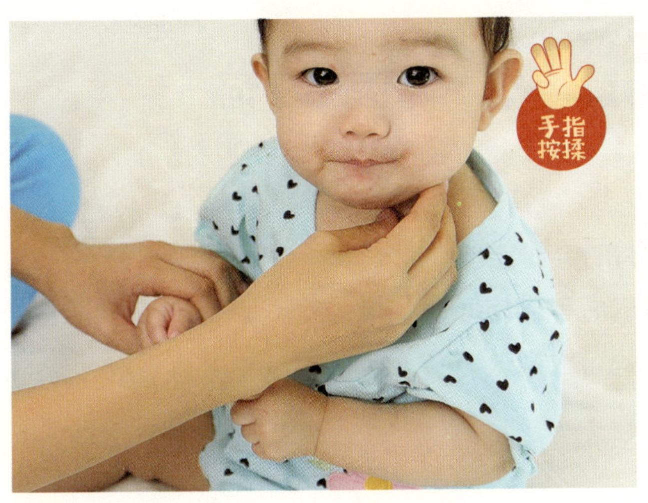

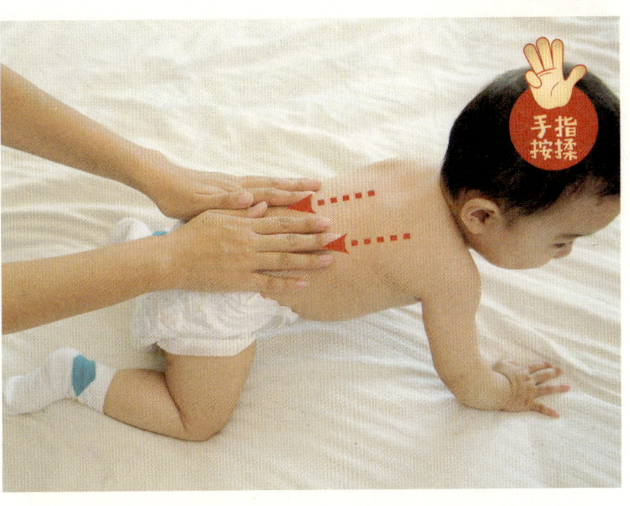

6 用手的拇指和其余四指同时捏拿宝宝脖颈处的肌肉 2 分钟。

7 双手从宝宝肩部向下推抹背部 2 分钟。

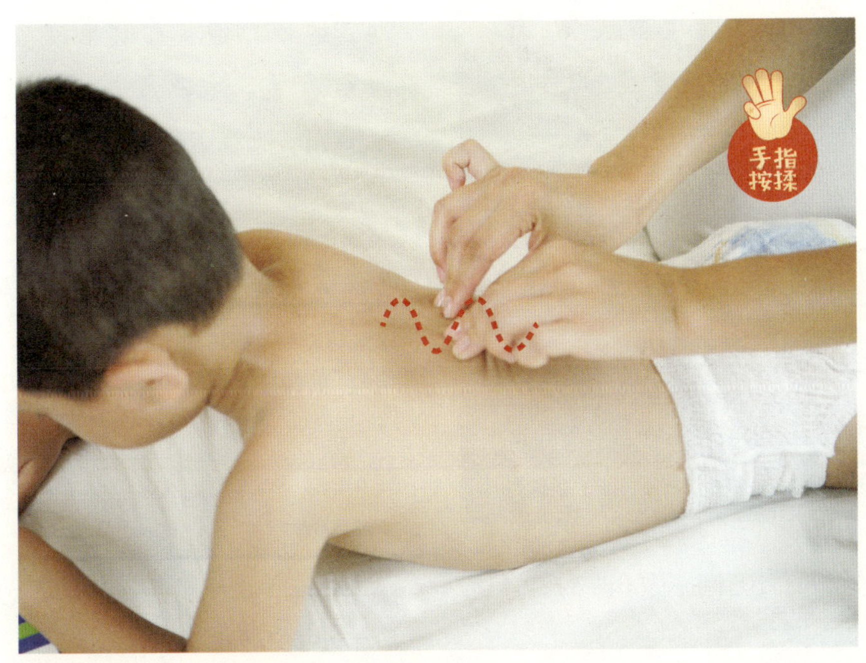

8 捏脊 3 遍。捏脊就是用双手拇指和食指作捏物状手形，自腰骶部开始，沿脊柱交替向前捏捻皮肤；每向前捏捻三下，用力向上提一下，至大椎穴为止。大椎穴在第七颈椎棘突下。

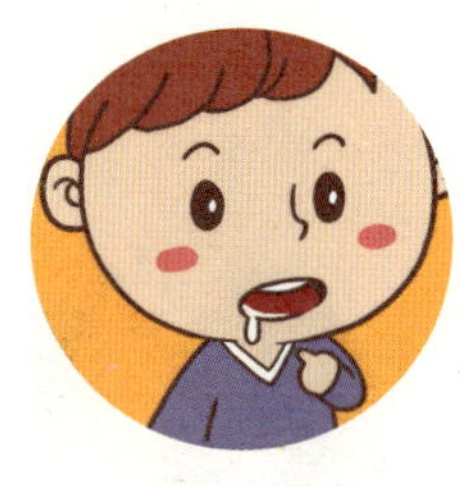

改善宝宝流口水

有的宝宝口水会不知不觉地从口中溢出来，有时会给宝宝带来困扰。中医认为，脾胃虚寒、脾胃积热、脾胃气虚等会使唾液分泌异常，无法控制，从而造成宝宝流口水。妈妈可以通过一些推拿手法帮助宝宝改善流口水的现象。

医生手记

YISHENGSHOUJI

脾虚与流口水的关系——通过前面对脾的了解，我们知道脾主统摄，中医认为"五脏化液，脾为涎。口为脾窍，涎出于口，涎为脾之液"。当脾脏虚弱的时候，则口涎流于外，所以脾虚可引起流口水。脾有运化食物中的营养物质和输布水液以及统摄血液等作用，脾脏虚弱，则其运化功能失常会出现面色萎黄、精神疲惫、气短怯冷，以及食欲不振等。

揉揉按按，解决小问题

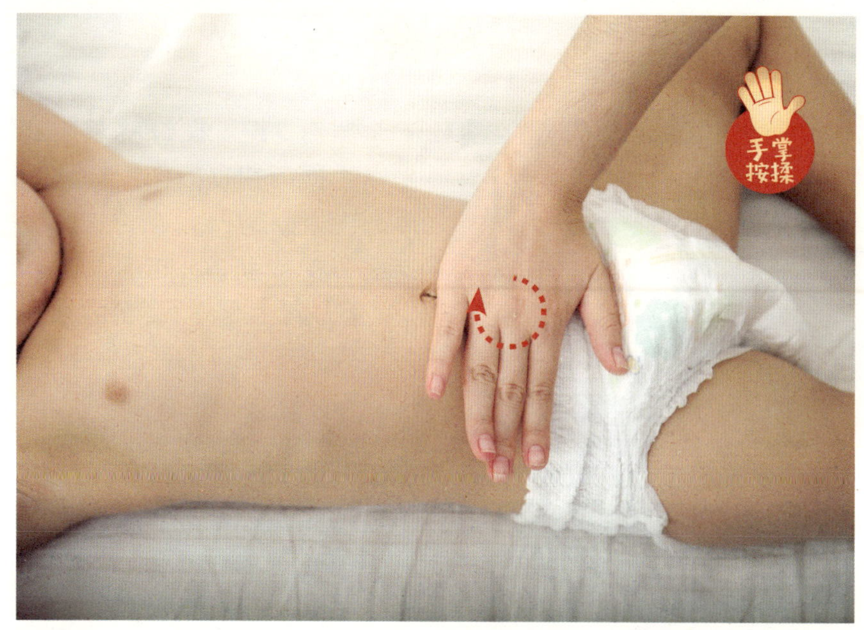

1 宝宝仰卧，用掌心在宝宝的腹部做顺时针方向摩腹 3~5 分钟。

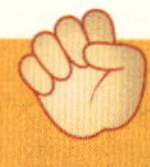

» 推拿力度

摩法要求掌、腕和缓协调，用力均匀，就像抚摸猫咪 样。

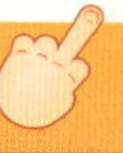

» 推拿方向

摩——顺时针

清——从指根向指尖

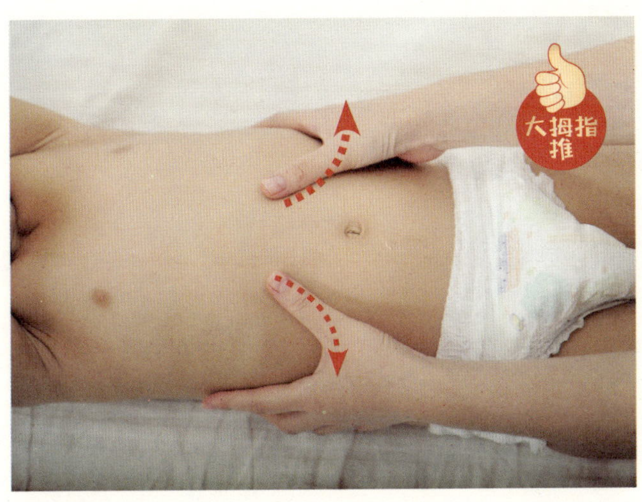

2 两手的大拇指从中脘至肚脐，向两旁分推20~50次。中脘在上腹部，前正中线上，肚脐上4寸。

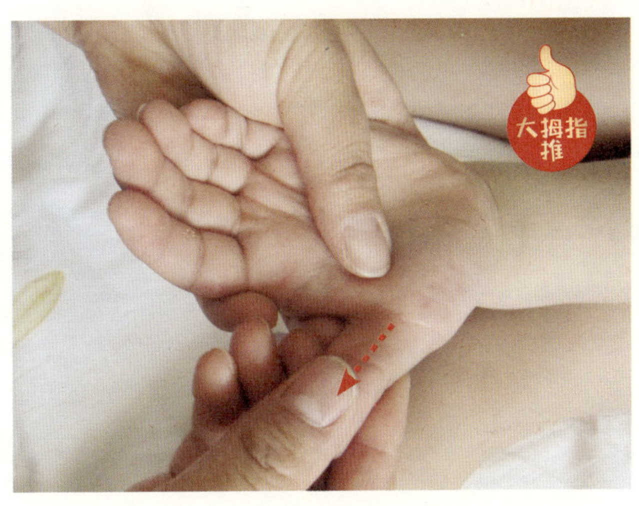

3 清脾经100次。脾经在宝宝大拇指的螺纹面，从指根向指尖方向做直线推动为清脾经。

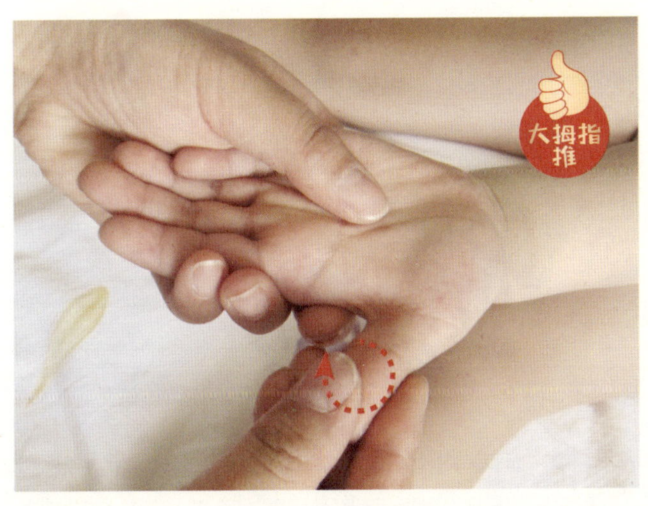

4 补脾经100次。用手指在宝宝大拇指的螺纹面做顺时针旋推。

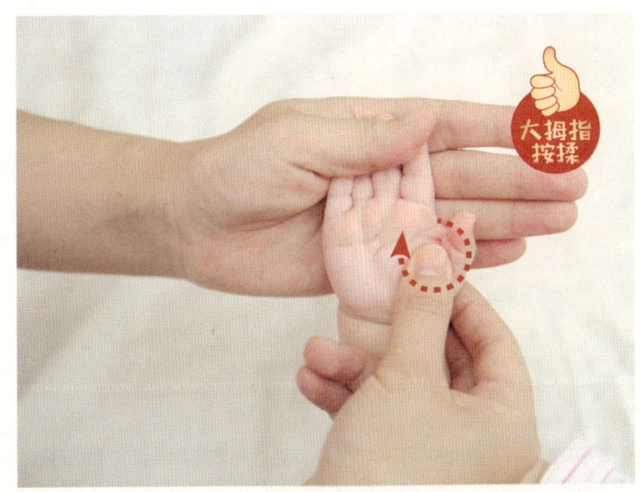

5 揉板门300次。板门在手掌的大鱼际处，用拇指轻轻按揉。

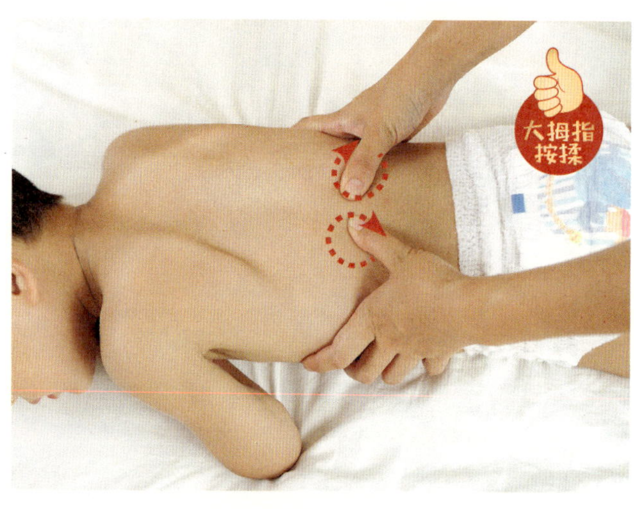

6 宝宝俯卧，用拇指指腹顺时针按揉宝宝背部的脾俞穴1分钟。脾俞位于第十一胸椎棘突下，旁开1.5寸。

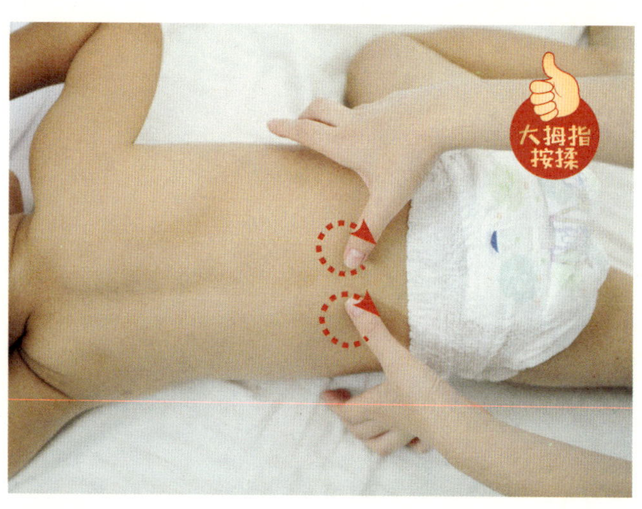

7 宝宝俯卧，用拇指指腹顺时针按揉宝宝背部的胃俞穴1分钟。

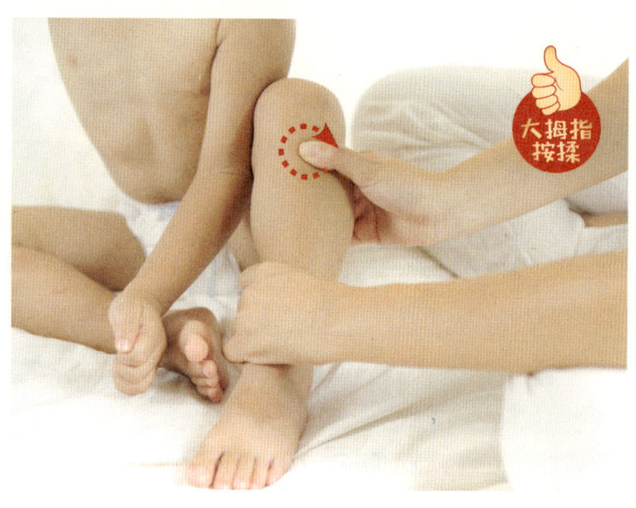

8 宝宝呈坐姿，足三里在外膝眼下3寸，胫骨旁开1寸处。用拇指指端顺时针按揉此穴。

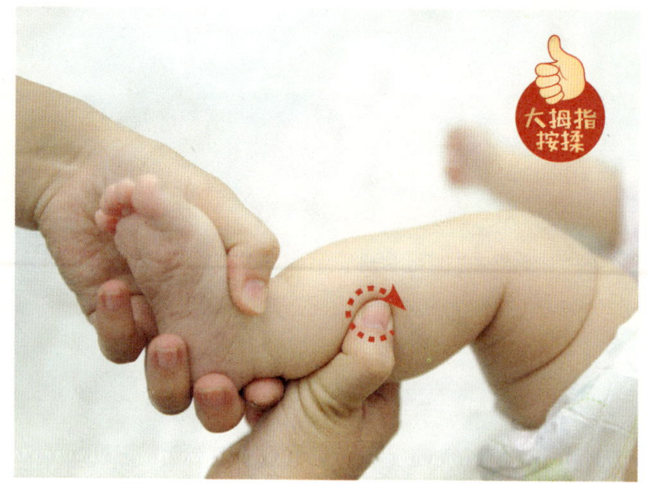

9 揉三阴交穴1分钟。三阴交在小腿内侧，当足内踝尖上3寸，胫骨内侧缘后方。让宝宝正坐屈膝成直角，除大拇指外，宝宝其他四个手指并拢，横着放在足内踝尖上方，小腿中线与手指的交叉点就是三阴交穴。

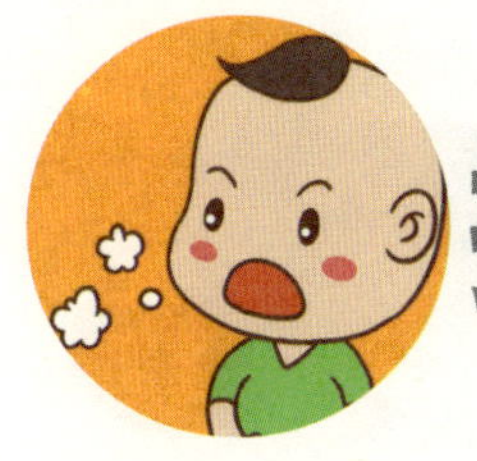

打嗝不停怎么办

打嗝，在中医上也叫呃逆。大人或宝宝在饮食过饱时会打嗝，稍过一会儿，便会自行消失。如果有些宝宝持续打嗝或反复打嗝，就有可能是身体出现问题了，父母要带孩子去医院进行检查治疗。在家中，父母可以用中医推拿的手法，帮助宝宝缓解打嗝带来的不适。

医生手记

YISHENGSHOUJI

用推拿方法治疗打嗝期间，避免让宝宝吃冷饮和酸、辣的刺激性食物。手法要由轻到重，但不能过于用力，要以宝宝能接受为度。

揉揉按按，解决小问题

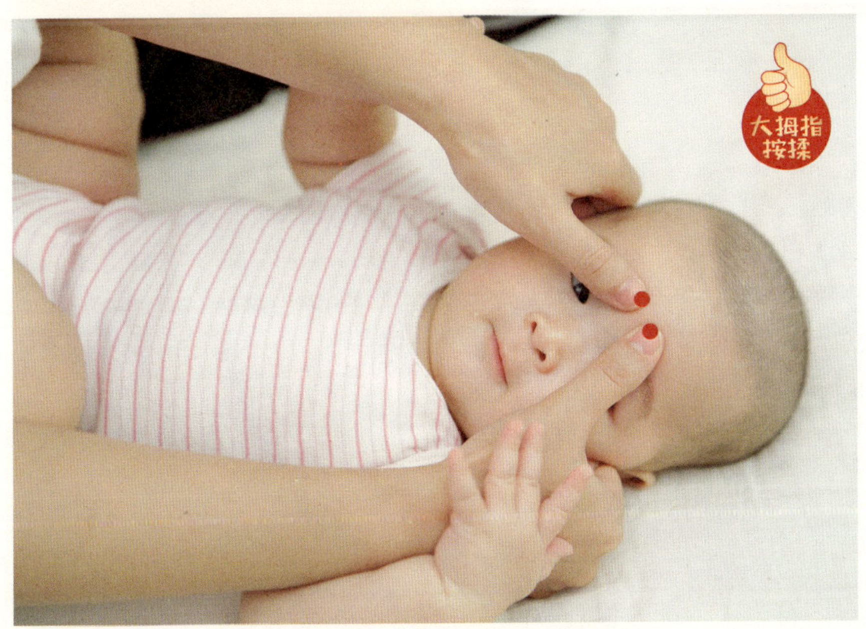

1 按压攒竹穴 5~8 钟。攒竹穴在面部，当眉头陷中，眶上切迹处。可用两手大拇指在攒竹穴上做推按。力度由轻到重。

» 推拿力度

要由轻而重，让宝宝感到一定的压迫感后，再慢慢放松减压。

» 推拿方向

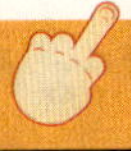

横擦——左右来回移动

点揉——顺时针

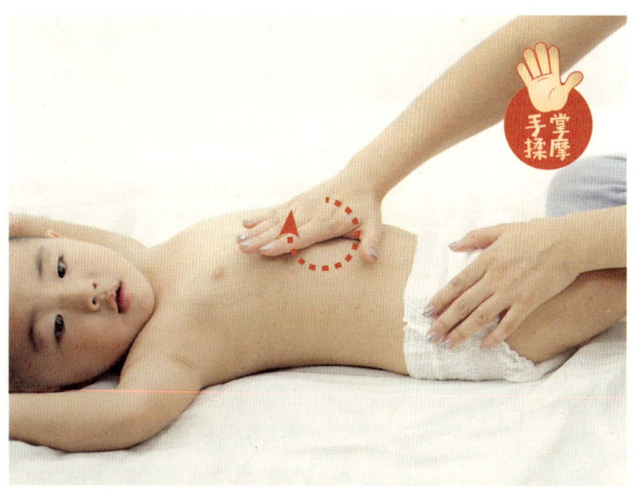

2 掌心顺时针揉摩中脘穴 5 分钟。中脘穴在脐上 4 寸，位于剑突与脐连线的中点处。

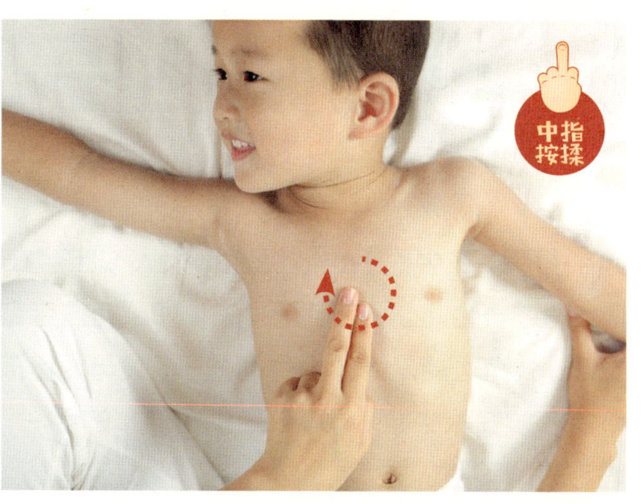

3 食指、中指顺时针点揉天突穴、膻中穴各 1 分钟。天突穴在颈部，当前正中线上，胸骨上窝中央。用中指指端按揉。膻中穴在前胸中心线上，两乳头连线的中点。

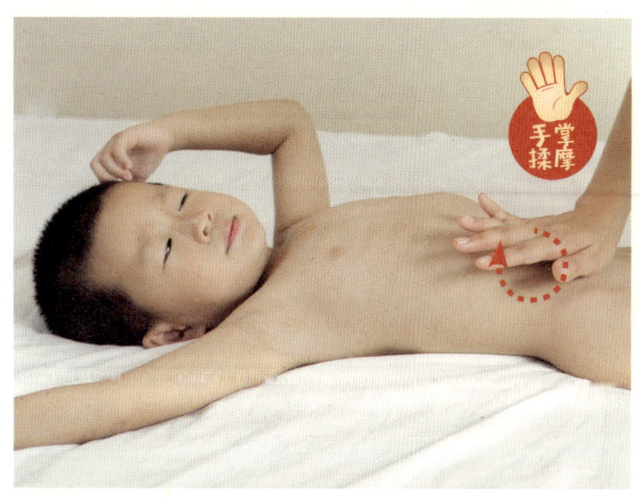

4 用掌心顺时针揉摩肚脐 5~10 分钟。

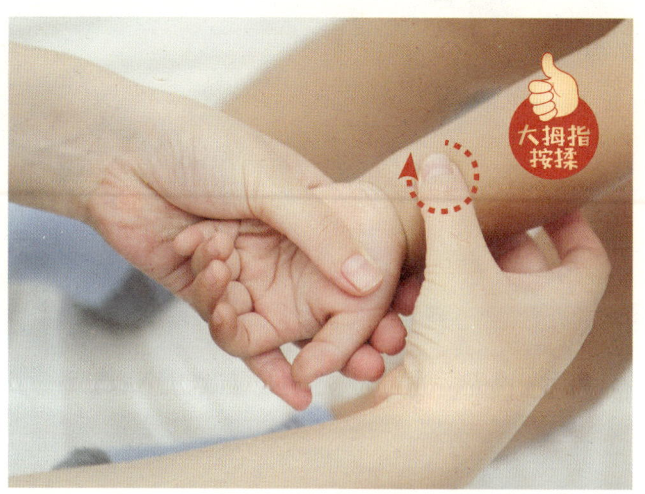

5 用大拇指顺时针点揉双侧内关穴各 1 分钟。内关穴位于前臂正中，腕横纹上 2 寸处。

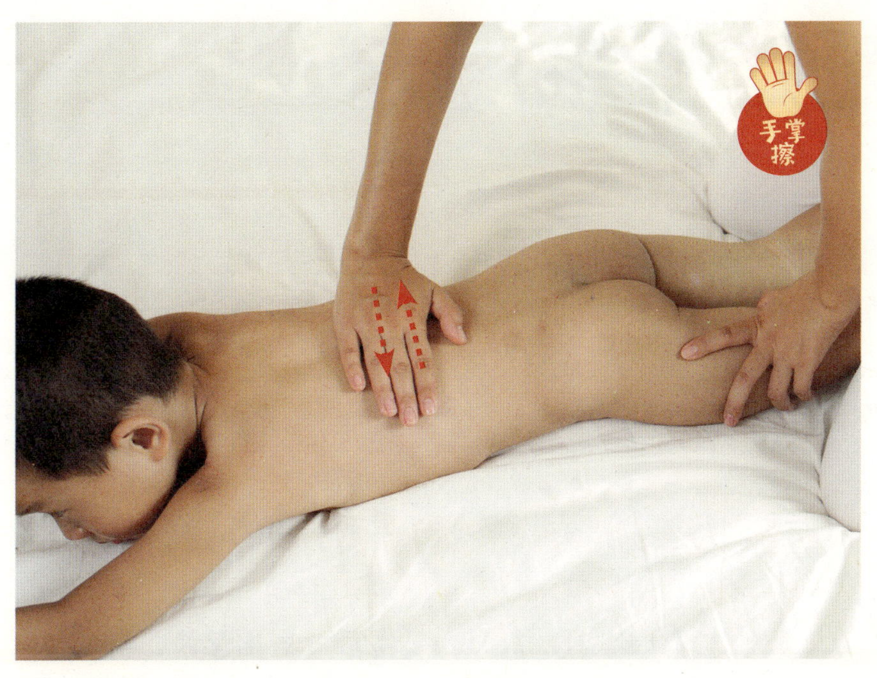

6 全掌横擦宝宝背部，以透热为度。

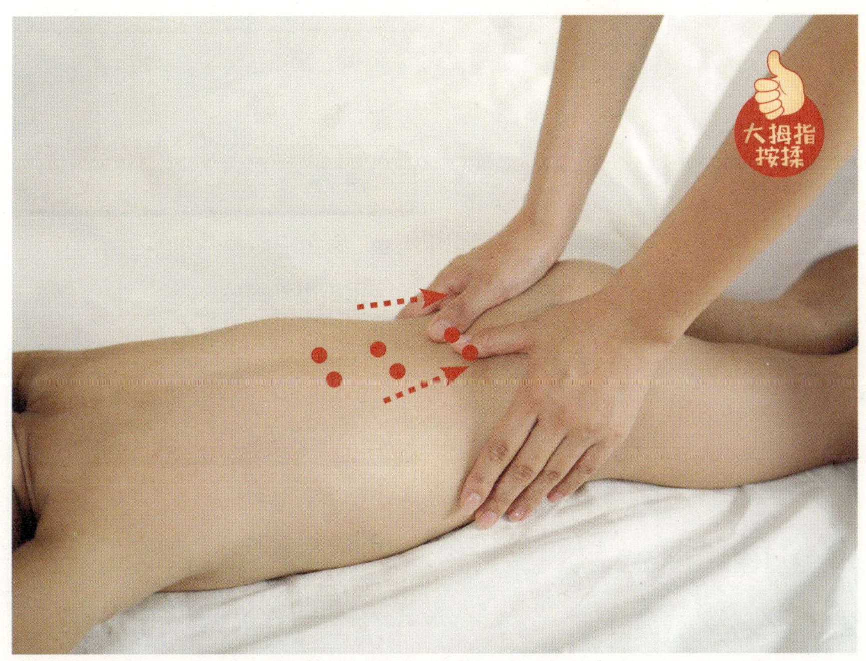

7 宝宝俯卧，用大拇指按揉膈俞穴、胃俞穴、大肠俞各1分钟。膈俞穴在背部，第七胸椎棘突下旁开1.5寸处；胃俞穴在背部，第十二胸椎棘突下旁开1.5寸处；大肠俞在腰部，在第四腰椎棘突下旁开1.5寸处。

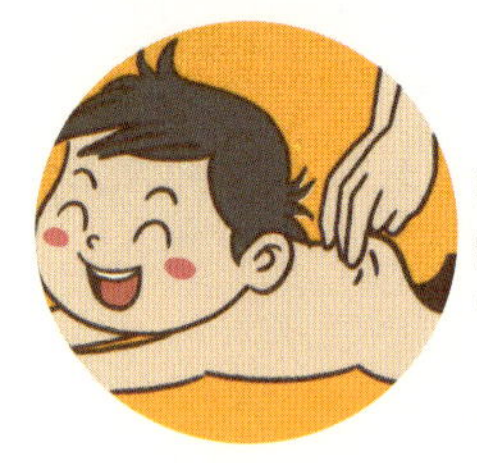

推拿赶走多余肉肉

现在的肥胖儿越来越多，学龄前的小胖墩儿随处可见。肥胖宝宝一般爱吃甜食、肥腻的食物，不爱吃蔬菜，他们的胃口很好，饭量大，且不喜爱运动。宝宝过于肥胖，既影响美观又是一种隐患，对他们成年后的健康状况会有很大影响。

医生手记

YISHENGSHOUJI

对于肥胖的宝宝，要控制其不良的饮食习惯，避免吃大量甜食和肥腻的食物，要多吃蔬菜、多运动。运动可以循序渐进，并且一定要坚持。要知道肥胖并不是宝宝身体强壮健康的表现。

揉揉按按，解决小问题

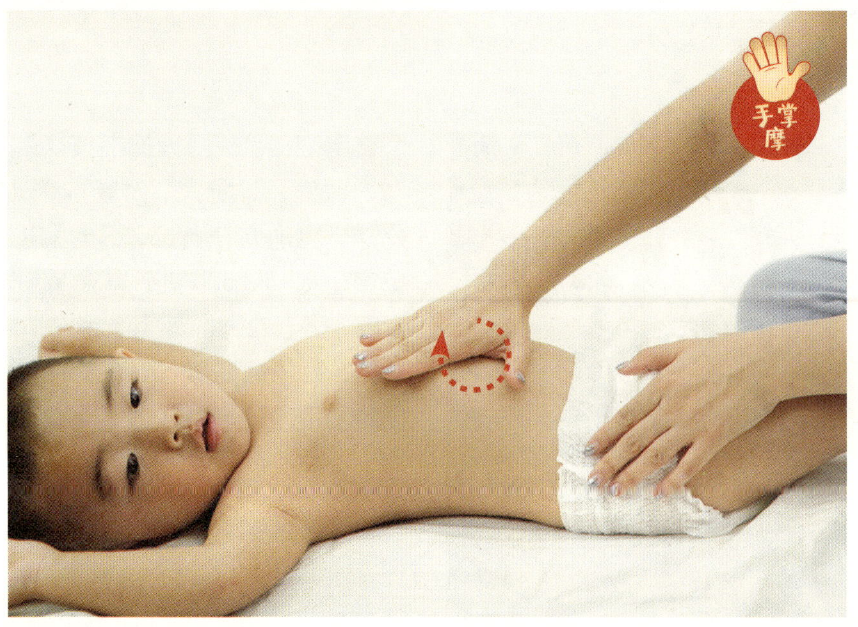

1 手掌摩中脘穴 5 分钟，力度可以稍微重些。中脘穴在脐上 4 寸，位于剑突与脐连线的中点处。

» 推拿力度

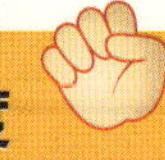

掌、腕和缓协调，用力均匀，让宝宝不感到疼痛。

» 推拿方向

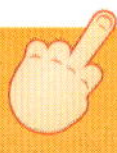

点揉——顺时针

按揉——顺时针

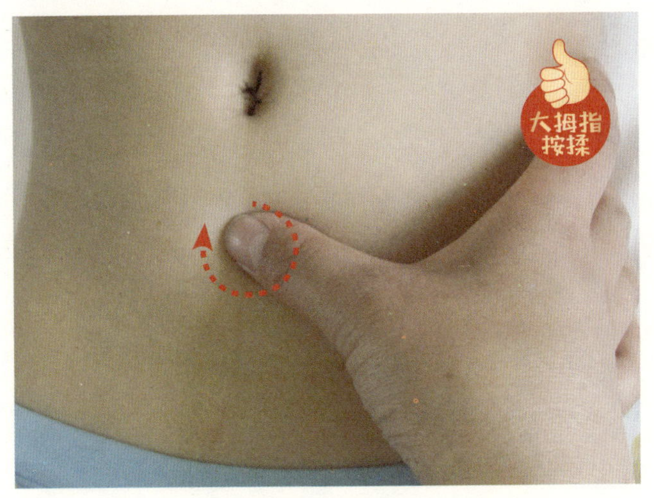

2 大拇指端按揉气海穴 1 分钟。气海穴位于脐下 1.5 寸，在腹部正中线上。

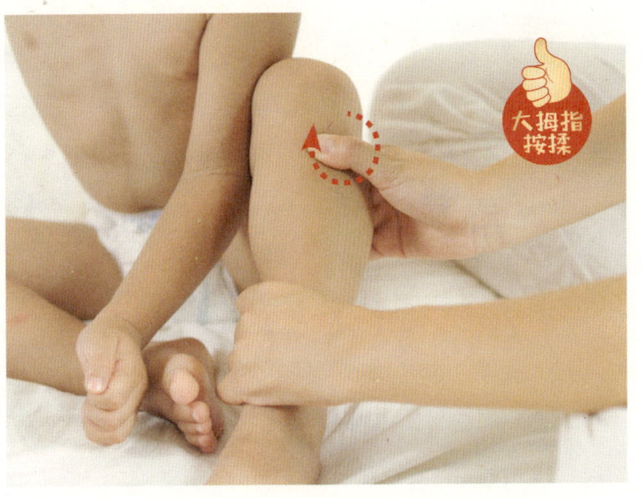

3 用拇指指端按揉足三里穴 2 分钟。足三里穴在外膝眼下 3 寸，胫骨旁开 1 寸处。

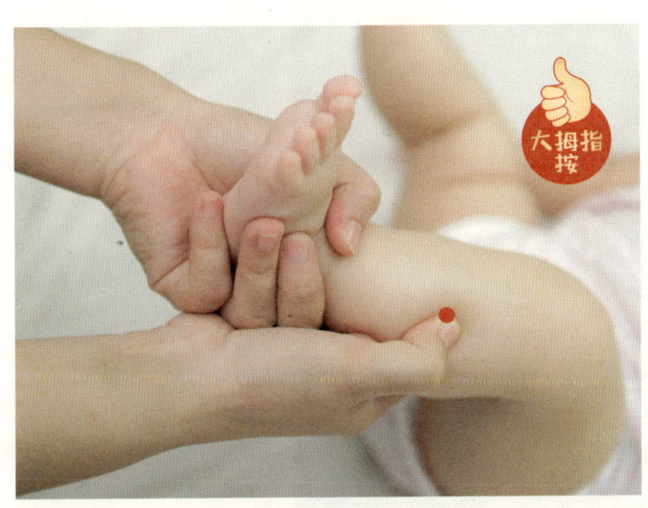

4 用拇指指端点按丰隆穴 2 分钟。丰隆穴在外脚踝尖上 8 处，外膝眼和外踝骨尖连线的中点。

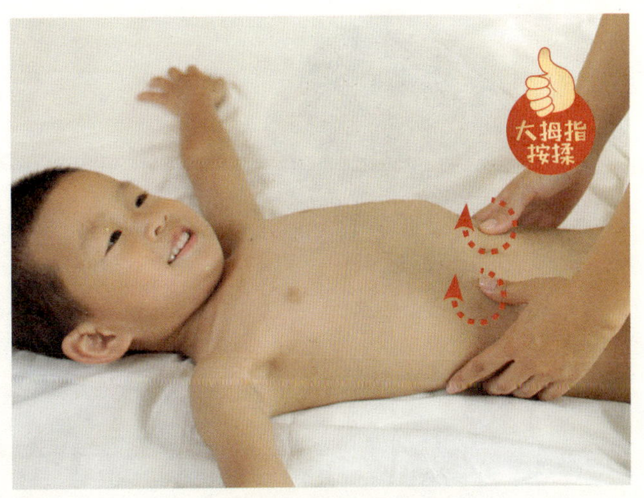

5 用大拇指指端按揉两侧天枢穴各 2 分钟。天枢穴位于腹部，肚脐旁开 2 寸。

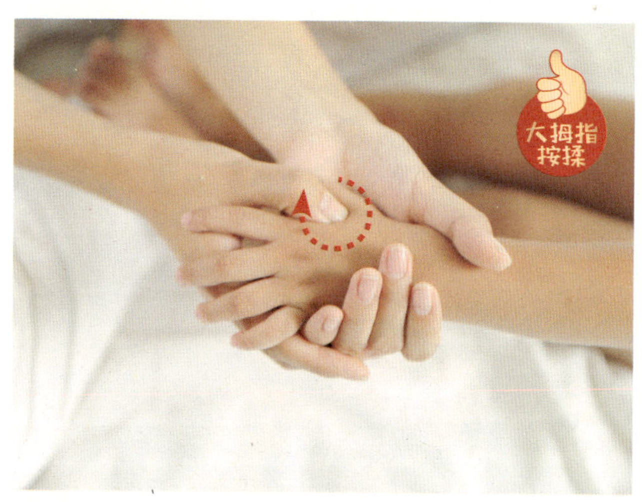

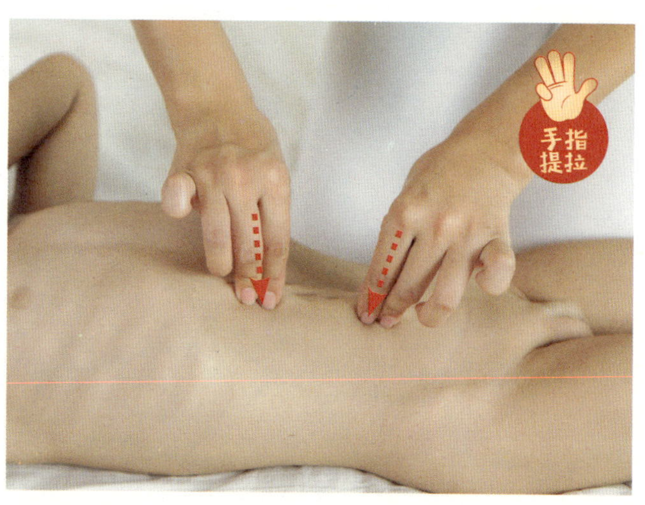

6 用大拇指按揉合谷穴1分钟，称为揉合谷。合谷穴在手背大拇指和食指的虎口处。

7 双手的拇指、食指和中指，同时提起肚脐上和肚脐下方的肌肉，拿起来时可以有捻压动作，然后缓慢放下，这样反复10~20下。

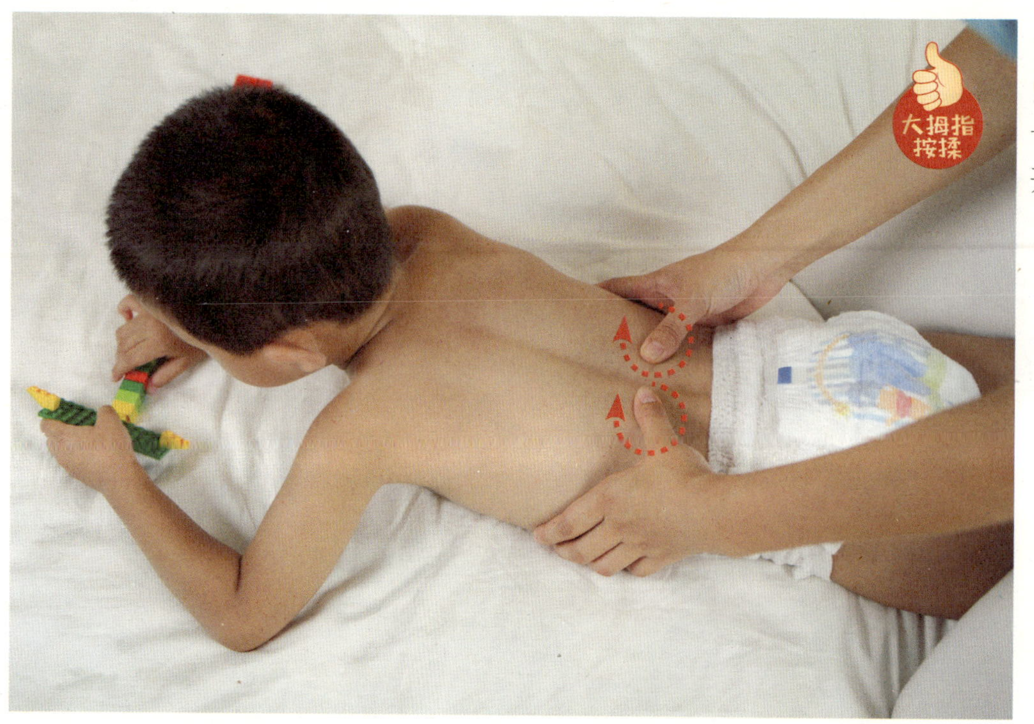

8 揉脾俞穴1分钟。脾俞穴位于第十一胸椎棘突下，旁开1.5寸。

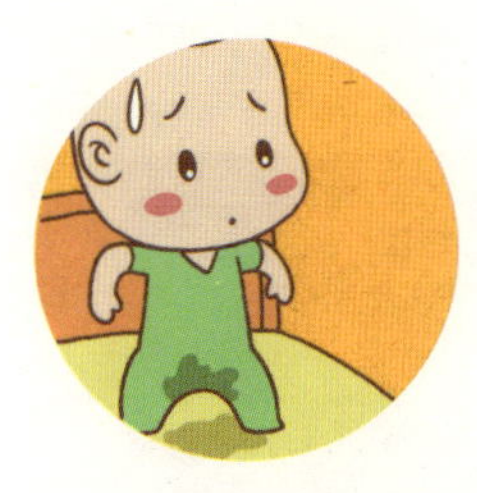

尿床别着急

宝宝尿床原本很常见，但如果四五岁以后还总是尿床，那就有可能是病了。有的宝宝每夜都会尿床，有的宝宝则是隔几日尿一次床。宝宝入睡后遗尿，大多是由于先天肾气不足，下元虚冷造成的。长期遗尿，会让宝宝精神不振，面色萎黄，食欲不佳，影响智力发育。

医生手记

YISHENGSHOUJI

父母要在夜里定时喊醒宝宝起床排尿。有尿床现象的宝宝，大人一定不要嘲笑或责怪他，而应帮助他放松紧张情绪，尽早缓解和治愈遗尿的毛病。

揉揉按按，解决小问题

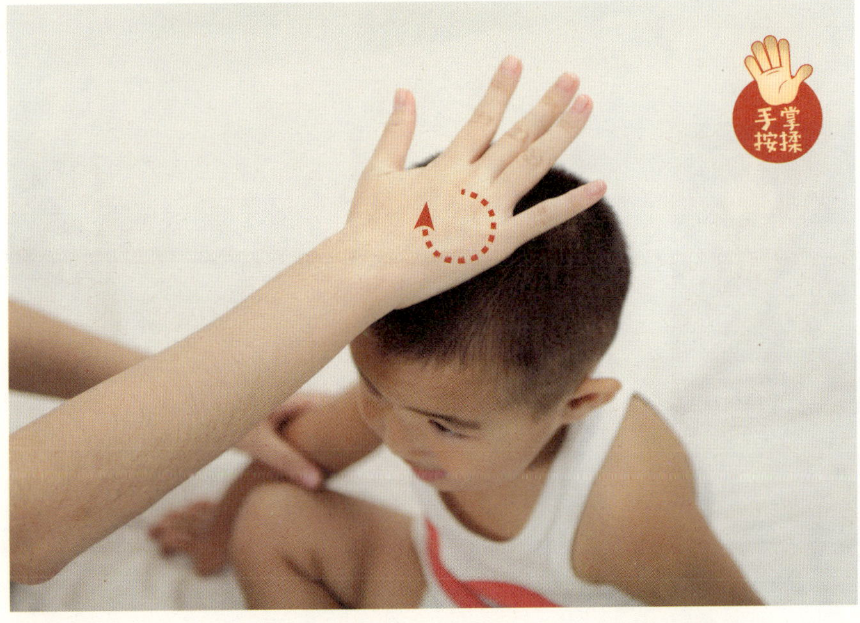

1 揉百会穴3分钟。百会穴在头顶，位于两耳朵尖连线的中点。

» 推拿力度

揉动时，按压在皮肤上不要移动，手法要温和，力度不轻不重。

» 推拿方向

揉——顺时针

推——从下往上

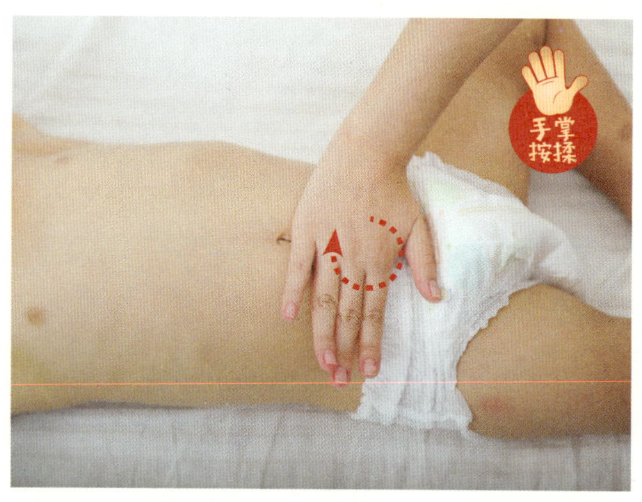

2 掌心按揉气海穴 5 分钟。气海穴位于脐下 1.5 寸，在腹部正中线上。

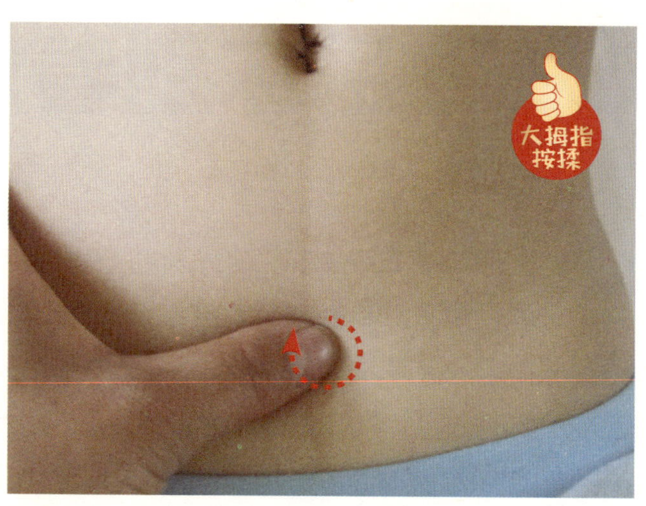

3 用拇指按揉关元穴 5 分钟。关元穴位于脐下 3 寸，在腹部正中线上。

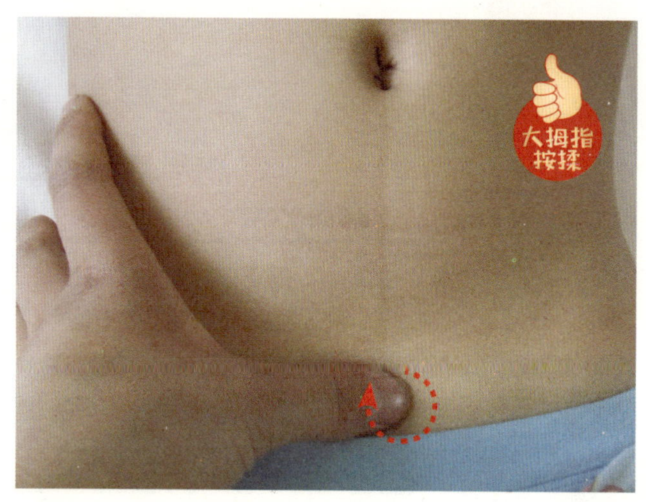

4 拇指点揉中极穴 1 分钟。中极穴位于脐下 4 寸，在腹部正中线上。

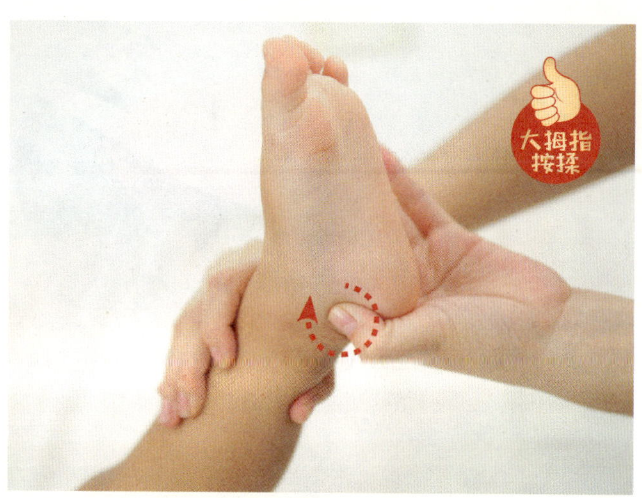

5 按揉太溪穴 1 分钟。太溪穴位于脚的内踝与跟腱之间的凹陷处。双侧对称。

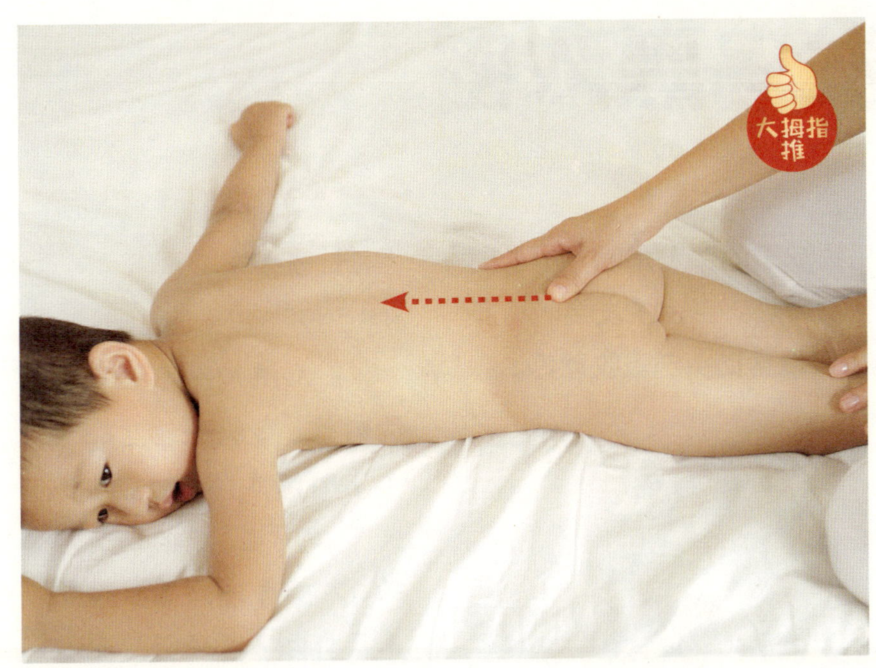

6 大拇指推上七节骨 300 下，以局部有温热感为度。七节骨位于第四腰椎到尾椎上端成一直线，用大拇指从下而上直线推动就是推上七节骨。

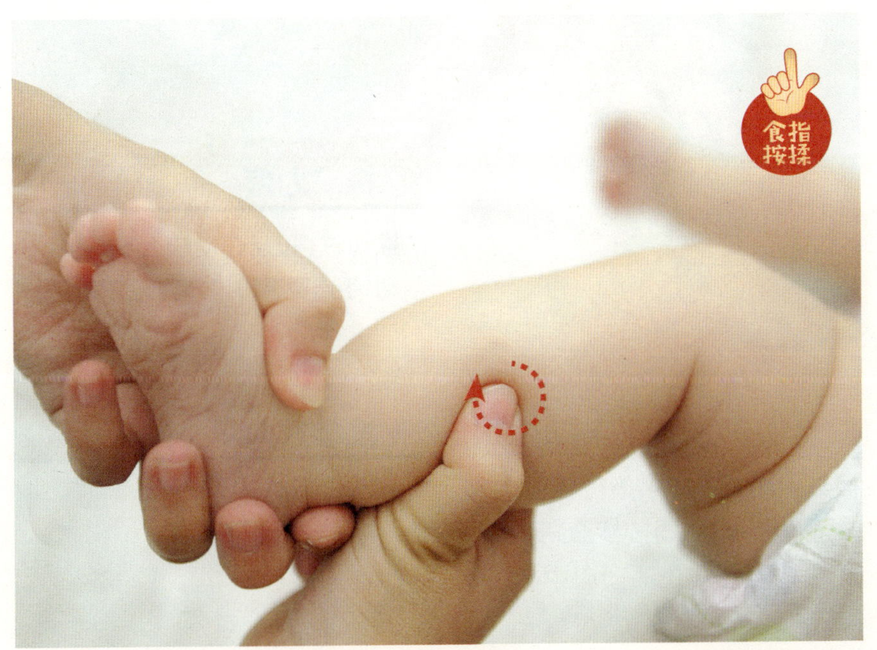

7 食指揉三阴交穴 2 分钟。三阴交在小腿内侧，当足内踝尖上 3 寸，胫骨内侧缘后方。让宝宝正坐屈膝成直角，让宝宝除大拇指外，其他四个手指并拢，横着放在足内踝尖上方，小腿中线与手指的交叉点就是三阴交穴。

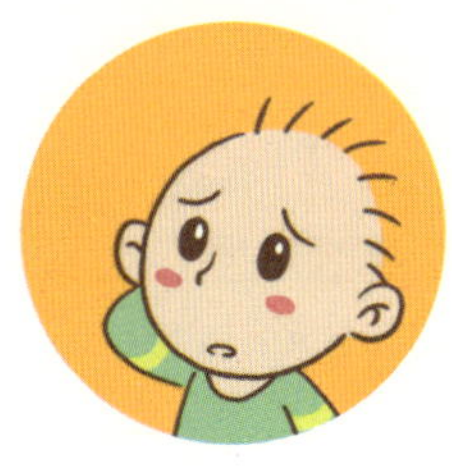

让头发乌黑浓密

对于宝宝来说，要长出一头乌黑浓密的头发是需要很长时间的，因为宝宝的毛囊还没有完全发育好。宝宝生发会吸取头部的营养，经常给宝宝做头部推拿，可以帮助头部吸收营养。

医生手记

YISHENGSHOUJI

在太阳光不是很强烈的时候，每天让宝宝晒半个小时的太阳，对宝宝的头发健康生长非常有帮助，太阳紫外线有很强的杀菌作用，以促进宝宝头发的健康生长。

揉揉按按，解决小问题

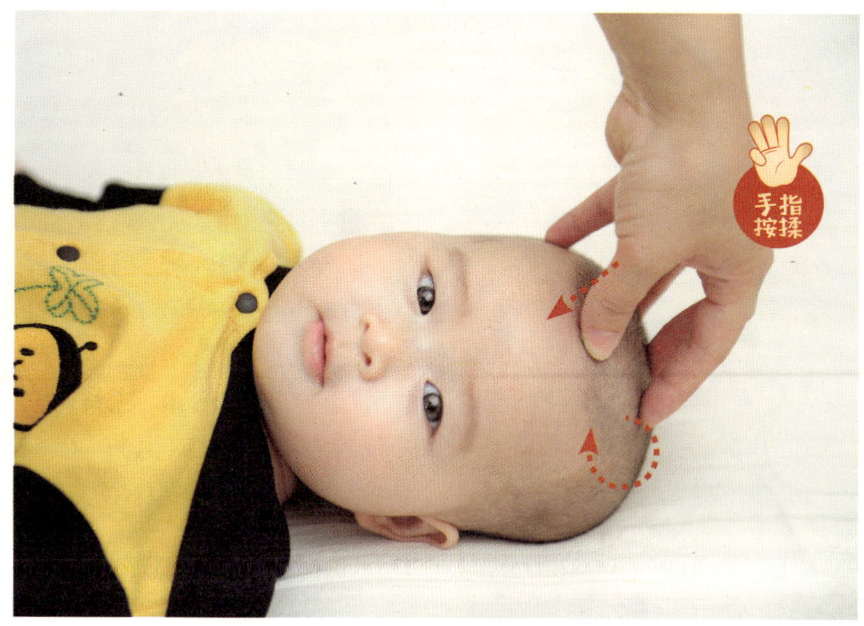

1 宝宝呈坐姿或仰卧，用大拇指按在其上星穴上，中指按在百会穴上，另外三手指张开按在头顶上，然后五手指一同按揉 30~50 下。上星穴位于头部，当前发际正中直上 1 寸。百会穴在头顶正中间，两耳尖连线的中点。

» 推拿力度

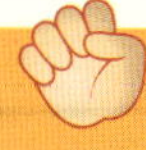

揉动时，按压在皮肤上不要移动，手法要温和，力度不轻不重。

» 推拿方向

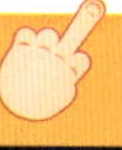

旋推——顺时针

按揉——顺时针

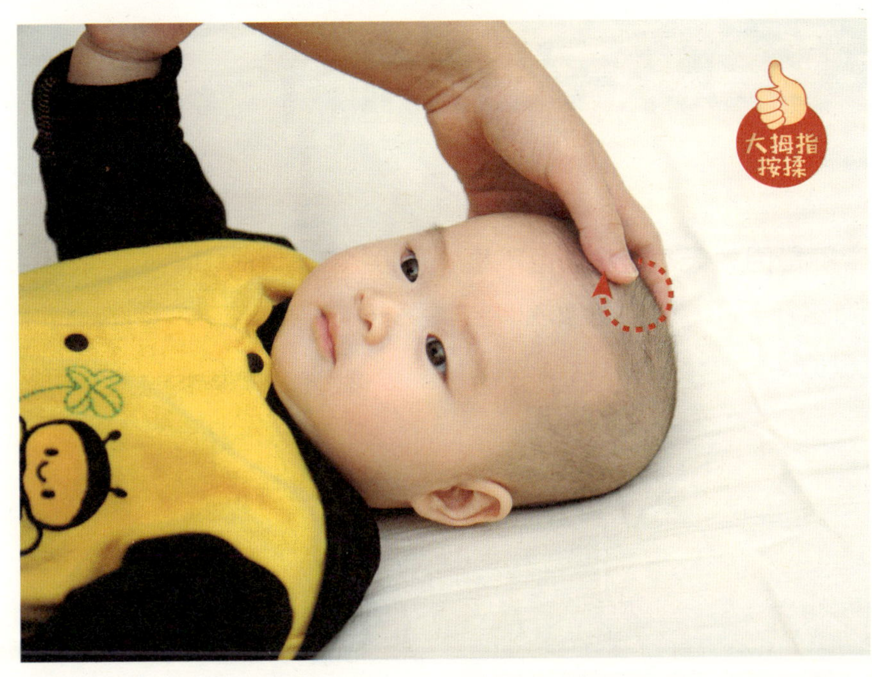

2 拇指按揉在宝宝前发际处，慢慢向着后顶穴方向移动，在经过前顶穴、百会穴和后顶穴时，手指分别在这几处稍作停留并按揉，每个穴位按摩 30~50 下。

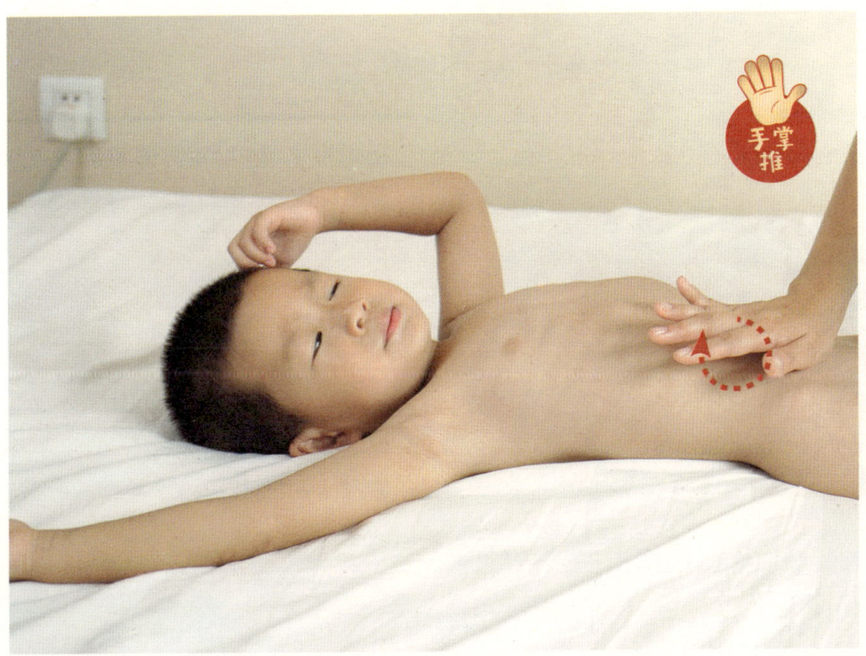

3 捂热双手，用手掌顺时针旋推以气海穴为中心部位，推 50~70 下。气海穴位于脐下 1.5 寸，在腹部正中线上。

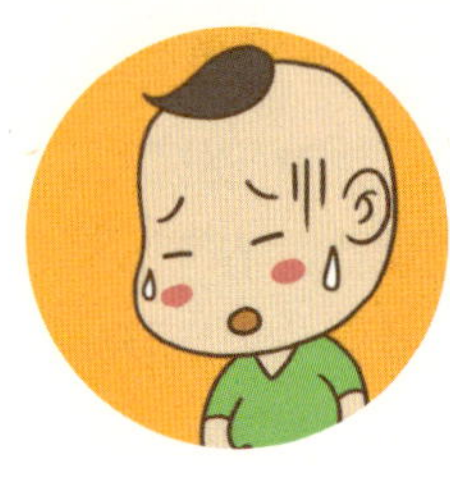

这样按缓解宝宝流汗

有些宝宝在白天不时地出汗，不是因为天气炎热，也不是因为衣服穿得太厚，出汗时也没有什么不舒服，这种现象就叫宝宝自汗。长此以往，会影响宝宝的健康。

医生手记

YISHENGSHOUJI

有自汗现象的宝宝，要注意预防感冒，不能直接吹风。出汗后要勤换衣物，用柔软的干布擦身，保持皮肤干爽。多喝水，吃清淡易消化的食物。

揉揉按按，解决小问题

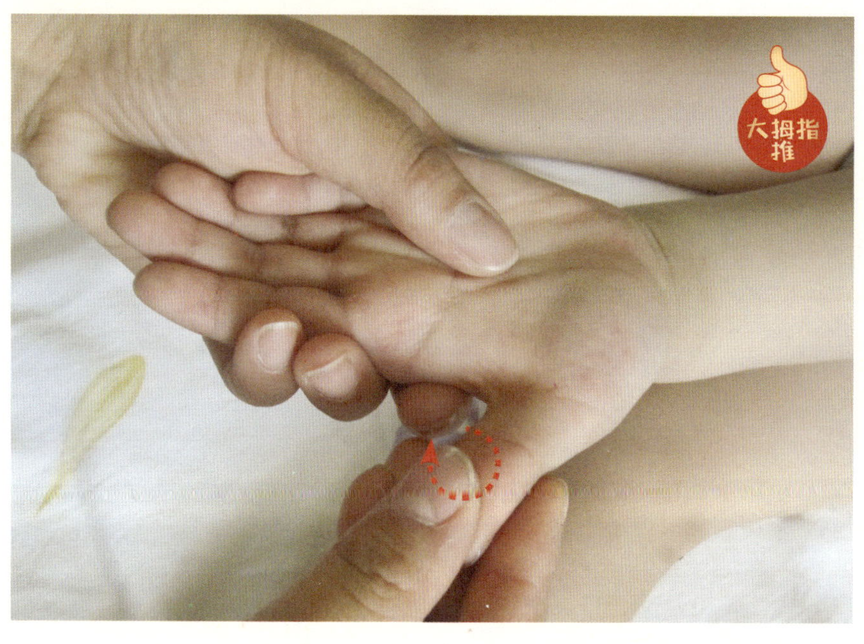

1 补脾经 300 下。脾经位于拇指末节螺纹面。用拇指指端按顺时针方向旋推为补脾经。

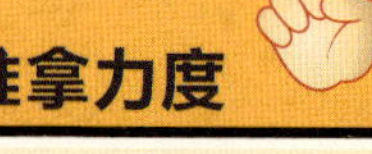

» 推拿力度

运用推法时，指掌等着力部分要紧贴皮肤，用力要稳，像推面团一样，不要硬压。

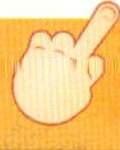

» 推拿方向

捏捻——从下往上

旋推——顺时针

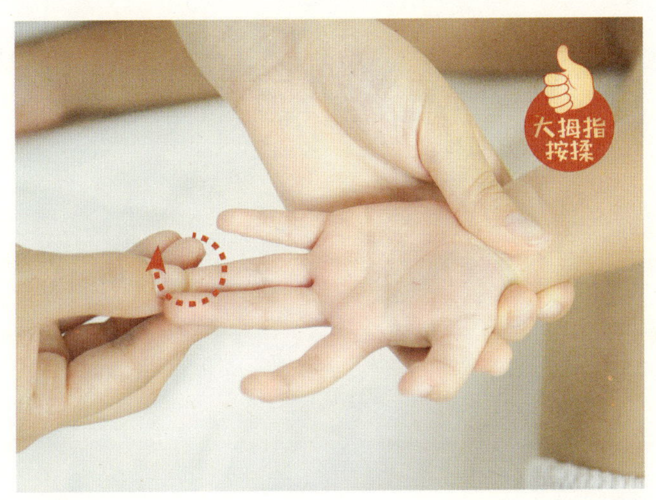

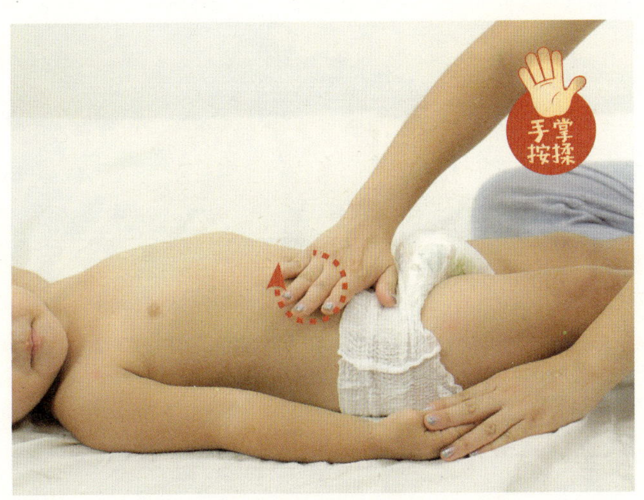

2 补肺经 300 下。肺经位于无名指末节螺纹面，用拇指指端按顺时针方向顺推为补肺经。

3 宝宝仰卧，顺时针揉肚脐约 2 分钟。

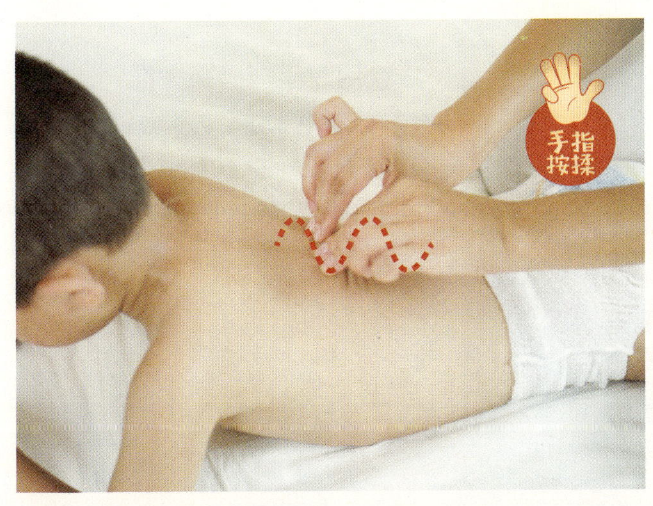

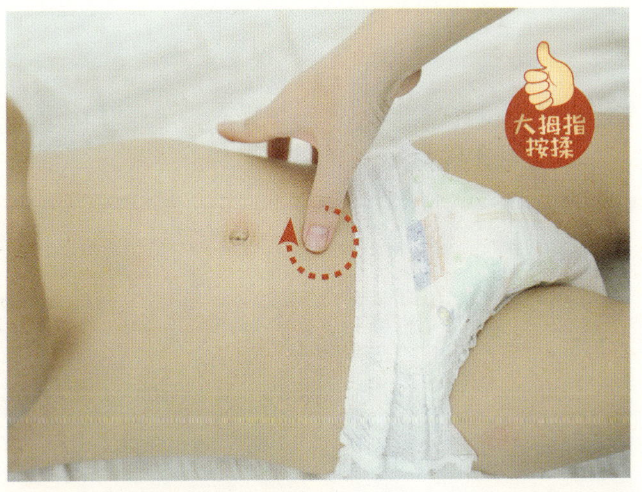

4 捏脊 5 遍。捏脊就是用双手拇指和食指作捏物状手形，自腰骶部开始，沿脊柱交替向前捏捻皮肤；每向前捏捻 3 下，用力向上提一下，至大椎穴为止。

5 用拇指端按揉关元穴 2 分钟。关元穴位于脐下 3 寸，在腹部正中线上。

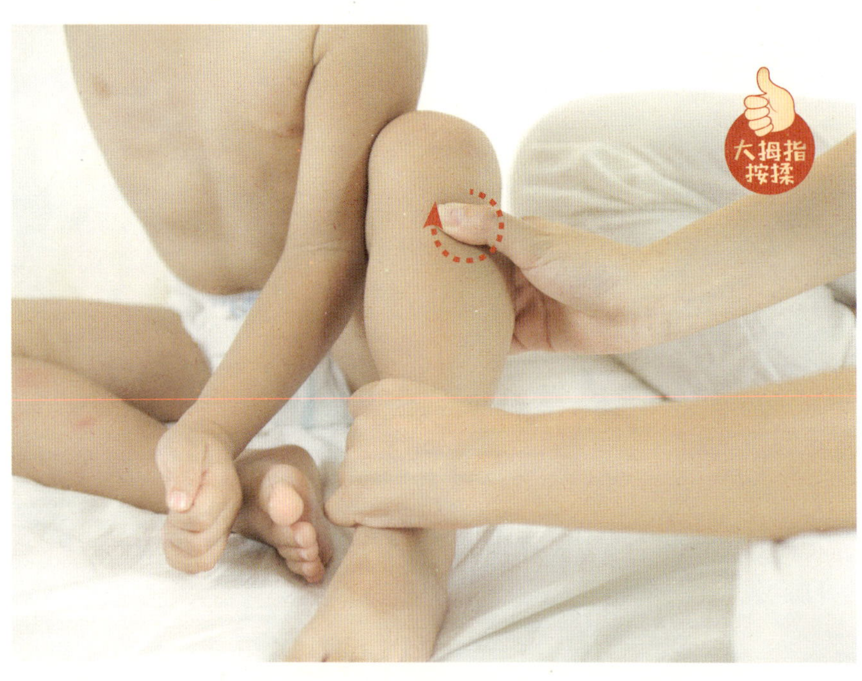

6 用拇指指端按揉足三里穴1分钟。足三里穴在外膝眼下3寸，胫骨旁开1寸处。

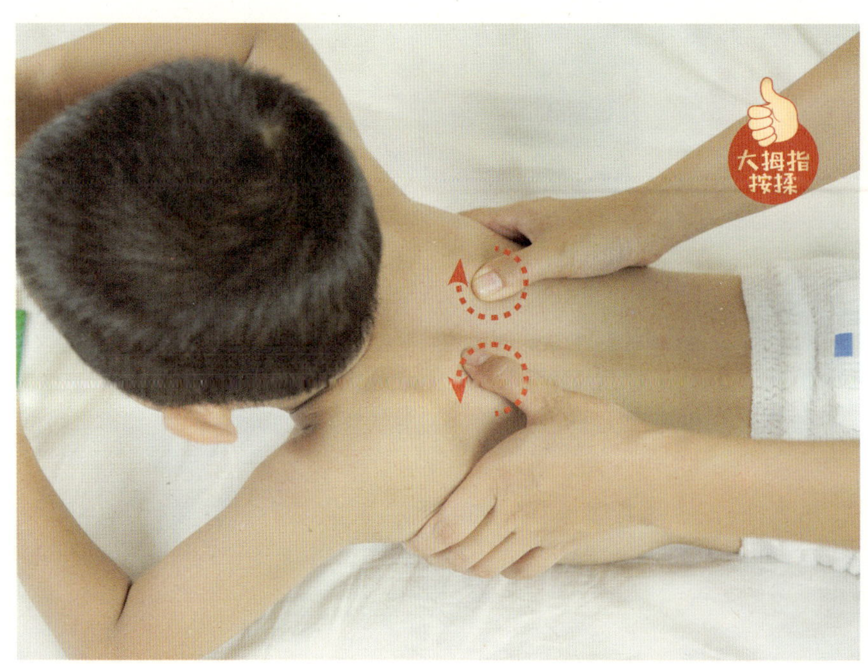

7 用双手拇指揉大椎穴、肺俞穴和脾俞穴各1分钟。大椎穴位于后背的正中线上，第七颈椎下的凹陷处。肺俞穴在第三棘突下，旁开1.5寸。脾俞穴在第十一棘突下，旁开1.5寸。

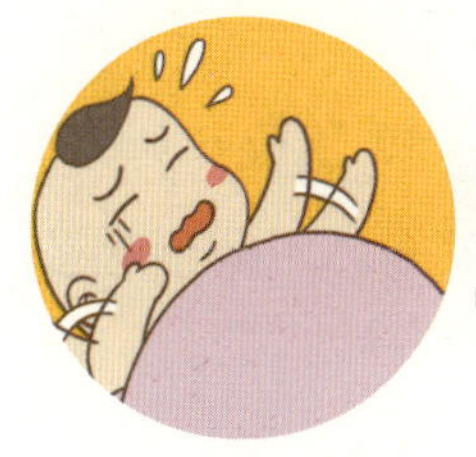

宝宝夜卧不安怎么办

中医认为宝宝做梦与肾虚有关，肾阴虚，会导致宝宝阴虚火旺，夜卧不安，难以入睡，睡眠质量不佳。通过推拿补肾固本可以改善。

医生手记

YISHENGSHOUJI

宝宝夜卧不安的主要原因包括：

1睡前心情不佳。

2睡姿不好，如双手压在胸前。

3看了恐怖的影像或听了恐怖的故事。

4患上呼吸道疾病或肠道寄生虫病。

5睡前进食过量，腹部胀满。

揉揉按按，解决小问题

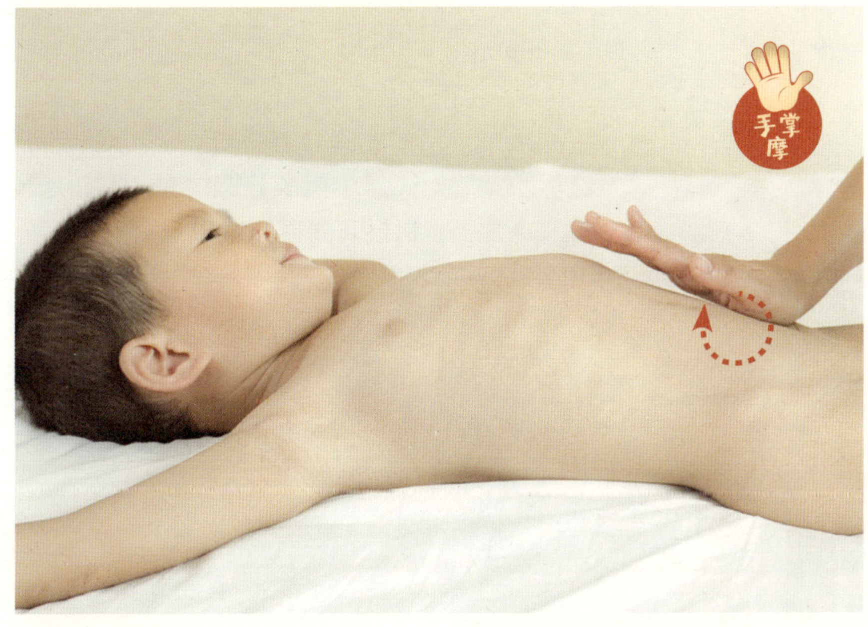

1 用手掌心顺时针摩腹与揉脐各3分钟。

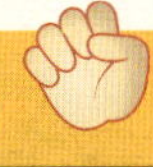

» 推拿力度

摩法要求掌、腕和缓协调，用力均匀，就像抚摸猫咪一样。

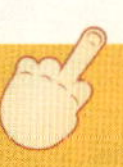

» 推拿方向

清——从指尖往指跟

摩——顺时针

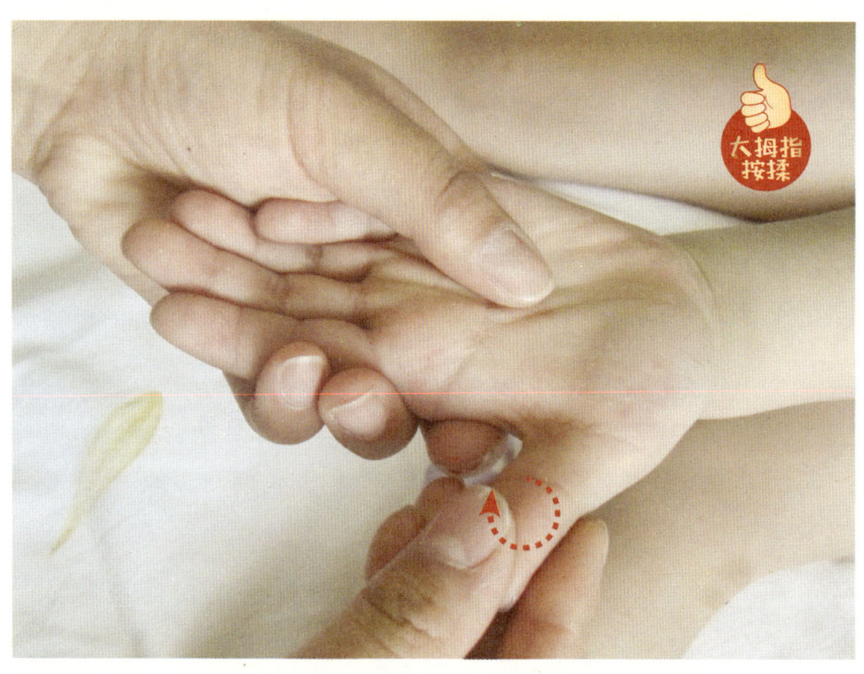

2 补脾经200下。脾经位于拇指末节螺纹面。用拇指端按顺时针方向顺推为补脾经。

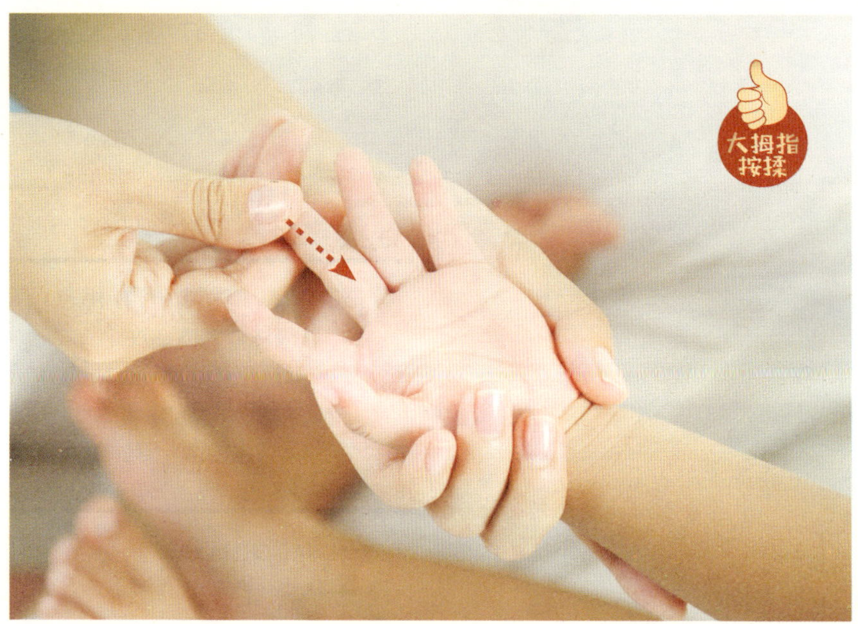

3 清心经200下。心经位于中指末节螺纹面，从指尖向指根方向直推为清，称清心经。

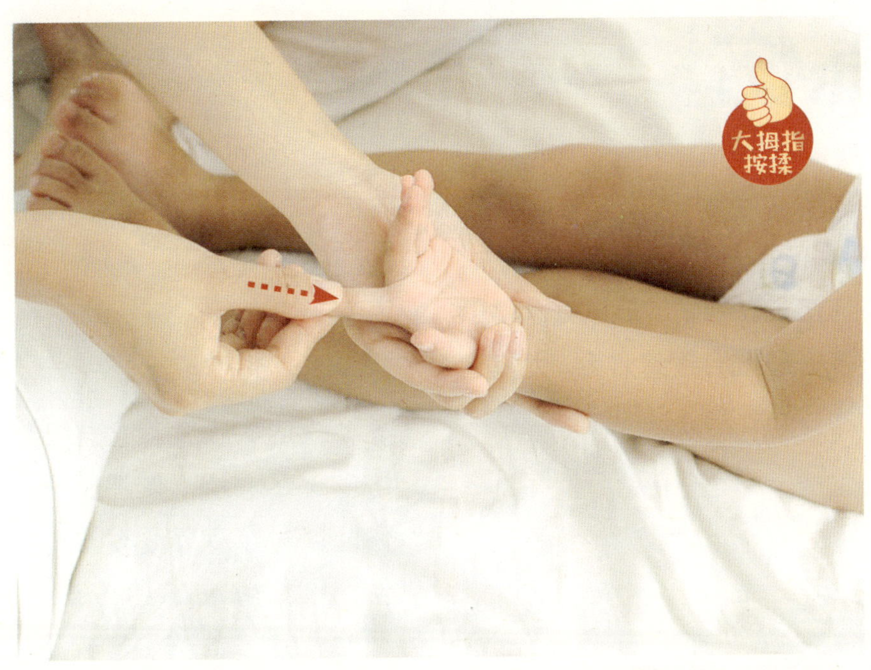

4 清肝经200下。肝经位于食指末节螺纹面，从指尖向指根方向直推为清，称清肝经。

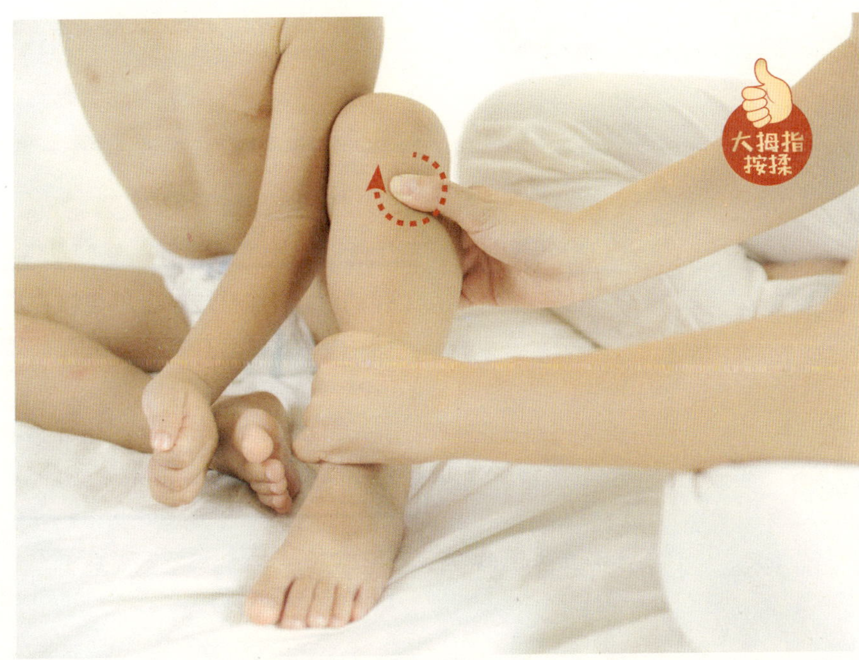

5 用拇指指端按揉足三里穴约1分钟。足三里在外膝眼下3寸，胫骨旁开1寸处。

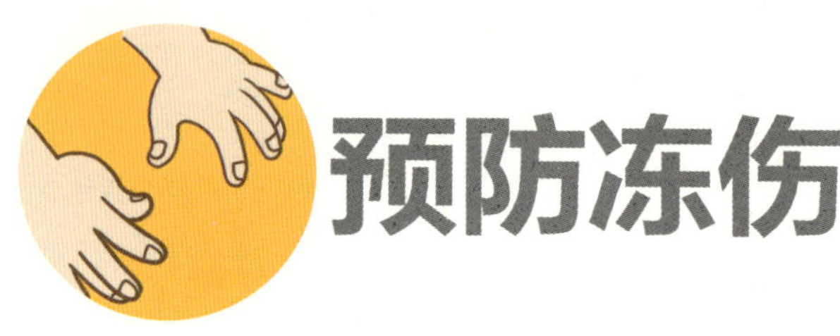

预防冻伤

由于宝宝阳气不足，皮肤娇嫩，在寒冬时节如果保护不力，很容易冻伤，严重者会发生冻疮。冻伤多在暴露的皮肤处，比如，手、耳朵、鼻、脸等部位。如果长了冻疮就会疼痒难耐，尤其遇热更难受，如果治疗不及时，有的还容易溃烂。

医生手记

YISHENGSHOUJI

妈妈平时可用手或干燥柔软的衣物摩擦宝宝容易受冻的手脚，促进血液循环。对于每年复发性冻伤，可采用推拿的方法，有助于活血通络，增强局部皮肤的御寒能力，以防冻伤发生。

揉揉按按，解决小问题

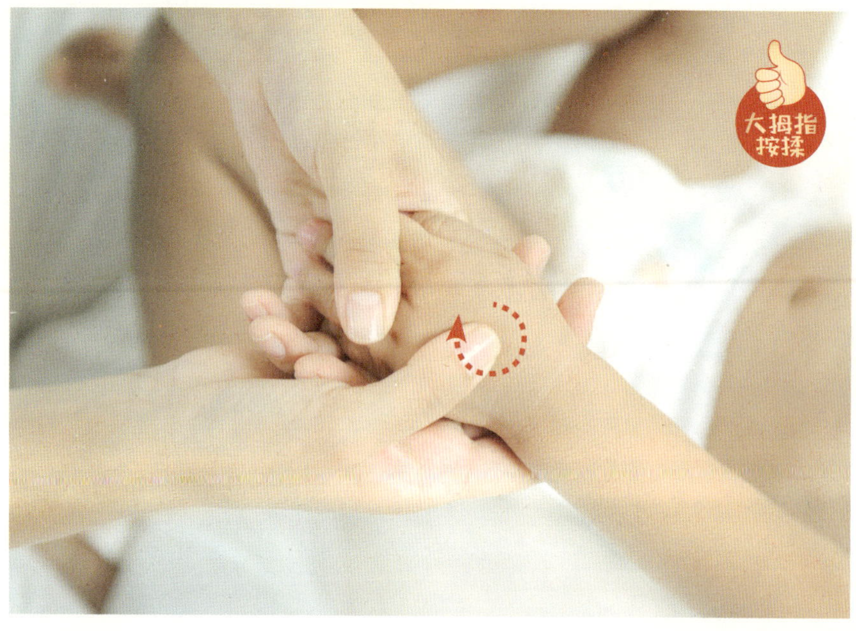

1 揉冻伤处约 5 分钟。手法一定要轻而柔和。要循序渐进地进行，切忌急于求成。

» 推拿力度

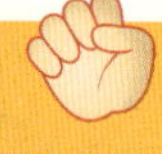

揉动时，按压在皮肤上不要移动，手法要温和，力度不轻不重。

» 推拿方向

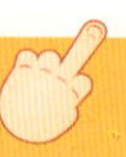

压——从上往下

按揉——顺时针

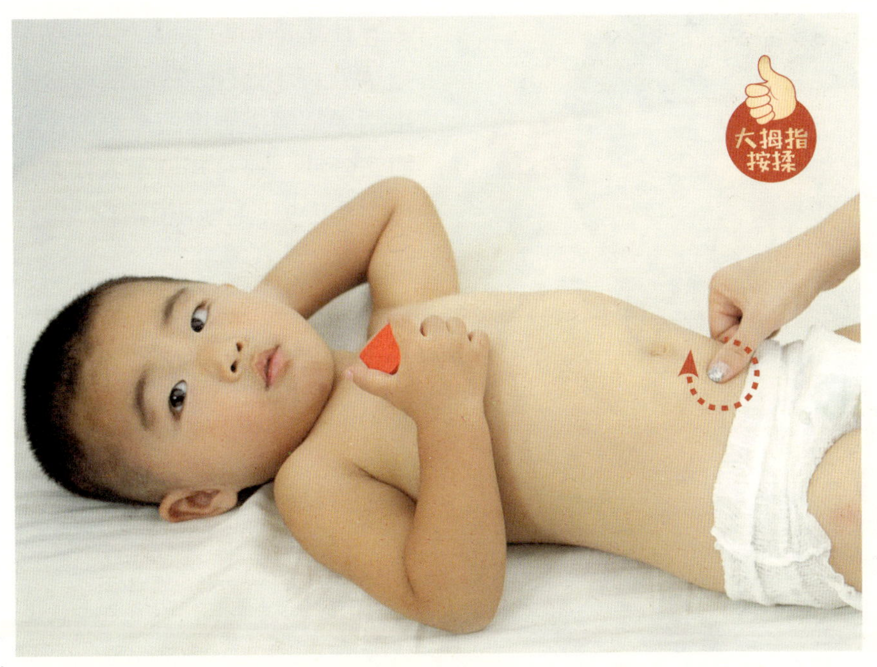

2 按揉关元穴约 5 分钟。关元穴位于脐下 3 寸，在腹部正中线上。

治疗手部冻伤的手法

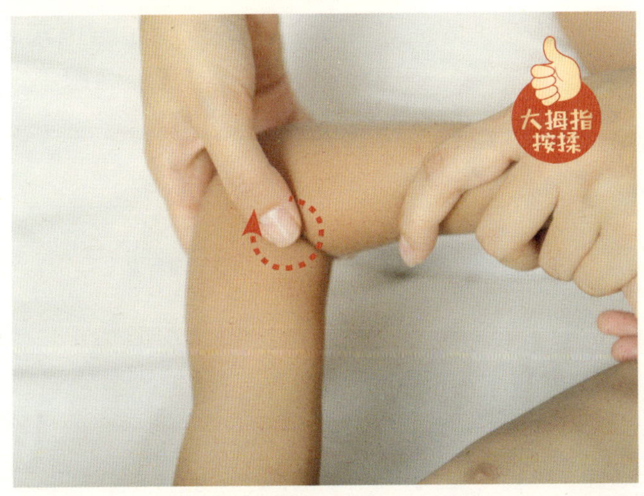

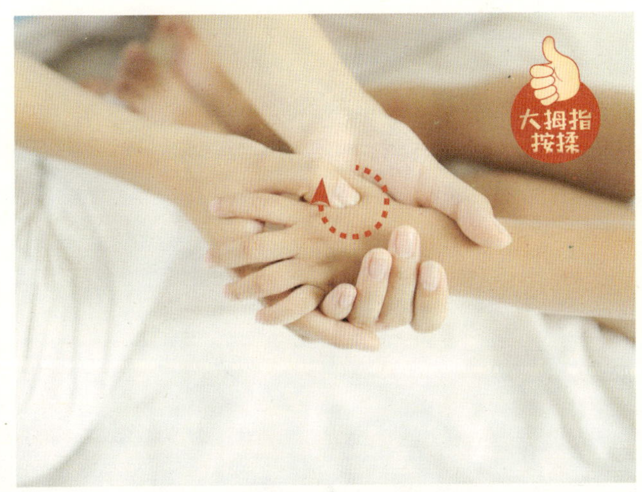

1 用大拇指按揉曲池穴 1 分钟。屈肘时，肘横纹外侧端的凹陷处就是曲池穴。可让宝宝弯曲手肘。

2 用大拇指按揉合谷穴 1 分钟，称为揉合谷。合谷穴在手背大拇指和食指的虎口处。

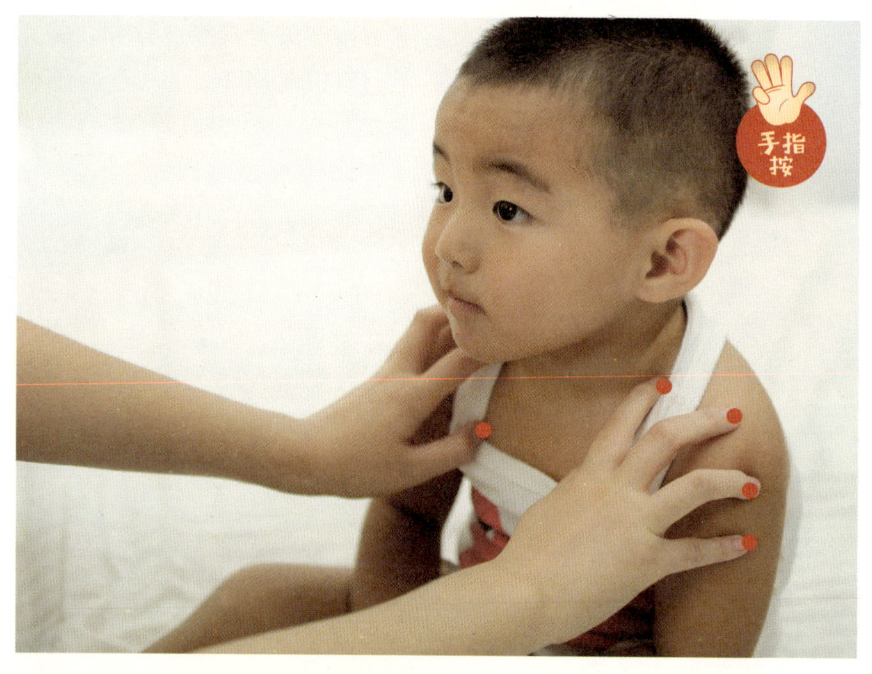

3 压患冻伤的手那一侧的缺盆穴约 1 分钟，然后慢慢松手用两手掌横搓患冻伤一侧的上肢约 2 分钟。缺盆穴位于人体的锁骨上窝中央，距前正中线 4 寸处。

治疗脚部冻伤的手法

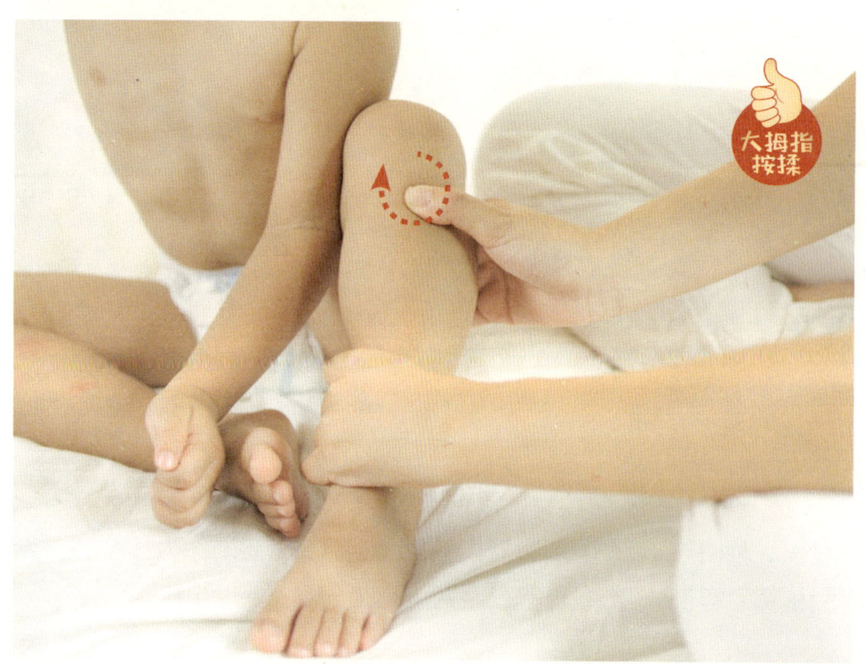

1 用拇指指端按揉足三里穴 1 分钟。足三里在外膝眼下 3 寸，胫骨旁开 1 寸处。

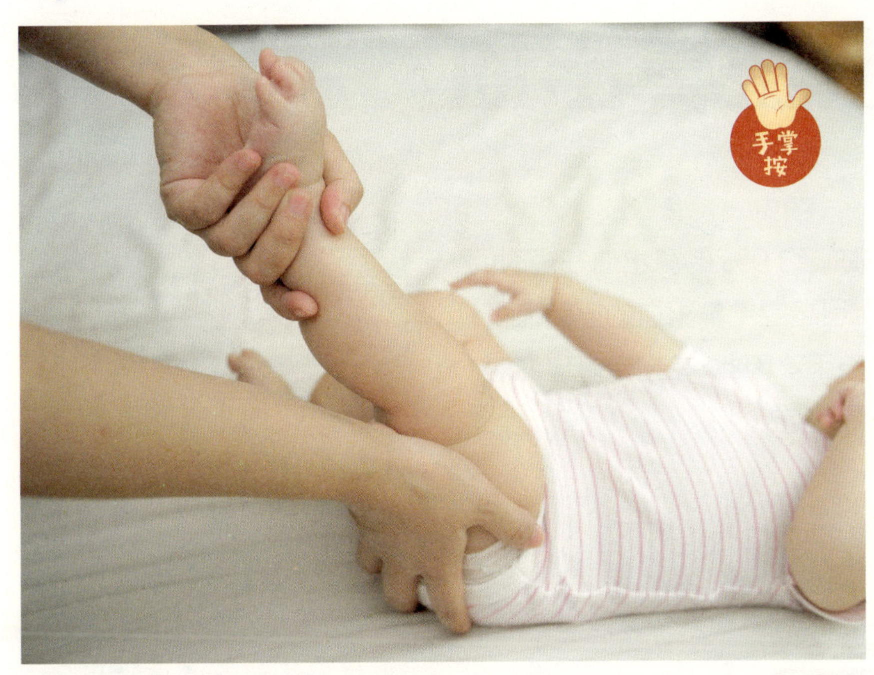

2 手掌按压大腿内侧、外侧面约1分钟时间，然后慢慢松手。同样手法施于另一侧。

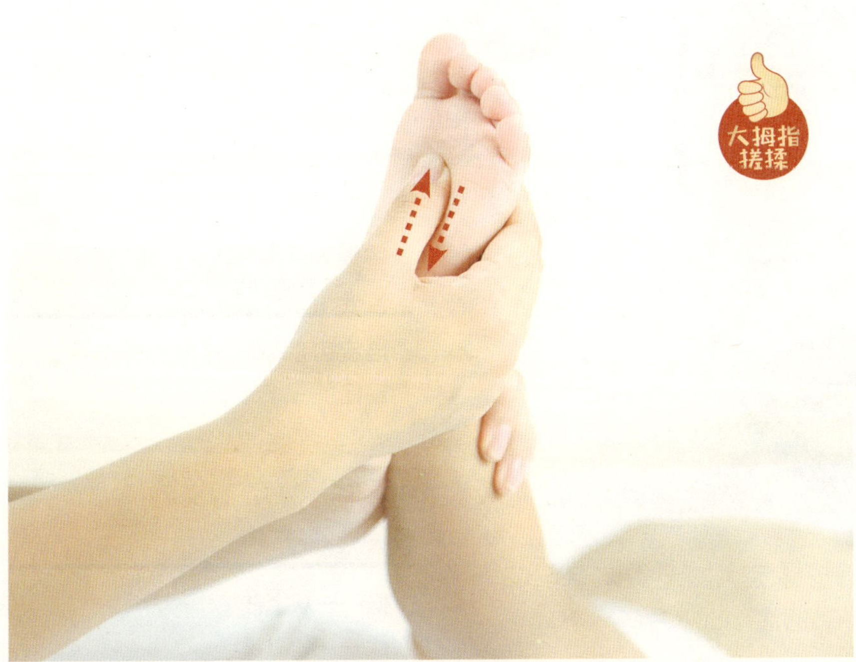

3 用拇指搓擦宝宝有冻伤一侧的足底，以局部发热为宜。

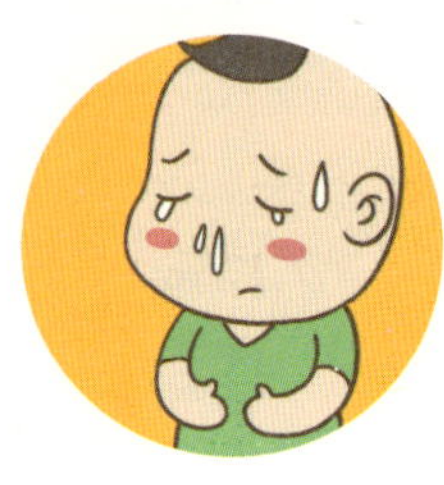

防治宝宝鼻出血

10 岁之前的孩子易发生鼻出血，约 9% 的鼻出血在短时间内能够止血，大多不需要住院治疗。引起宝宝鼻出血的原因很多，有鼻本身的原因，也有全身方面的原因。因此，在宝宝鼻出血时，要及时到医院检查，找出病因，对症治疗。

医生手记

YISHENGSHOUJI

宝宝鼻出血后的紧急处理——将出血的鼻孔塞上经消毒的棉花球或用拇指和食指捏住双侧鼻翼；也可以用拇指压迫患侧鼻翼 5~10 分钟，进行压迫止血。此时应尽量使宝宝安静，避免哭闹。尽量让宝宝坐着，头稍向前倾，这样可以将从鼻咽腔咽到口腔的血吐出。

揉揉按按，解决小问题

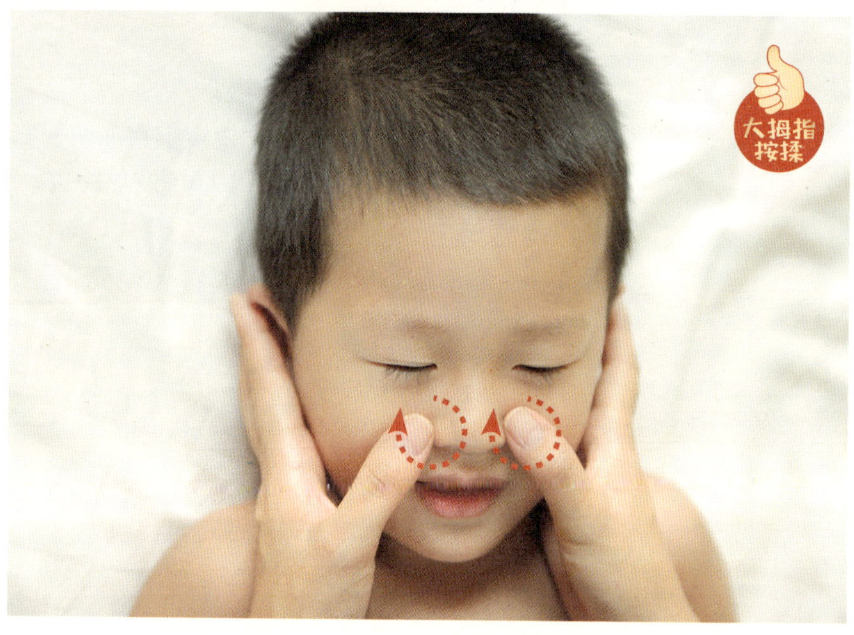

1 宝宝仰卧姿势，用中指或大拇指按揉宝宝的迎香穴 50~100 下。迎香穴在鼻翼外缘中点旁 0.5 寸，鼻唇沟中，左右各一个。

» 推拿力度

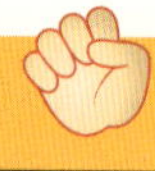

掐宝宝的穴位时用力要迅速、短促。

» 推拿方向

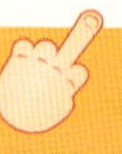

掐——从上往下

揉——顺时针

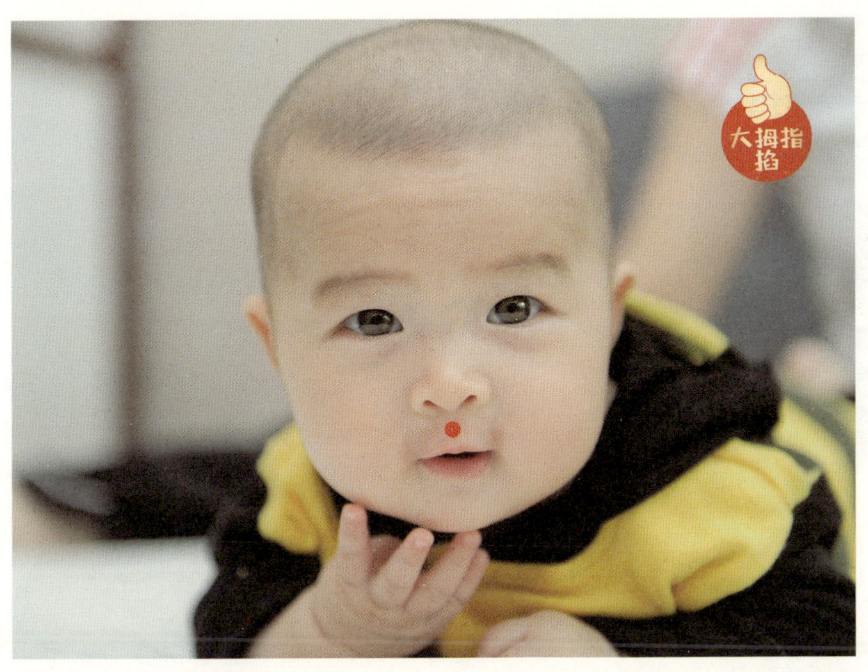

2 用一只手的拇指掐宝宝的人中穴 3~5 下。人中穴在嘴唇沟的上 1/3 与下 2/3 交界处。

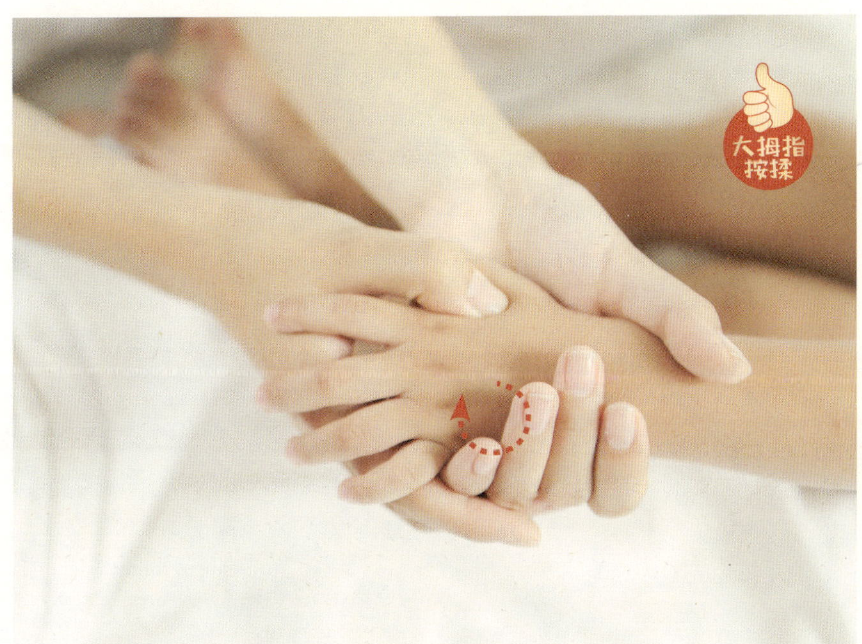

3 宝宝坐姿或仰卧姿，用一只手握宝宝手，另一只手的拇指揉宝宝合谷穴 3~5 下。合谷穴在手背大拇指和食指的虎口处。

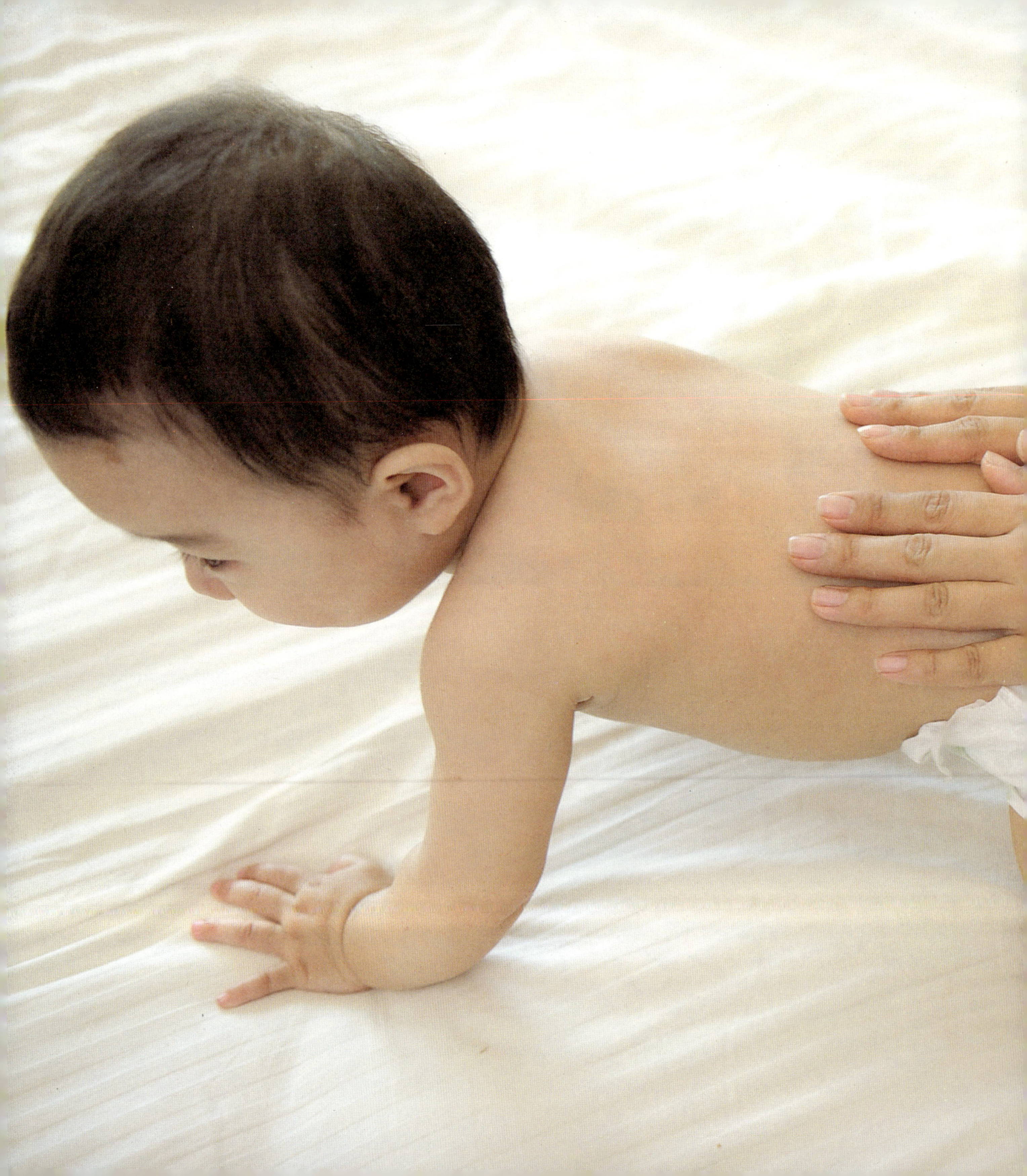

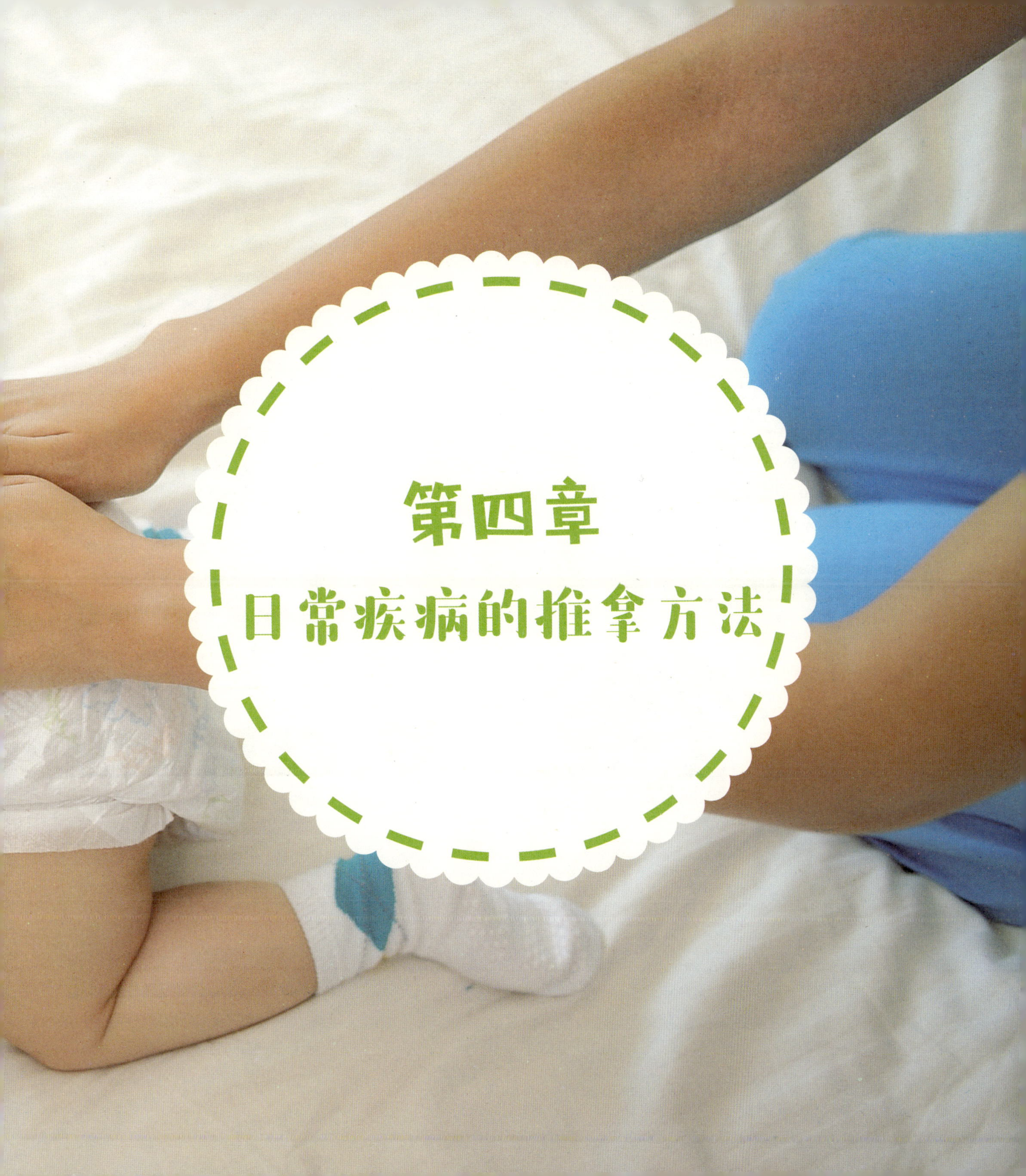

第四章 日常疾病的推拿方法

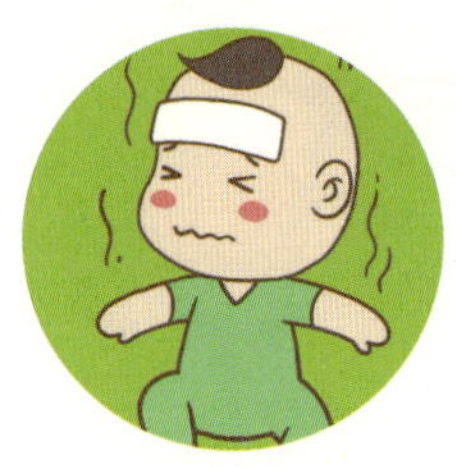

发烧
滋阴清热

发烧是宝宝最常见，也特别让大人头疼的问题，有时候宝宝一发烧，大人首先想到的是去吃药打针，其实很多时候是不必要的。因为宝宝的免疫系统的建立还不完善，遇到气温过高、衣服穿太多、水分摄取不够、房间空气不流通、剧烈运动等原因都可能引起发烧。发烧后，宝宝的免疫功能会增强，所以当体温低于 38.5℃ 时，简单的温水擦拭可以起到退烧效果，也可以考虑用推拿的方法来降温。

揉揉按按，赶走常见病

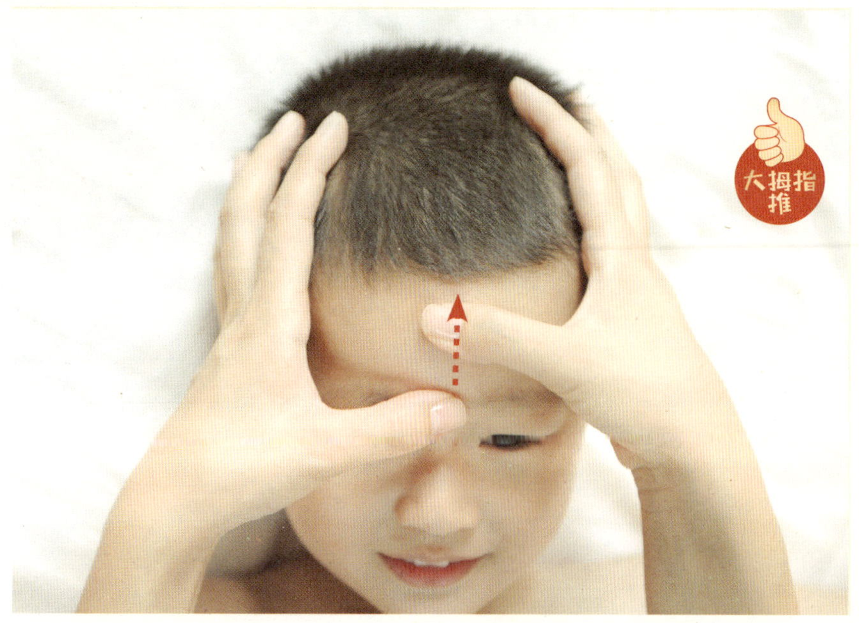

1 开天门 1 分钟。天门是指眉心到前发际的一条直线，推的时候用大拇指按住眉心，然后从下往上直推。

医生手记

YISHENGSHOUJI

对于发烧的孩子，家长尤其要注意让他多卧床休息，饮食调配得当，保证充足的饮水，饮食要清淡易消化，密切观察孩子的变化，如果退热不顺利，在必要的情况下紧急就医，以免引起其他病症。

» 推拿力度

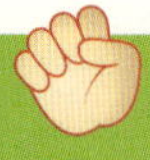

运用推法时，指掌等着力部分要紧贴皮肤，用力要稳，像推面团一样，不要硬压。

» 推拿方向

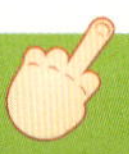

推——从上往下、从中间往两边

按揉——顺时针

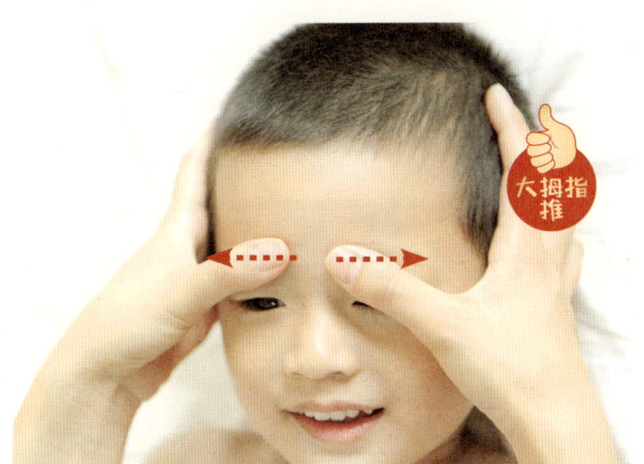

2 推坎宫1分钟。坎宫在眉弓上，是贯穿眉毛从眉头到眉梢的一条横线，推的时候用双手大拇指贴紧眉头，然后从中间往两边推。

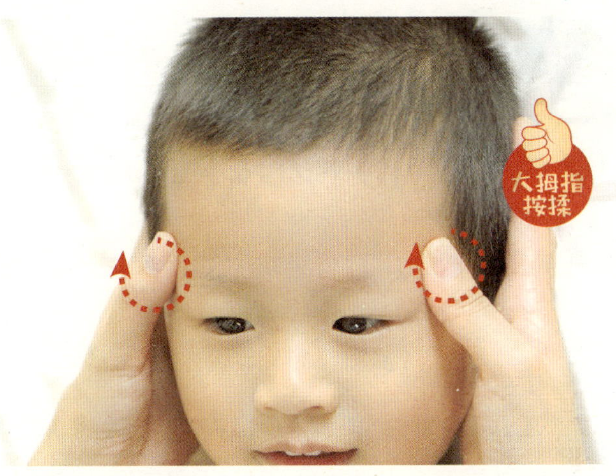

3 按揉太阳穴1分钟。太阳穴在前额两侧，外眼角延长线的上方，用双手大拇指按住两侧太阳穴，顺时针方向揉，注意力度要轻。

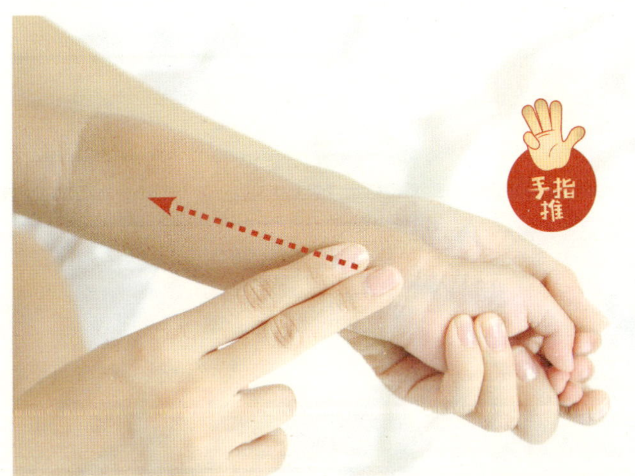

4 清天河水2分钟。天河水是指手臂内侧从手腕到手肘的一条线，用食指和中指，从手腕推向手肘就是清天河水。

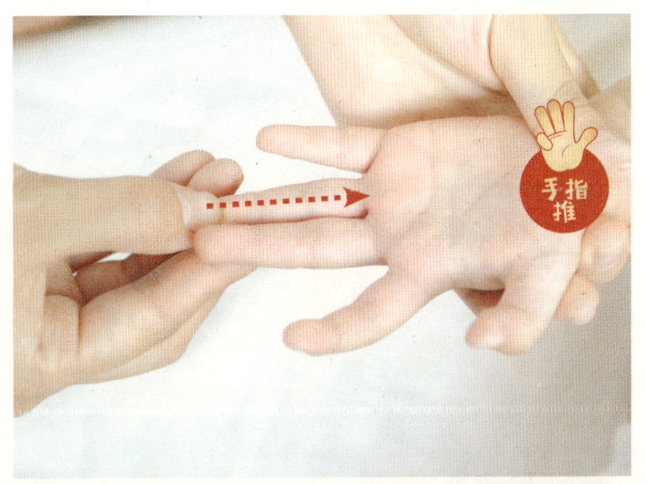

5 清肺经1分钟。肺经是无名指末节螺纹面，清肺经时用大拇指和食指捏住宝宝的无名指，从指尖推向指跟。

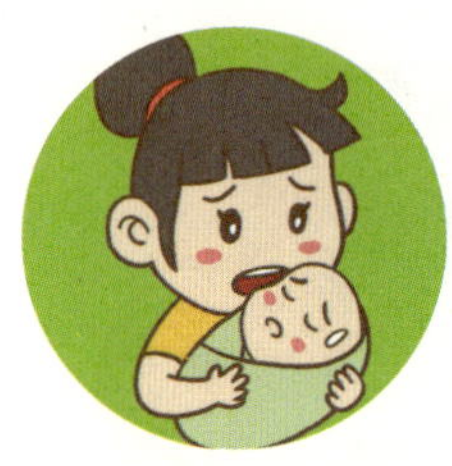

感冒
解表散寒

感冒是婴幼儿时期最常见的疾病之一。一般的感冒就是上呼吸道感染，临床表现为鼻塞、咳嗽、头痛、发热、全身酸痛等症状。宝宝脏腑娇嫩，患了感冒后，有痰咳不出、易咳喘，因此，作为父母要格外注意，不要轻视宝宝感冒。如果用推拿给宝宝治疗感冒的话，一定要分清楚风寒感冒和风热感冒这两大类型的不同症状，才能对症下“手”。

医生手记

YISHENGSHOUJI

宝宝感冒期间，父母一定要注意让宝宝卧床休息，同时保证室内空气新鲜湿润，否则会刺激宝宝鼻子和咽喉，引起咳嗽。感冒时的饮食要清淡且易消化，以半流食为主，多喝水，多吃青菜和水果。

揉揉按按，赶走常见病

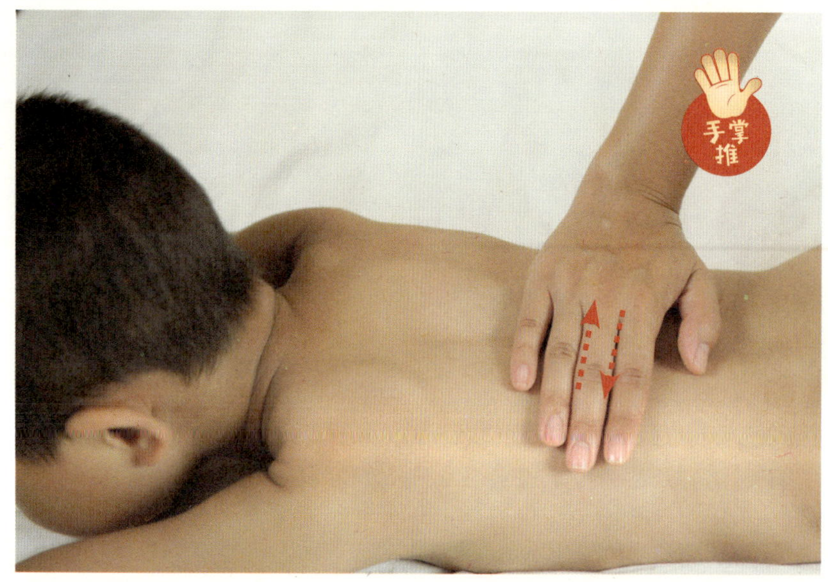

1 沿着宝宝脊柱两侧抹，用手掌大鱼际推擦宝宝的背腰部，以红热为度。

» 推拿力度

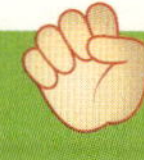

指掌等着力部分要紧贴皮肤，来回用力。

» 推拿方向

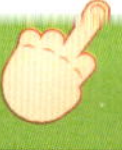

推——从上到下，从内到外

揉——顺时针

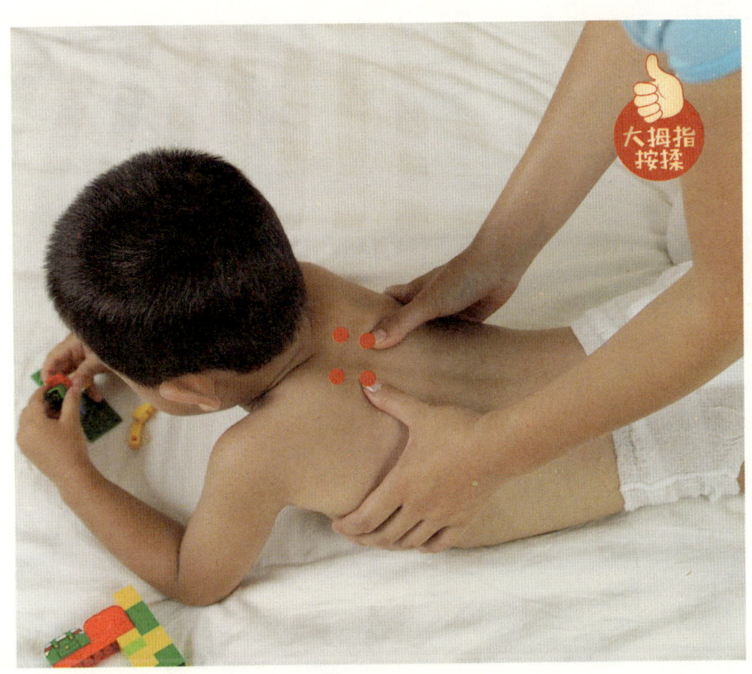

2 分别按揉背部风门穴、肺俞穴各1分钟。风门穴、肺俞穴都在背部，风门穴在第二胸椎棘突下旁开1.5寸，肺俞穴在第三胸椎棘突下旁开1.5寸。让宝宝趴在床上，用大拇指轻轻按揉。

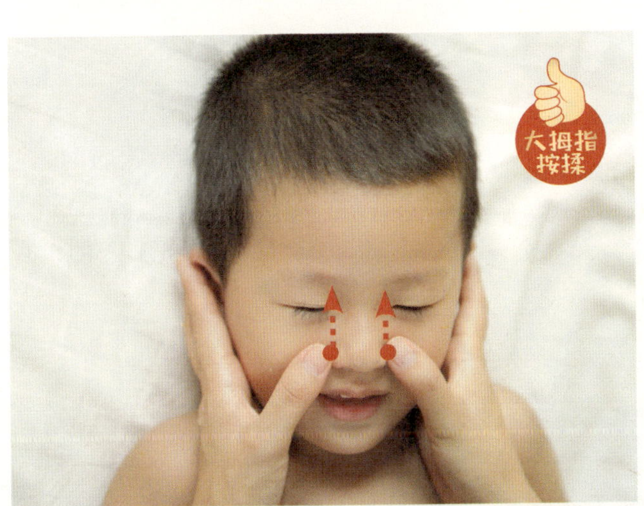

3 推宝宝鼻子两侧，注意是向眼睛方向推，同时揉迎香穴1分钟。迎香穴位于鼻翼外缘中点旁，在鼻唇沟中。

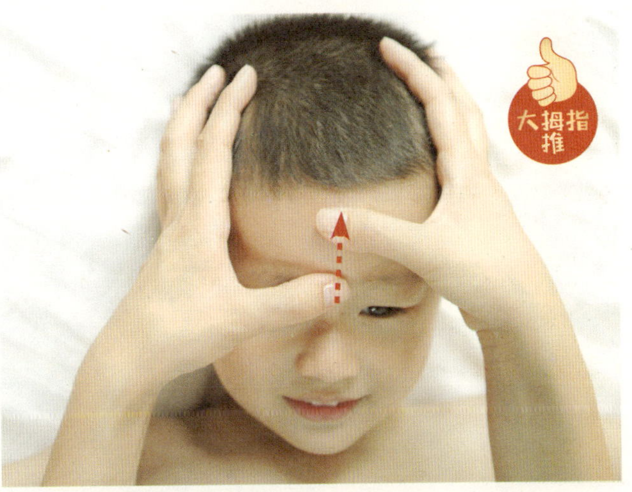

4 开天门1分钟。天门在眉心至前发际成一直线，从下往上直推。

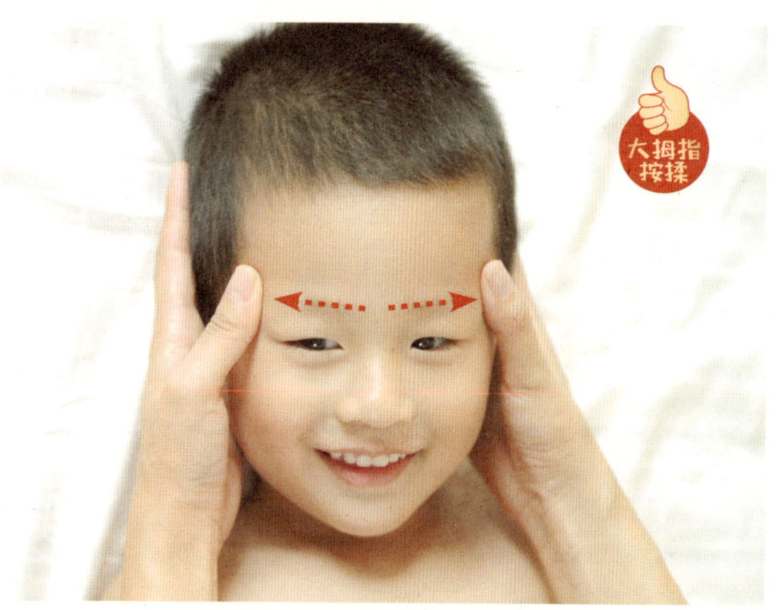

5 用两大拇指推坎宫穴至太阳穴，并按揉太阳穴 1~2 分钟。坎宫穴位于眉弓上，自眉头至眉梢成一横线。太阳穴位于两侧眉梢后的凹陷处。

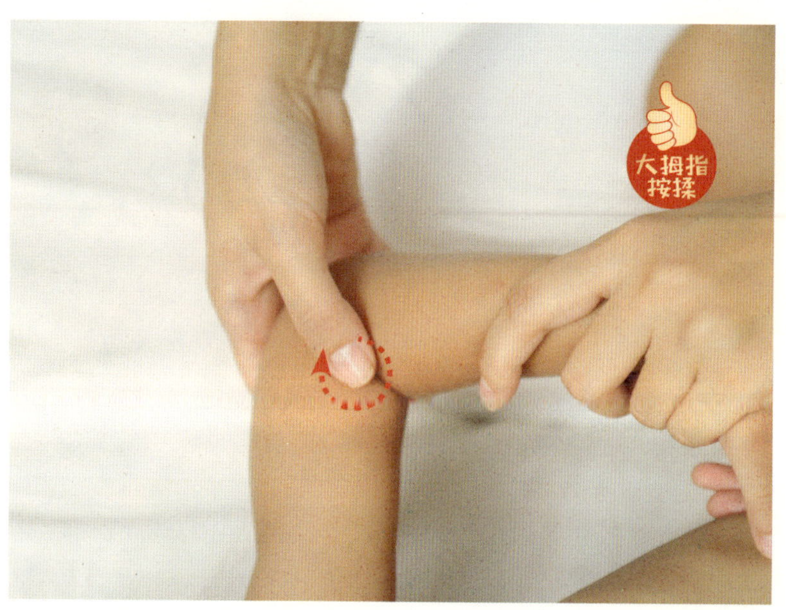

6 按揉曲池穴 1 分钟。屈肘时，肘横纹外侧端的凹陷处就是曲池穴。可让宝宝弯曲手肘，用大拇指按揉曲池穴。

风寒感冒

风寒感冒的宝宝怕冷，发热，无汗，会有四肢关节疼痛、流清鼻涕、咳嗽、痰清稀等症状。

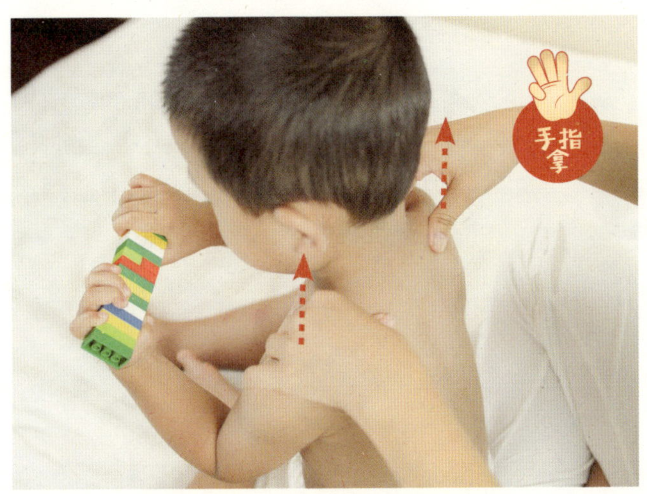

1 双手提拿肩井部位肌肉10下。肩井穴位于肩上，大椎与肩峰连线的中点处。让宝宝坐直，妈妈在身后用双手捏住肩部肌肉轻轻往上提拉。

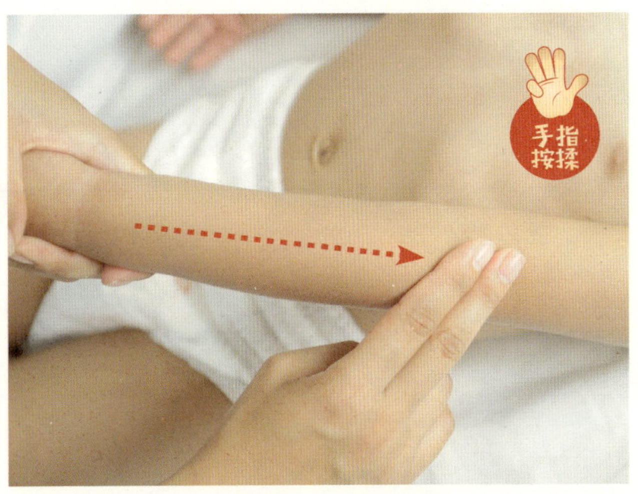

2 推三关穴500下。三关穴位于前臂外侧缘，自腕横纹至肘横纹成一直线。用食指和中指，从手腕推向手肘就是推三关。

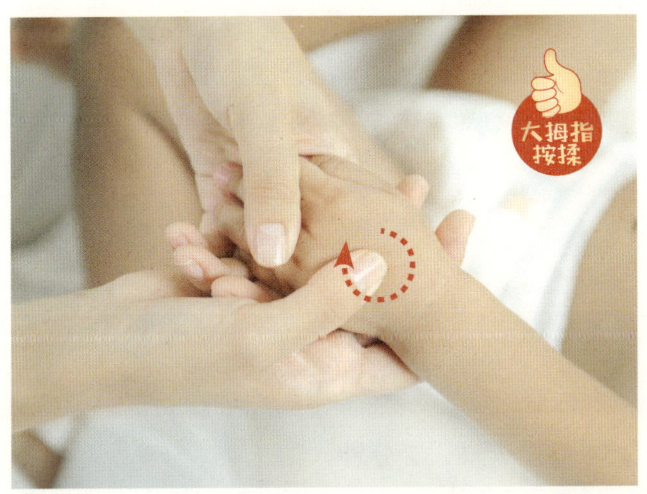

3 揉外劳宫穴约1分钟。外劳宫穴在手背中央。握住宝宝的手用大拇指轻轻按揉。

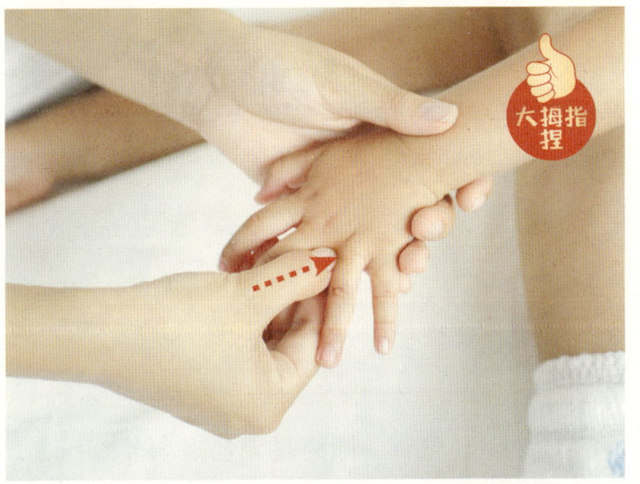

4 捏二扇门穴50下。二扇门穴在食指与中指、中指与无名指之间夹缝中。用拇指与食指轻捏。

风热感冒

风热感冒的宝宝会发热严重，有些怕风或怕冷，嗓子痛，口干，有汗，流黄鼻涕，咳嗽，痰黄，且舌苔薄黄。

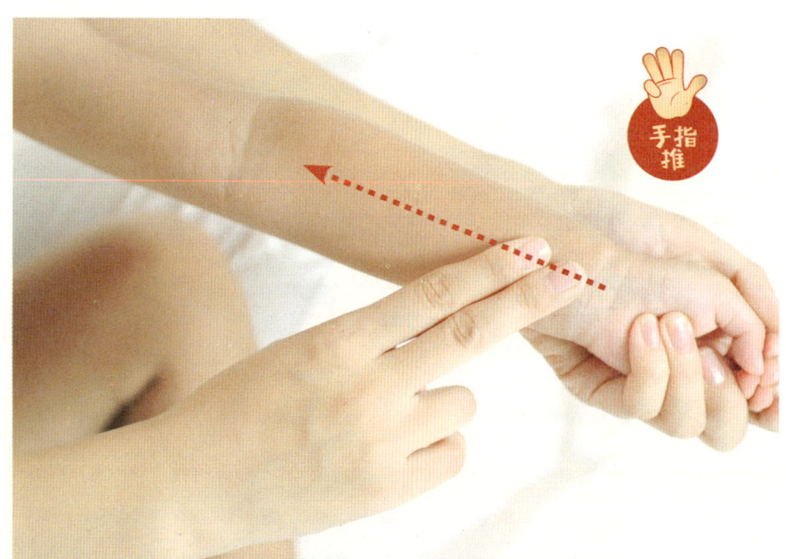

1 清天河水 100 下。天河水在前臂掌侧正中，从腕横纹中点到肘横纹中点成一直线。用食指、中指两手指沿这条线从腕部推向肘部。

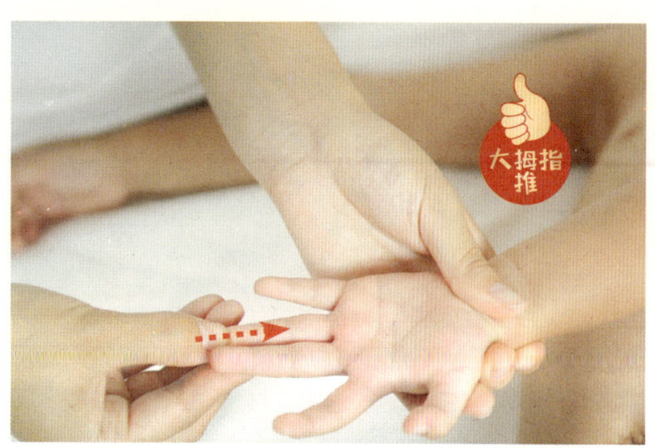

2 清肺经 1 分钟。肺经是无名指末节螺纹面，清肺经时用大拇指和食指捏住宝宝的无名指，从指尖推向指跟。

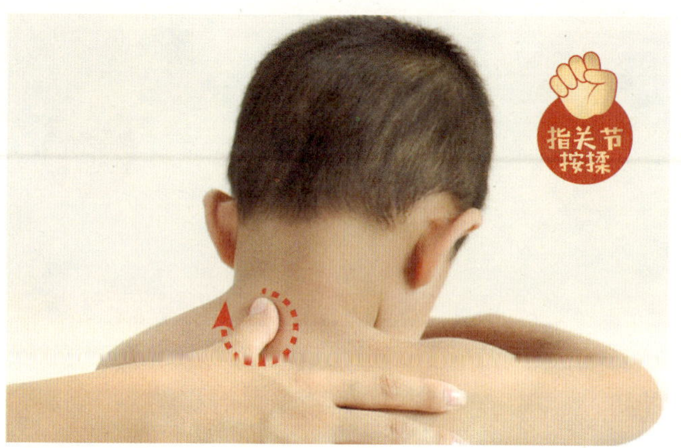

3 按揉大椎穴 2 分钟，拿肩井穴 5 下。大椎穴位于颈后第七颈椎与第一胸椎棘突之间。肩井穴位于大椎与肩峰端连线的中点上。用拇指与食指、中指对称用力提拿肩井，称拿肩井。

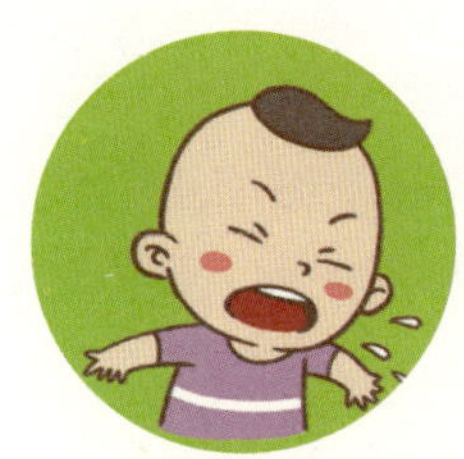

咳嗽
止咳平喘

宝宝的体质比较弱，当风、寒、暑、湿、燥等外邪侵袭身体时，肺、脾、肾三脏功能失调，就会出现咳嗽，如果不及时治疗会引起其他疾病。因此，当宝宝有鼻塞、发热、干咳少痰或咳嗽痰多、精神不佳的现象时，父母除了配合医生给孩子喂药外，还要给孩子做一些针对咳嗽的推拿，这样可以有效地缓解宝宝咳嗽的症状。

揉揉按按，赶走常见病

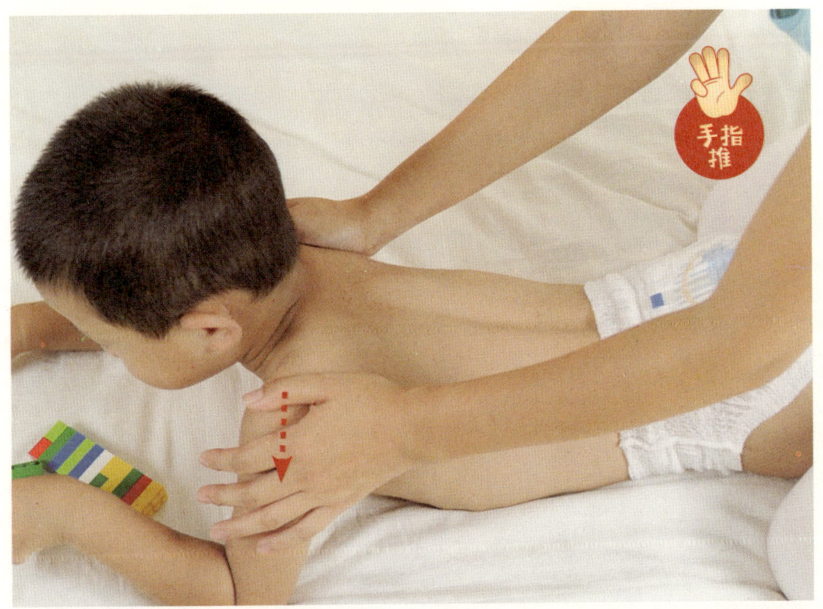

1 从中间往两边分推肩胛骨 100 下。肩胛骨是指背部胸廓后面的三角形扁骨，用双手大拇指或食指、中指从肩井开始，沿着肩胛骨内侧边缘做“八”字形从上往下分推。手法要柔和，速度要缓慢，用力要渗透，不要使用蛮力。

医生手记

YISHENGSHOUJI

宝宝咳嗽有所好转后，父母要注意给孩子保暖，以防风寒再次侵袭，否则，咳嗽就会持续不断。在饮食上，不要吃甜食、肥甘厚腻等易生痰食物，不要喝饮料。平时尽量避免带宝宝去公共场所或人多的地方。

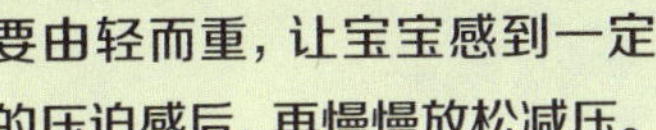

» 推拿力度

要由轻而重，让宝宝感到一定的压迫感后，再慢慢放松减压。

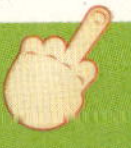

» 推拿方向

分推——从中间往两边

揉——顺时针

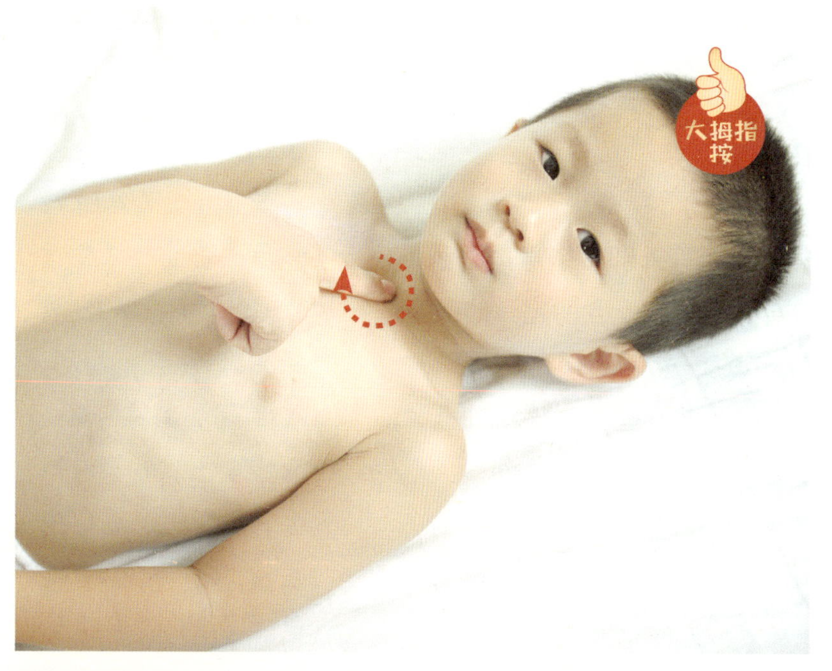

2 用大拇指点揉天突穴 50 下。天突穴位于颈部，当前正中线上，胸骨上窝中央。

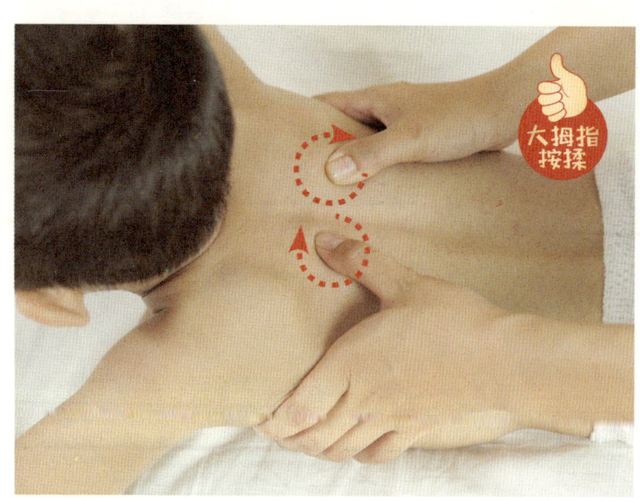

3 按揉肺俞穴 5 分钟。肺俞穴在背部，第三胸椎棘突下旁开 1.5 寸处。

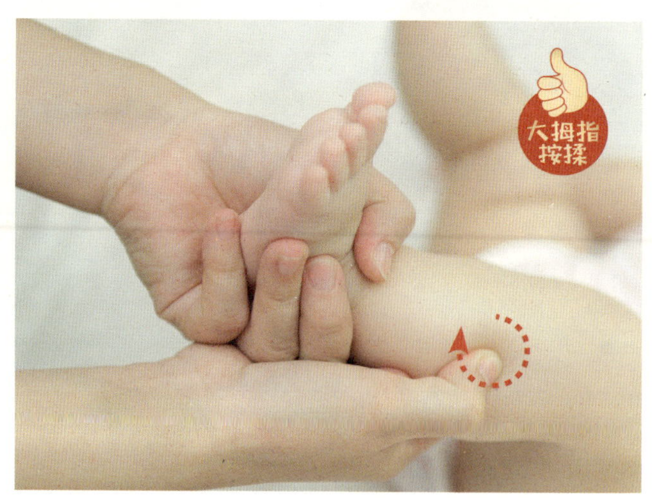

4 用拇指指端按揉丰隆穴 1 分钟。丰隆穴在外脚踝尖上 8 寸处，外膝眼和外踝骨尖连线的中点。

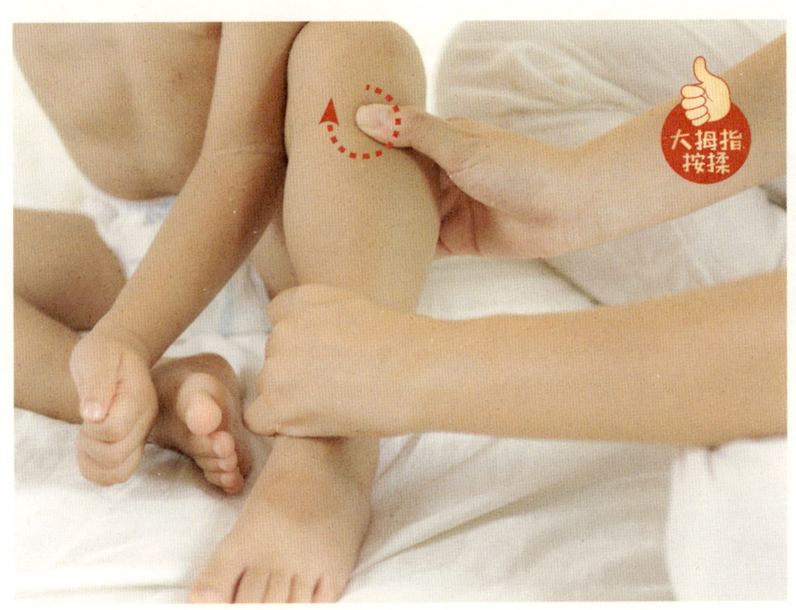

5 用拇指指端按揉足三里穴1分钟。足三里在外膝眼下3寸，胫骨旁开1寸处。

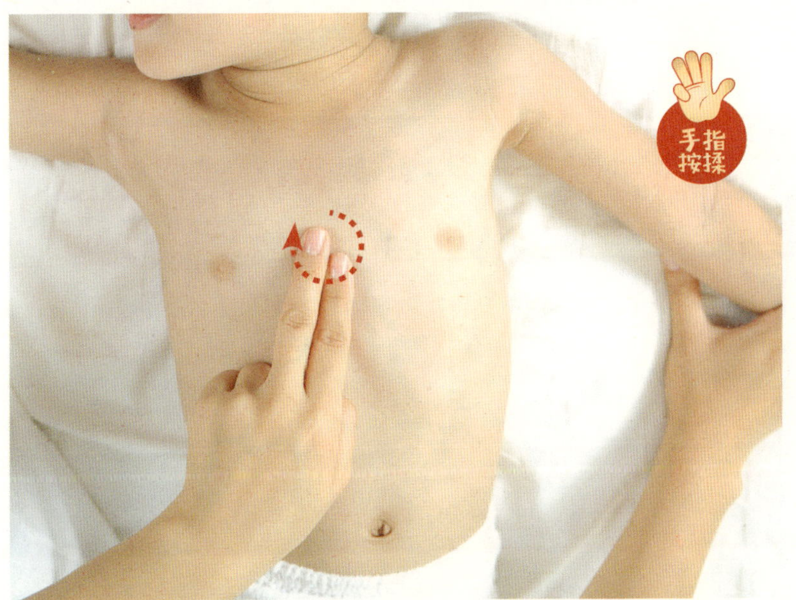

6 用食指、中指指端轻轻按揉膻中穴1分钟。膻中穴在前胸中心线上，两乳头连线的中点。

风寒咳嗽

风寒咳嗽的症状是痰稀色白，发热怕冷，无汗。

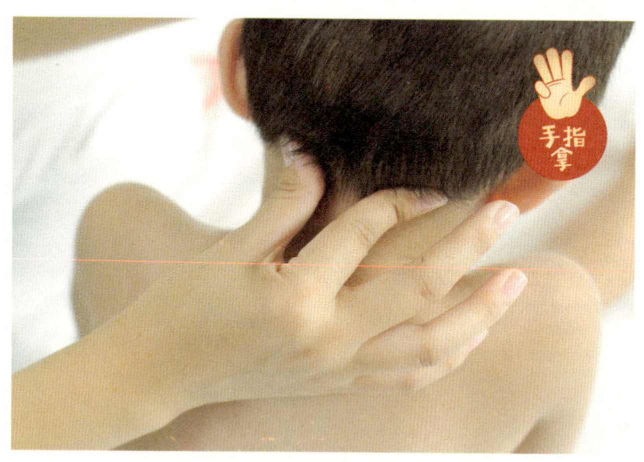

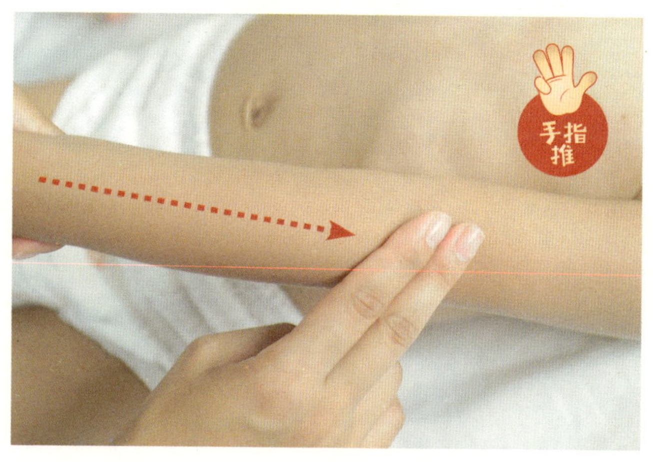

1 拿风池穴 100 下。风池穴位于后颈中央凹陷旁开 2 寸处。用拇指和食指的螺纹面相对用力拿捏。

2 推三关 300 下。三关穴位于前臂外侧缘，自腕横纹至肘横纹成一直线。用食指和中指，从手腕推向手肘就是推三关。

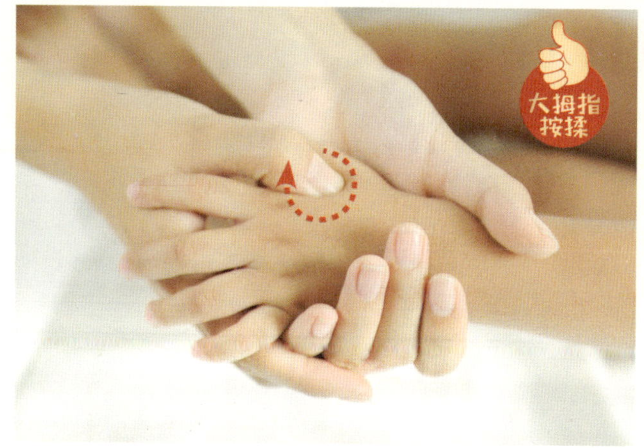

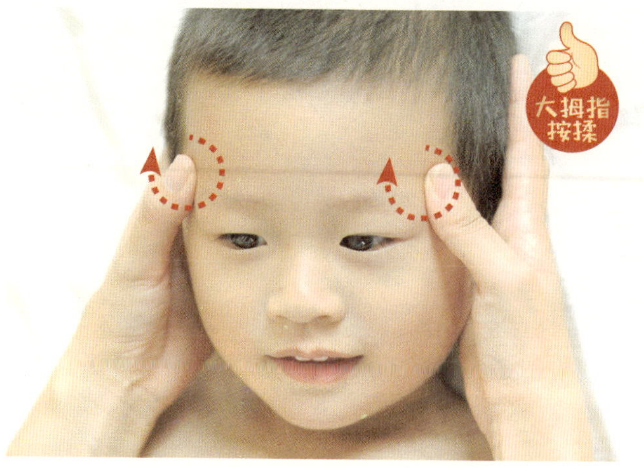

3 用大拇指按揉合谷穴 100 下，称为揉合谷。合谷穴在手背大拇指和食指的虎口处。

4 揉太阳穴 100 下。太阳穴在前额两侧，外眼角延长线的上方，用双手大拇指按住两侧太阳穴，顺时针方向揉，注意力度要轻。

风热咳嗽

风热咳嗽的症状是痰黄，咳吐不畅，嗓子疼，发热汗出，舌苔薄黄。

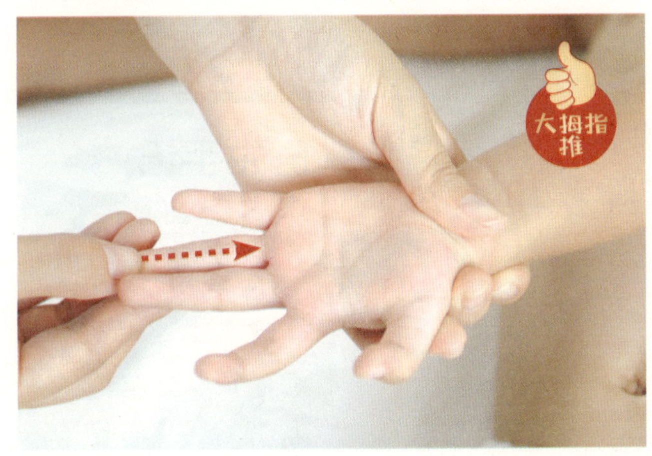

1 清肺经 300 下。肺经在无名指末节螺纹面处，清肺经时用大拇指和食指捏住宝宝的无名指，从指尖推向指跟。

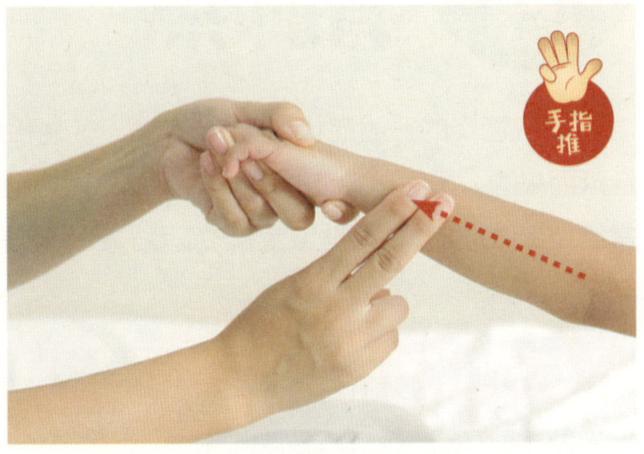

2 推六腑 300 下。六腑是前臂靠小拇指那一侧，从手肘到手腕的一条线，用食指、中指自手肘推向手腕，就是推六腑。

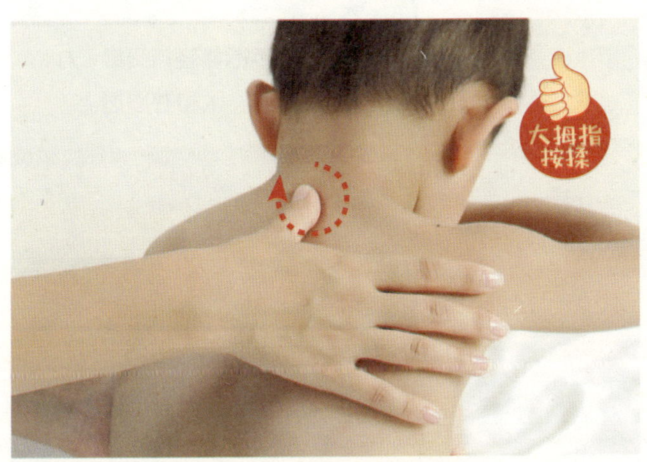

3 用拇指指端按揉大椎 1 分钟。大椎穴位于颈后第七颈椎与第一胸椎棘突之间。

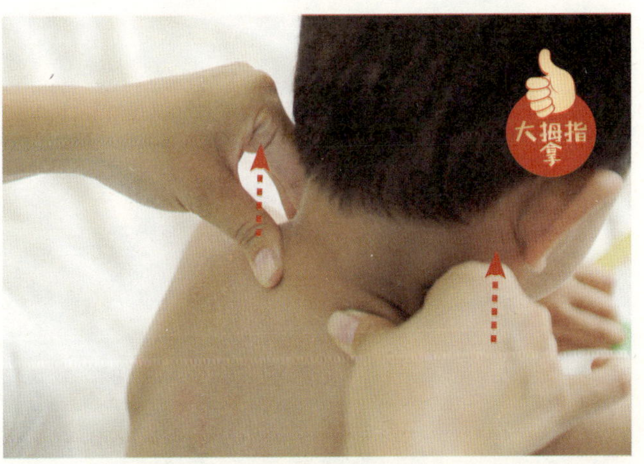

4 拿肩井 10 下。肩井穴位于大椎与肩峰端连线的中点上。用拇指与食指、中指对称用力提拿肩井，称拿肩井。

支气管炎 清肺热

支气管炎的一般症状为咳嗽、咳痰、气喘和反复感染。一般是感冒迁延而来的。虽然是宝宝的常见病，但父母也不能忽视，最好在患病期间常给宝宝做推拿，以帮助宝宝缩短病程，尽早康复。

医生手记

YISHENGSHOUJI

宝宝患咳嗽时，在饮食上要格外注意，不要让宝宝多吃甜食和油腻的食物。

揉揉按按，赶走常见病

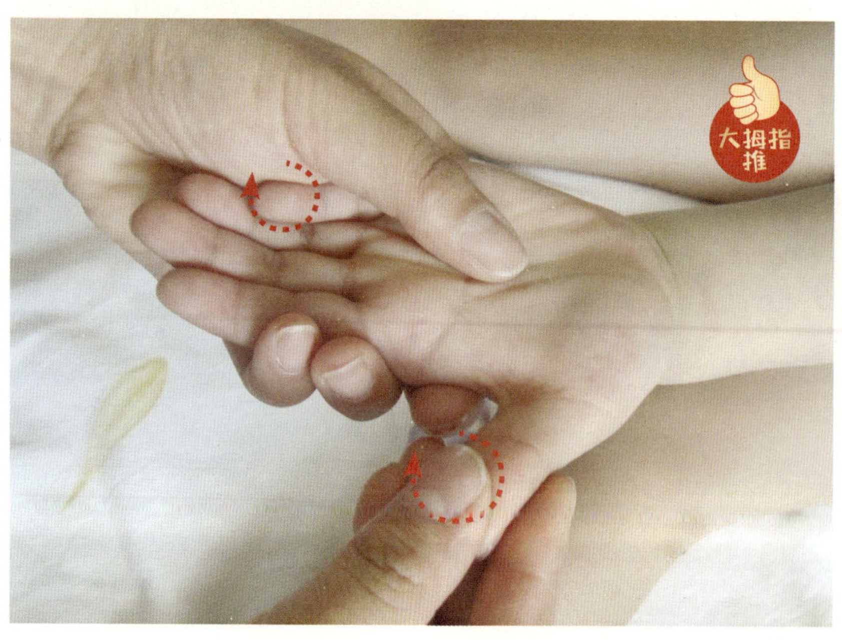

1 补脾经、肾经各300下。脾经位于拇指末节螺纹面。用拇指端按顺时针方向顺推为补脾经。肾经位于小指末节螺纹面，用拇指端按顺时针方向旋推为补肾经。

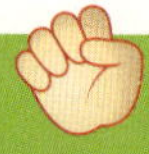

» 推拿力度

用捏法时，手指要轻巧灵敏，力量贯注于指端，柔和并渗透。

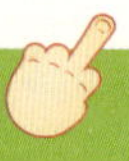

» 推拿方向

旋推——顺时针

揉——顺时针

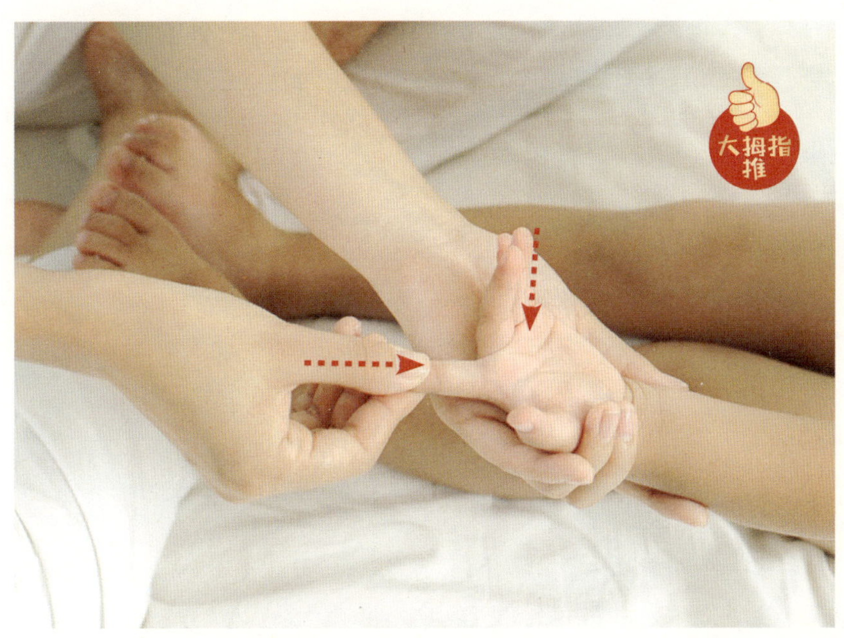

2 清肝经 200 下。清肺经 300 下。肝经位于食指末节螺纹面，从指尖向指根方向直推为清，称清肝经。肺经是无名指内侧指尖到指跟的一条直线，清肺经时用大拇指和食指捏住宝宝的无名指，从指尖推向指跟。

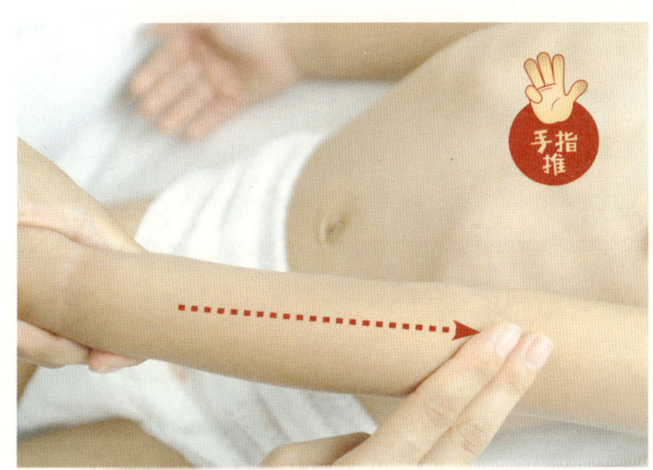

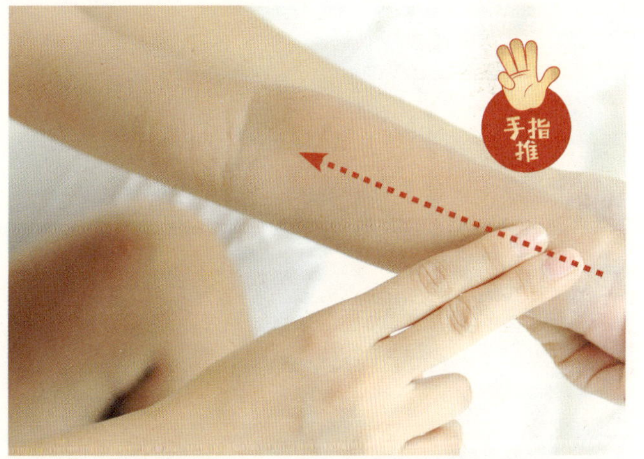

3 推三关 300 下。三关穴位于前臂外侧缘，自腕横纹至肘横纹成一直线。用食指和中指，从手腕推向手肘就是推三关。

4 清天河水 100 下。天河水在前臂掌侧正中，从腕横纹中点到肘横纹中点成一直线。用食指、中指两手指沿这条线从腕部推向肘部。

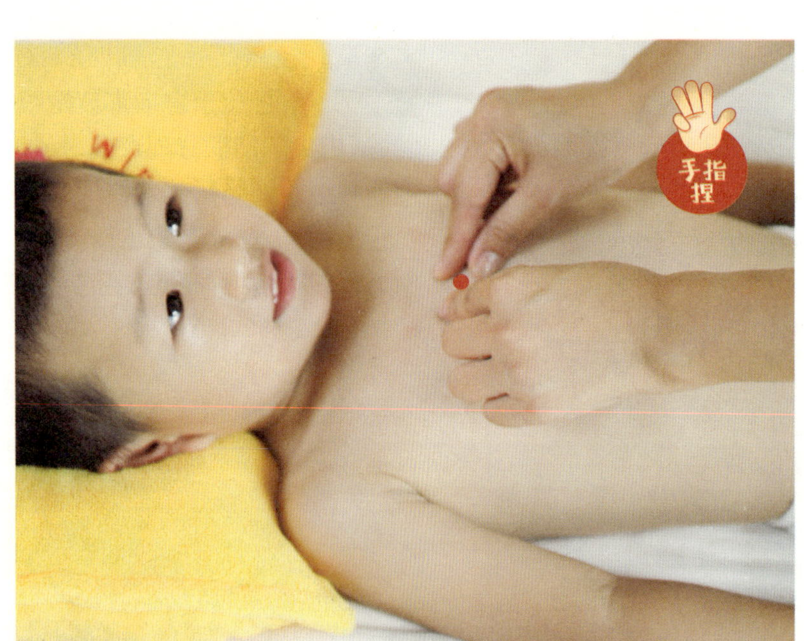

5 反复挤捏膻中穴处的肌肉，以局部发红为止。膻中穴在前胸中心线上，两乳头连线的中点。

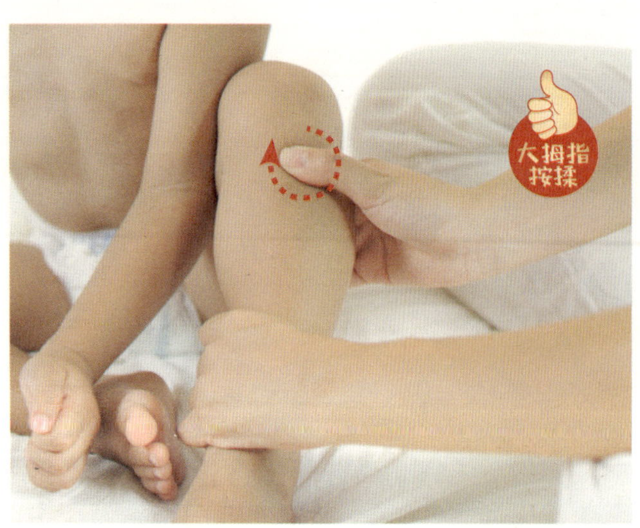

6 用拇指指端按揉足三里穴1分钟。足三里在外膝眼下3寸，胫骨旁开1寸处。

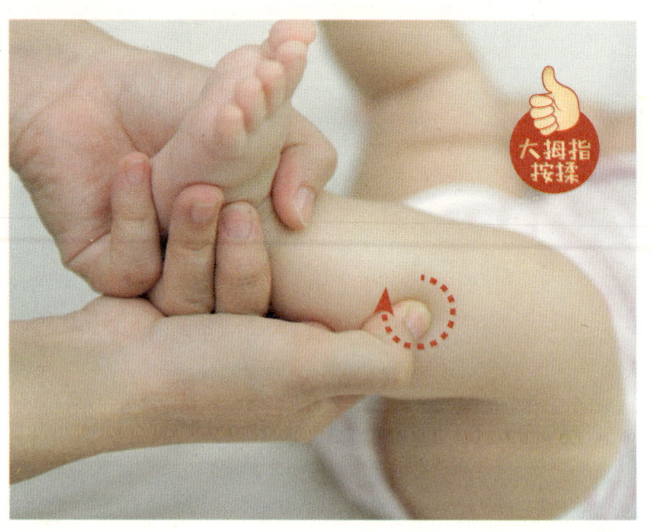

7 用拇指指端按揉丰隆穴1分钟。丰隆穴在外脚踝尖上8寸处，外膝眼和外踝骨尖连线的中点。

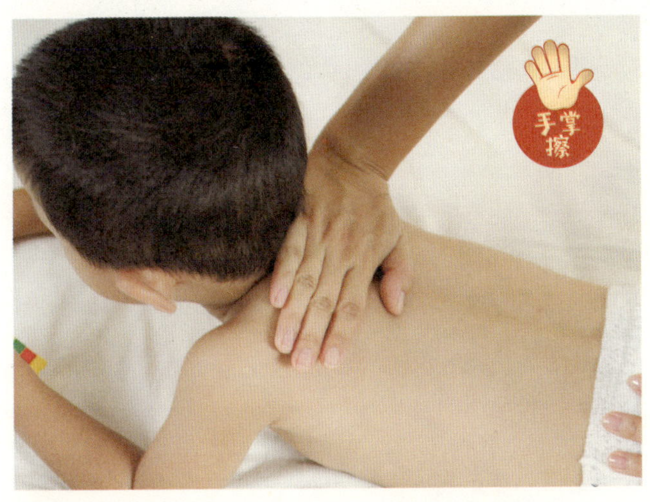

8 宝宝俯卧，用手掌横擦肩胛骨内侧缘，以透热为度。

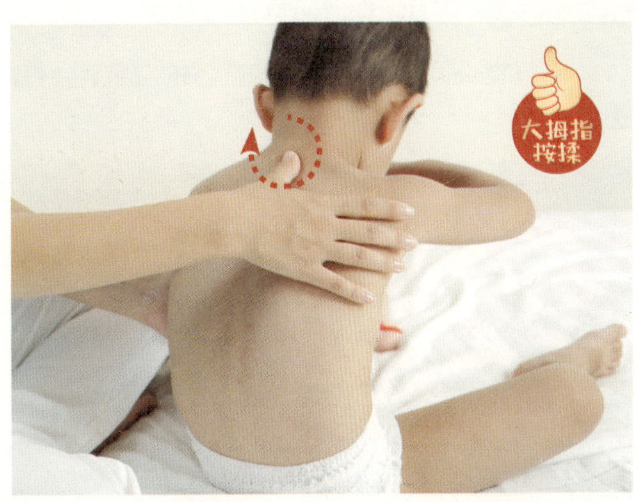

9 用拇指指端按揉大椎穴1分钟。大椎穴位于后背的正中线上，第七颈椎下的凹陷处。

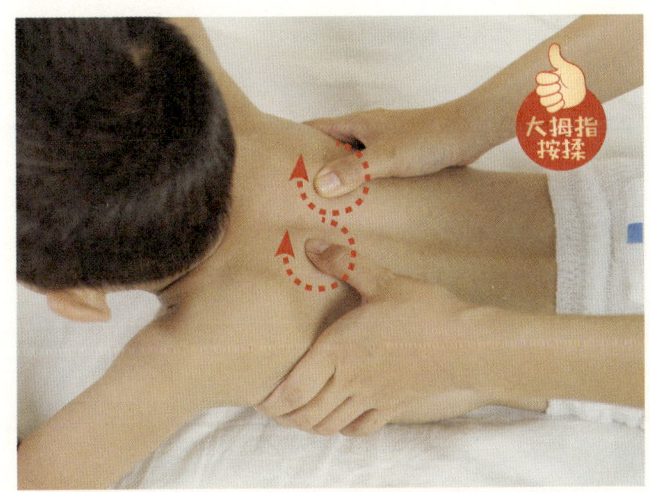

10 按揉肺俞穴1分钟。肺俞穴在第三棘突下，旁开1.5寸。

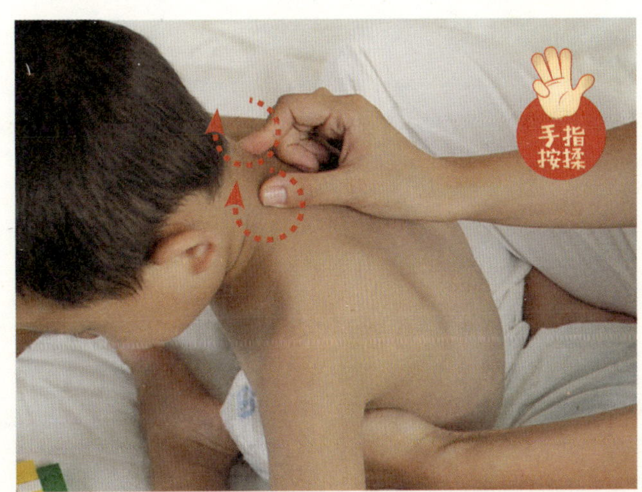

11 按揉定喘穴1分钟。定喘穴在背部、第七颈椎棘突下旁开0.5寸。

支气管炎同时患风寒感冒

支气管炎同时又感染风寒感冒的宝宝，会有怕冷发热、头痛、身疼痛，且无汗的症状，父母要多加关注。

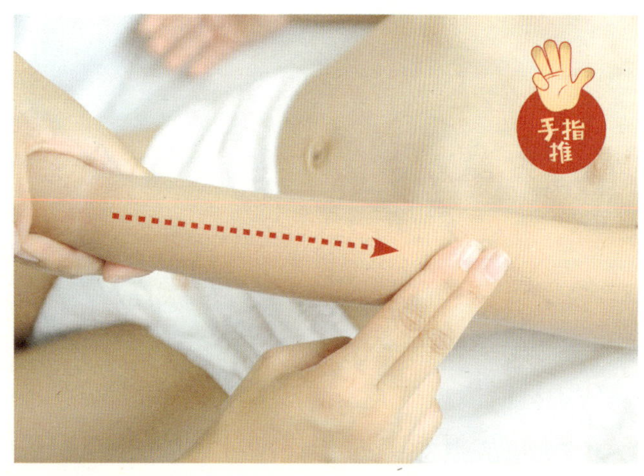

1 推三关 300 下。三关穴位于前臂外侧缘，自腕横纹至肘横纹成一直线。用食指和中指，从手腕推向手肘就是推三关。

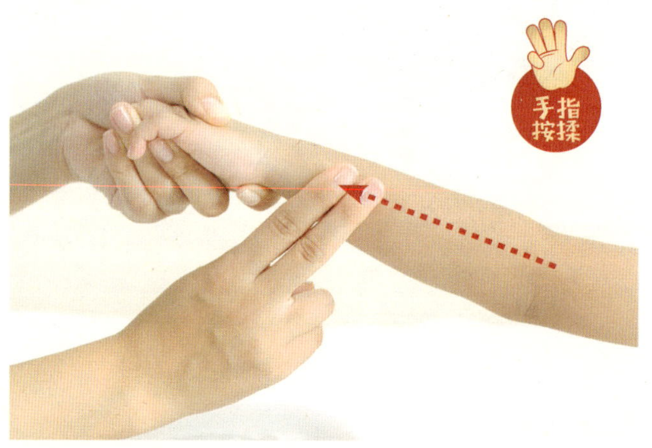

2 推六腑 300 下。六腑是前臂靠小拇指那一侧，从手肘到手腕的一条线，用食指、中指自手肘推向手腕，就是推六腑。

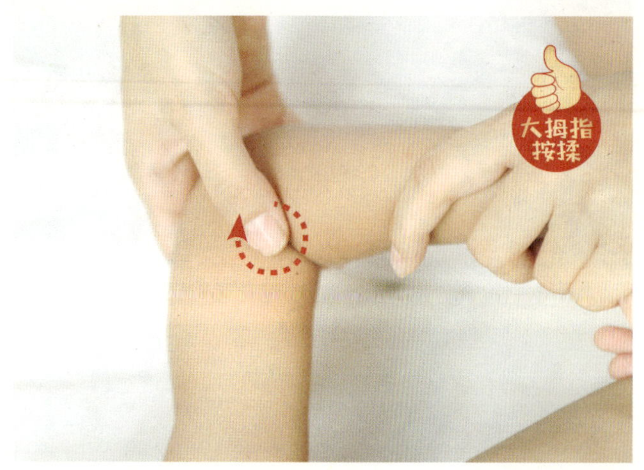

3 用拇指指端按揉曲池穴 1 分钟。屈肘时，肘横纹外侧端的凹陷处就是曲池穴。可让宝宝弯曲手肘。

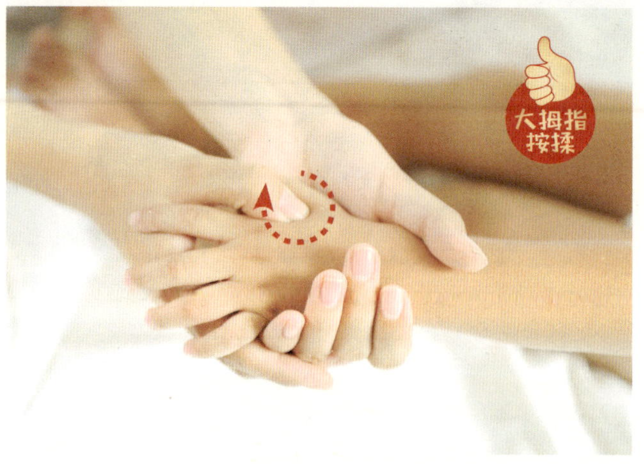

4 用拇指指端按揉合谷穴 1 分钟，称揉合谷。合谷穴在手背大拇指和食指的虎口处。

支气管炎同时患风热感冒

支气管炎同时患风热感冒的宝宝，会出现高热、咽红、面红的症状。

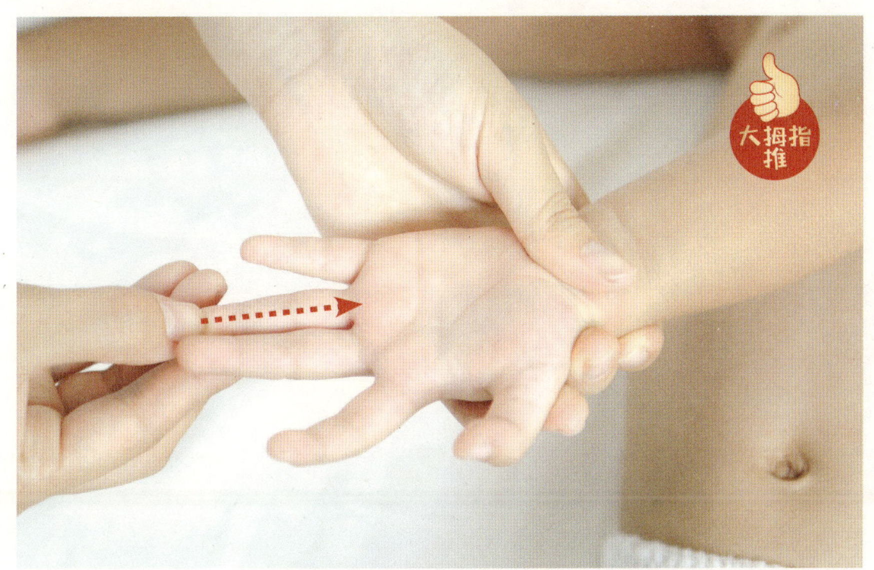

1 清肺经 300 下。肺经是无名指内侧指尖到指跟的一条直线，清肺经时用大拇指和食指捏住宝宝的无名指，从指尖推向指跟。

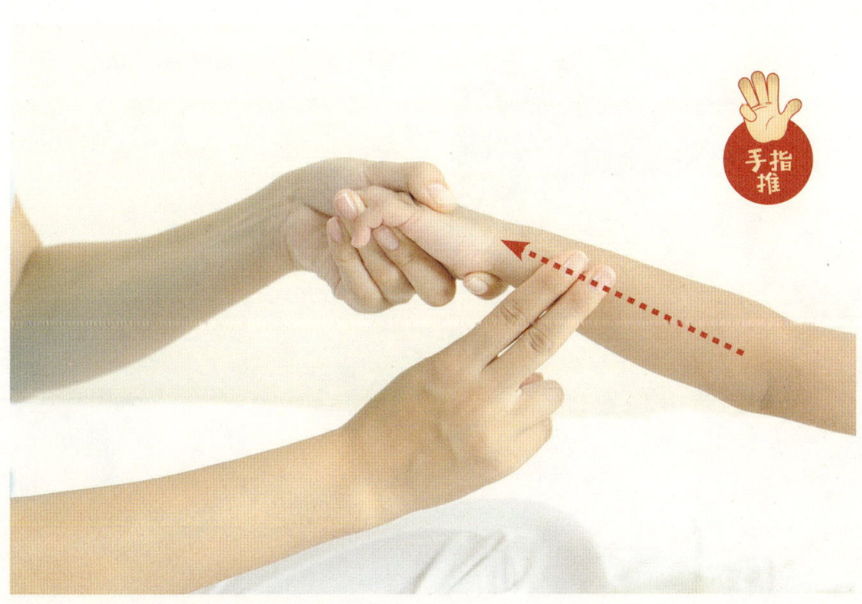

2 推六腑 300 下。六腑是前臂靠小拇指那一侧，从手肘到手腕的一条线，用食指、中指自手肘推向手腕，就是推六腑。

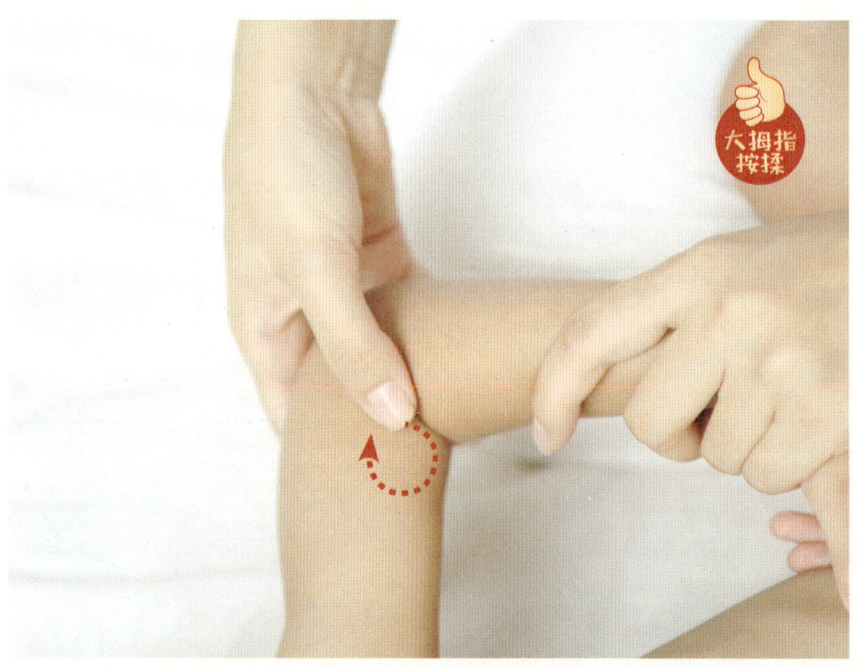

3 用拇指指端按揉曲池穴1分钟。屈肘时，肘横纹外侧端的凹陷处就是曲池穴。可让宝宝弯曲手肘。

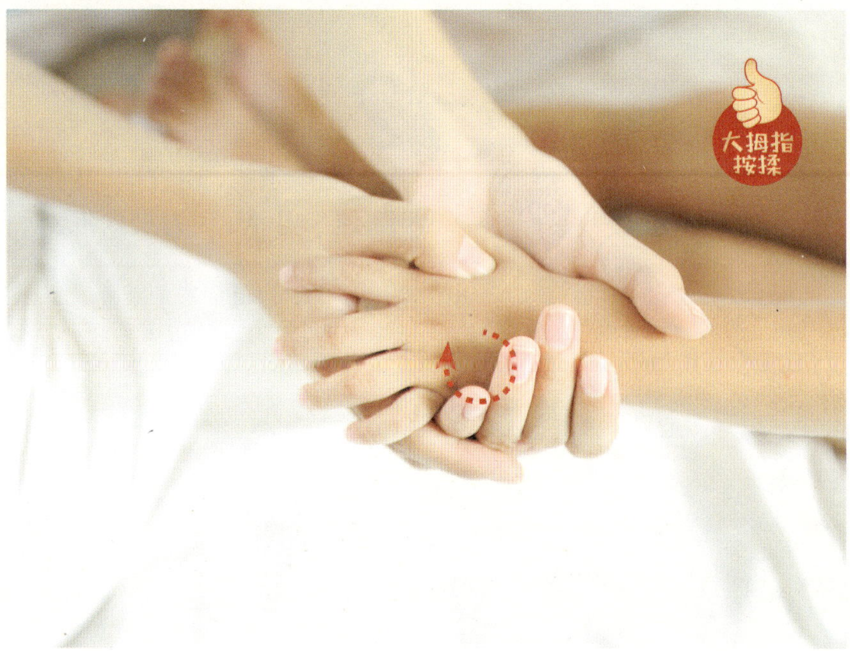

4 用拇指指端按揉合谷穴1分钟，称揉合谷。合谷穴在手背大拇指和食指的虎口处。

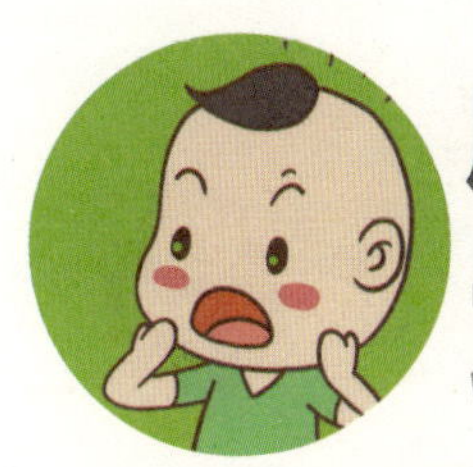

扁桃体炎
增强肺胃功能

扁桃体就如同一道防盗门，正常情况下它能抵挡进入鼻腔和咽腔里的细菌，对人体起到保护的作用。宝宝一旦受凉感冒，细菌就会侵入扁桃体，引起炎症，严重的甚至会化脓。之所以这样，主要是由于宝宝的免疫机制尚未完全建立，抵抗力比较弱。

医生手记

YISHENGSHOUJI

一定要让患扁桃体炎的宝宝多休息，保持口腔卫生，多喝白开水。父母不要带患儿到人多的公共场所去。

揉揉按按，赶走常见病

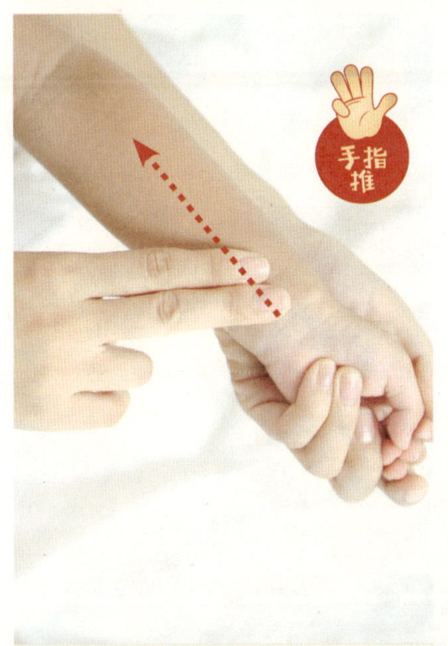

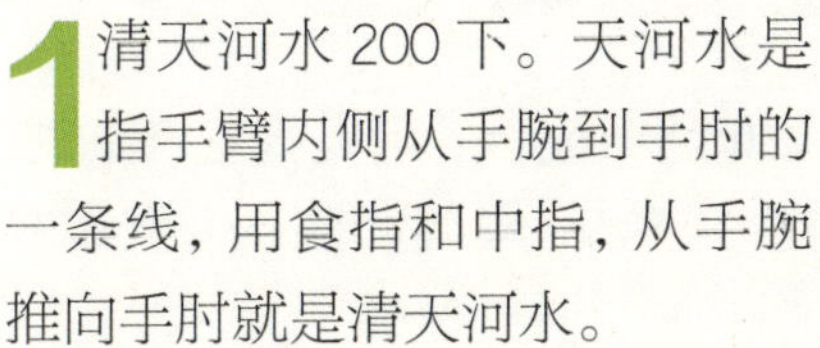

1 清天河水 200 下。天河水是指手臂内侧从手腕到手肘的一条线，用食指和中指，从手腕推向手肘就是清天河水。

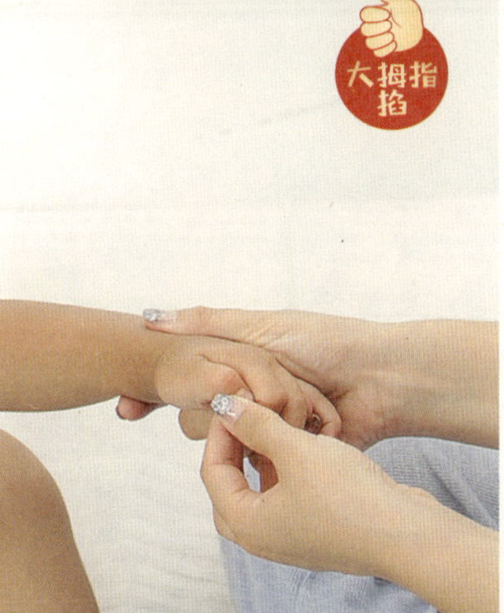

2 用大拇指掐宝宝拇指双侧少商穴 2 分钟。少商穴位于拇指外侧指甲角旁 0.1 寸处。

» 推拿力度

掐宝宝的穴位时用力要迅速、短促。

» 推拿方向

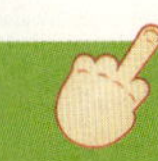

推揉——从上往下

推——从下往上

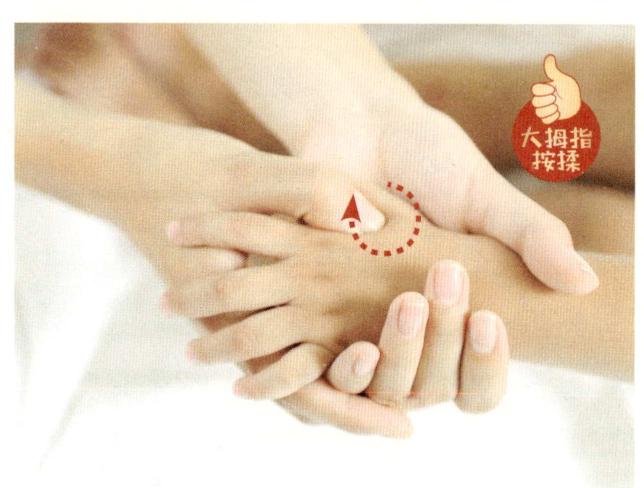

3 用大拇指按揉合谷穴 2 分钟，称为揉合谷。合谷穴在手背大拇指和食指的虎口处。

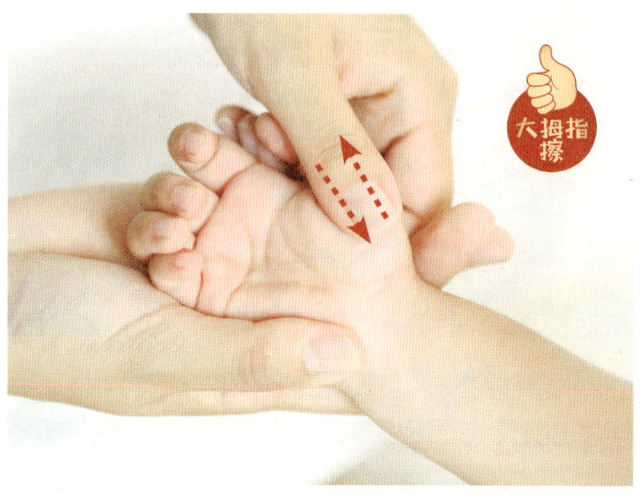

4 搓擦双侧板门穴，反复搓擦 5 分钟。板门在手掌的大鱼际处。

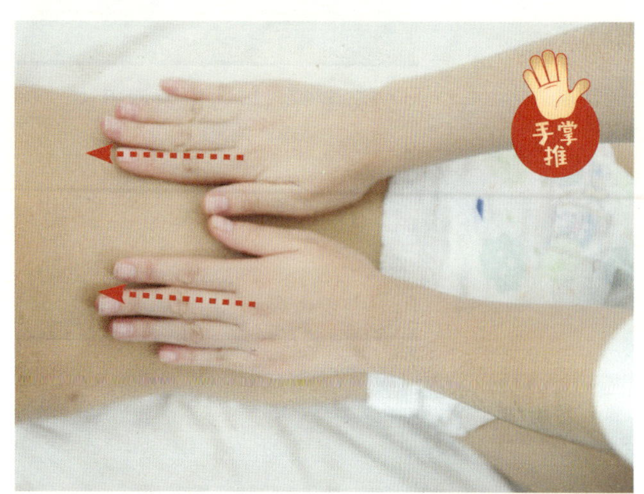

5 宝宝俯卧，用手掌直线推动脊柱两侧的肌肉，以透热为度。

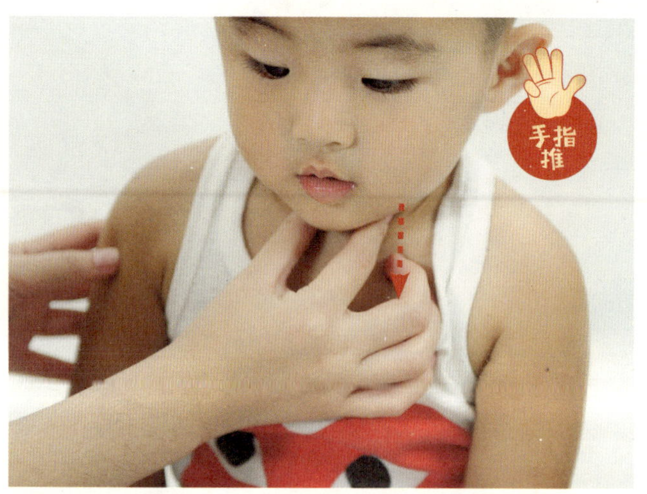

6 推咽喉。宝宝仰卧或坐姿，用大拇指和食指的指腹分别放在宝宝咽喉部两侧，从上向下轻轻推擦 200 下。

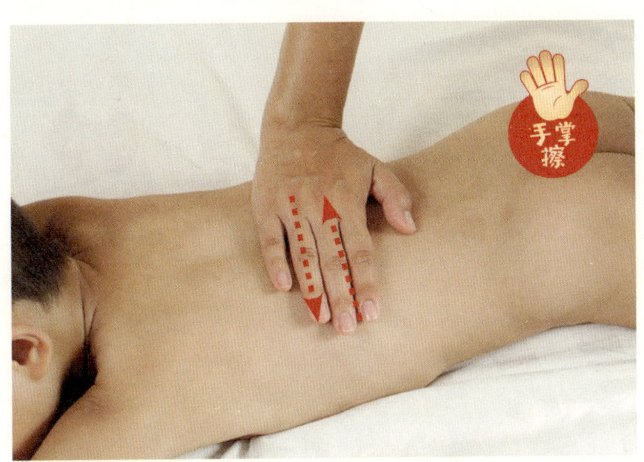

7 用手掌来回直擦腰骶部，透热即可。

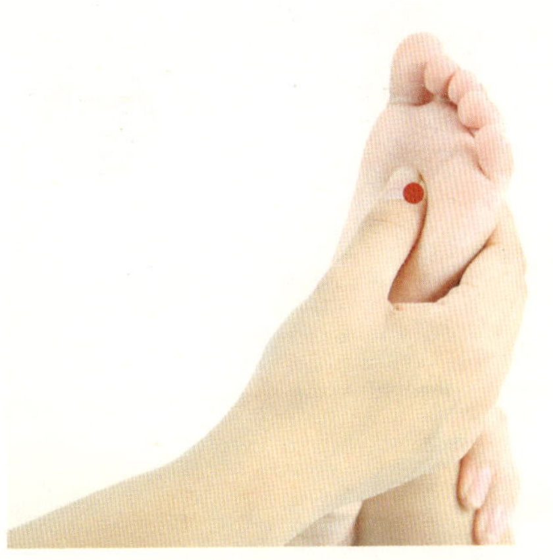

8 点按涌泉两穴位各1分钟。涌泉穴位于脚掌心前1/3与后2/3交界的凹陷处。用拇指指端按。

肺胃热型

肺胃有热的宝宝患扁桃体炎时会出现高热，且口渴，喝水很多，嗓子疼，咳痰黄稠、口臭、便秘、小便黄赤、舌红、舌苔黄。

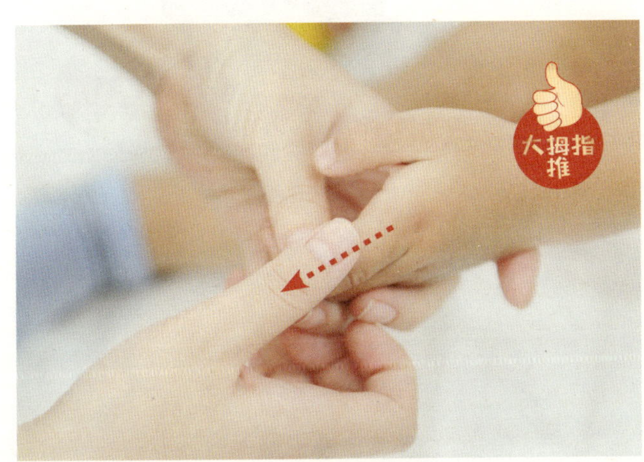

1 清大肠300下。大肠经在食指外侧缘，自食指尖至虎口成一直线。清大肠经就是从虎口向食指指尖的外侧直线推动。

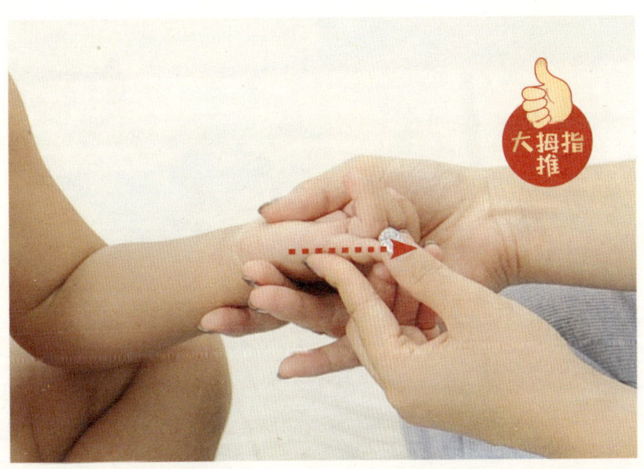

2 清小肠200下。小肠经位于小指尺侧缘，自指根至指尖成一直线，清小肠经就是从小指指根向指尖推动。

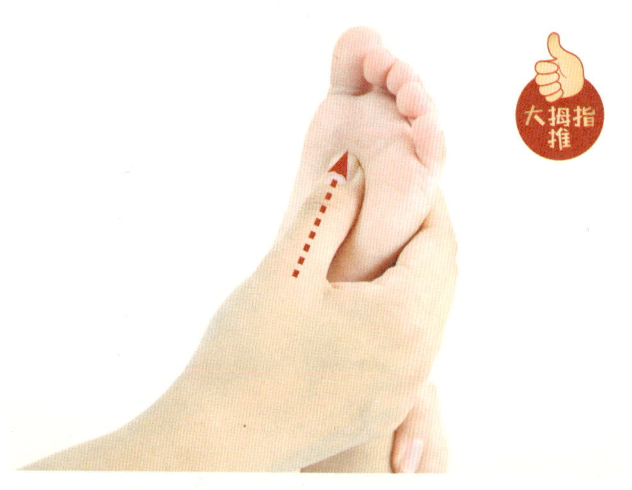

3 推涌泉穴 300 下。涌泉穴位于脚掌心前 1/3 与后 2/3 交界的凹陷处。

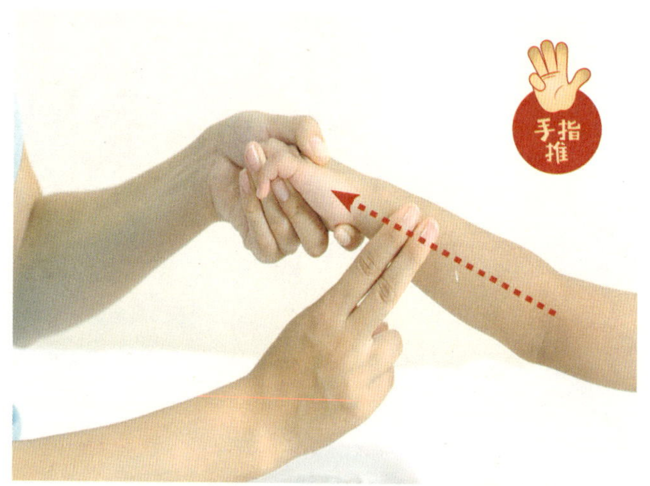

4 推六腑 300 下。六腑是前臂靠小拇指那一侧，从手肘到手腕的一条线，用食指、中指自手肘推向手腕，就是推六腑。

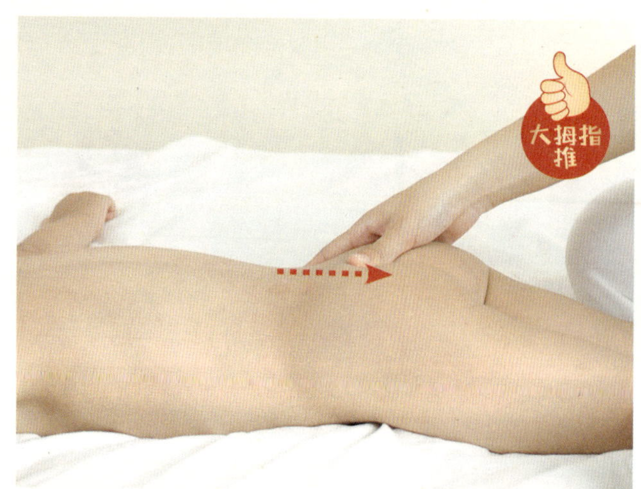

5 推下七节骨 300 下。七节骨位于第四腰椎至尾椎骨端成一直线，自上向下推就是推下七节骨。

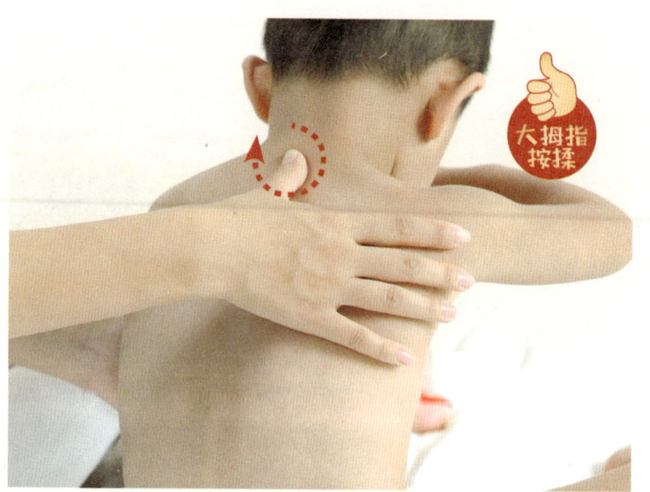

6 用大拇指按揉大椎穴 1 分钟。大椎穴位于后背的正中线上，第七颈椎下的凹陷处。

风热型

被风热侵犯的宝宝患扁桃体炎时会发热怕冷，嗓子疼，鼻塞，头、身疼痛，咳嗽有痰。

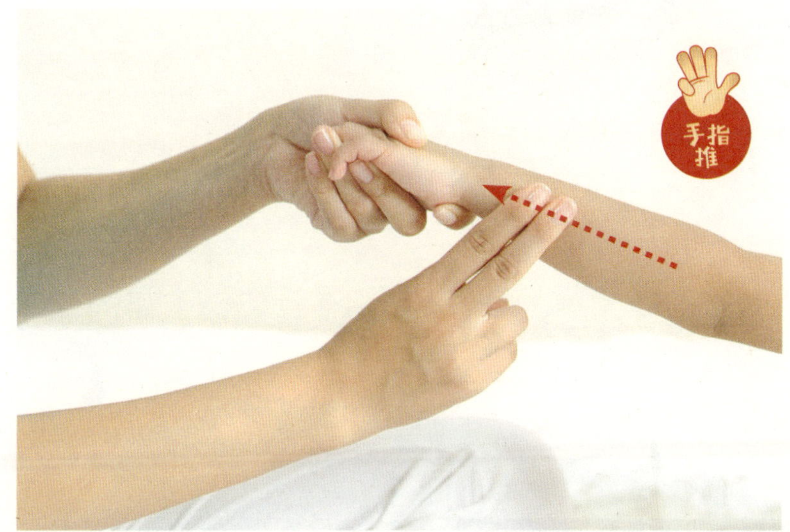

1 推六腑 300 下。六腑是前臂靠小拇指那一侧，从手肘到手腕的一条线，用食指、中指自手肘推向手腕，就是推六腑。

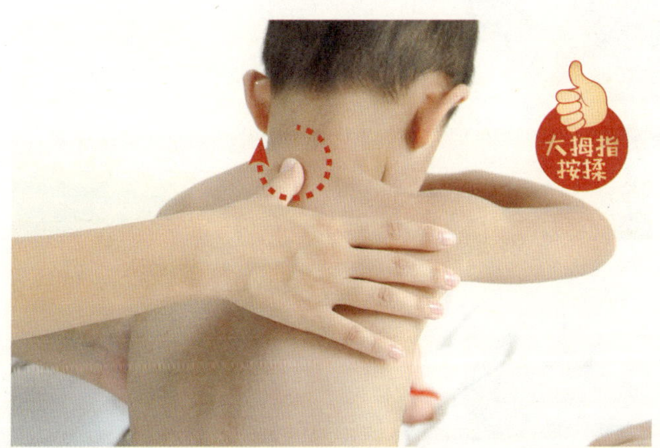

2 用大拇指按揉大椎穴 300 下。大椎穴位于后背的正中线上，第七颈椎下的凹陷处。

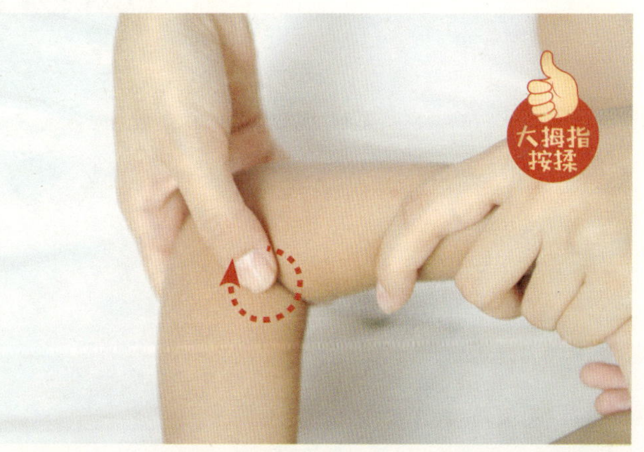

3 按揉曲池穴 1 分钟。屈肘时，肘横纹外侧端的凹陷处就是曲池穴。可让宝宝弯曲手肘，用大拇指按揉曲池穴。

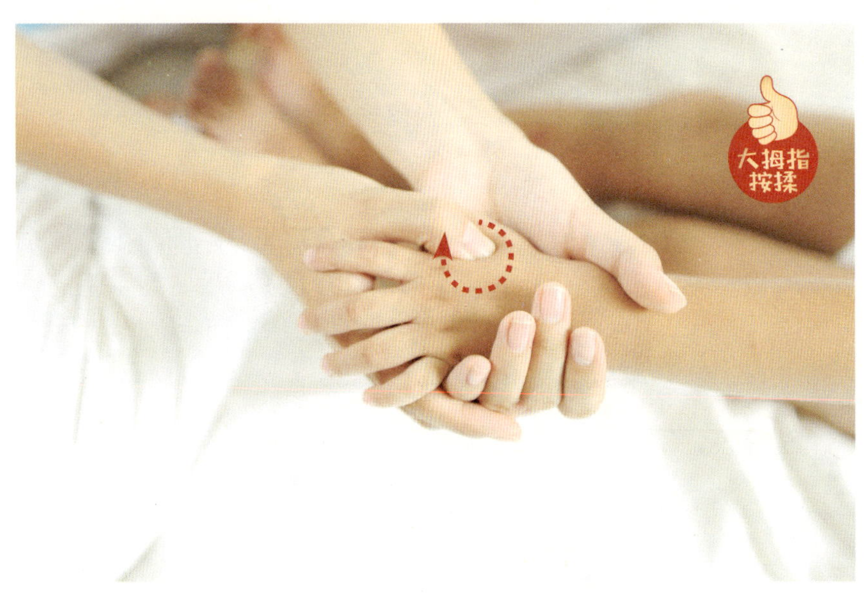

4 用大拇指按揉合谷穴1分钟，称为揉合谷。合谷穴在手背大拇指和食指的虎口处。

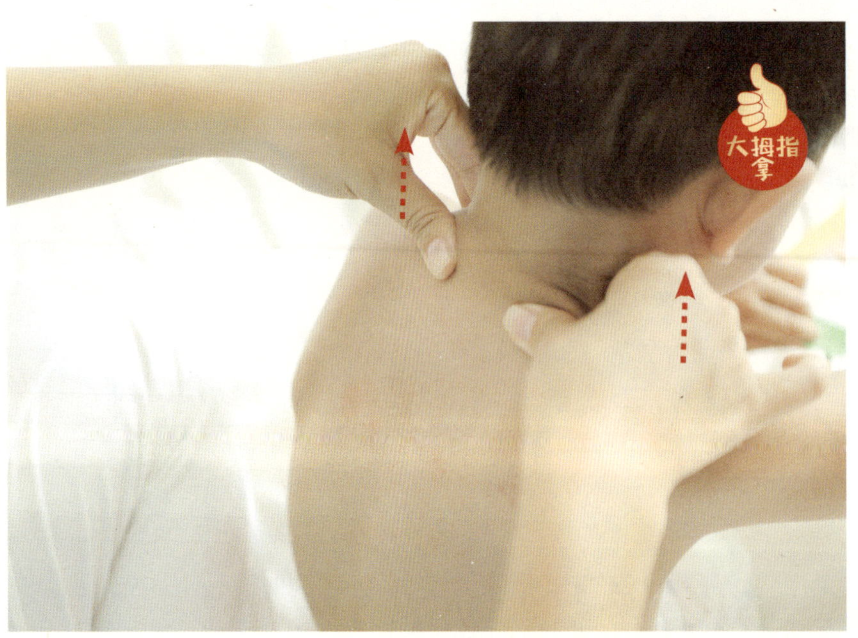

5 提拿肩井穴120下。肩井穴位于大椎与肩峰端连线的中点上。用拇指与食指、中指对称用力提拿肩井，称拿肩井。

阴虚火旺型

阴虚火旺的宝宝患扁桃体炎时经常低烧，下午比较明显，轻微嗓子疼，说话过多或吃辛辣食物后加重，干咳无痰，舌红，舌苔少。

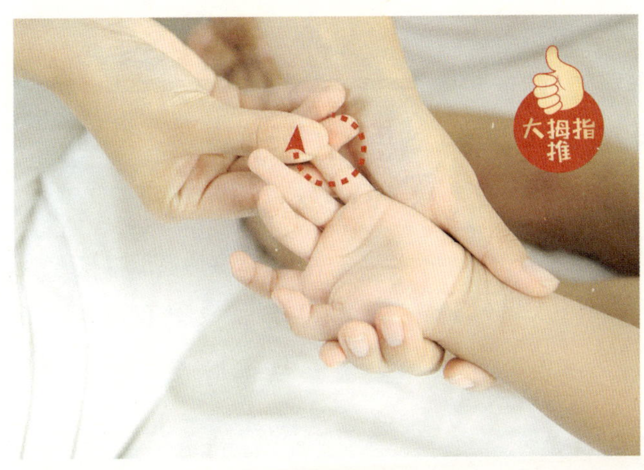

1 补肾经 300 次。补肾经就是在小指末节螺纹面做顺时针方向的旋转推动。

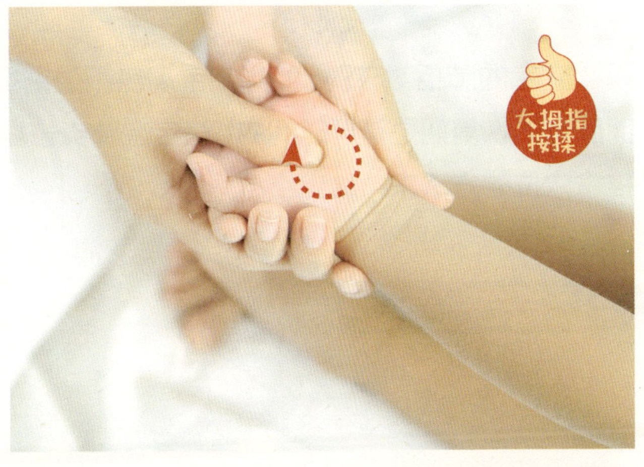

2 用大拇指按揉内劳宫穴 100 下，称揉内劳宫。内劳宫在手心，自然握拳时中指指尖触到的位置。

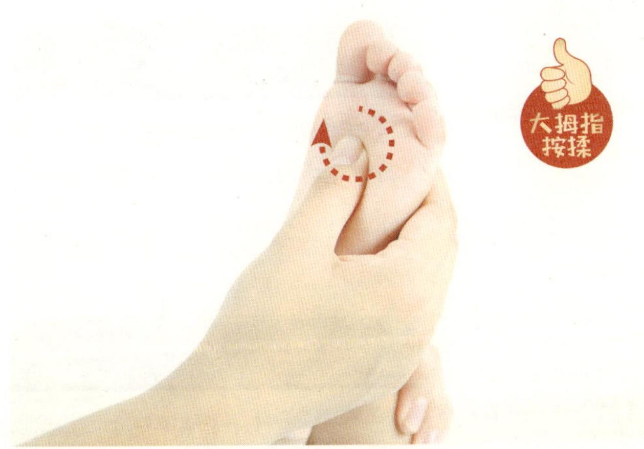

3 用拇指指端按涌泉穴 300 下。位于脚掌心前 1/3 与后 2/3 交界的凹陷处。

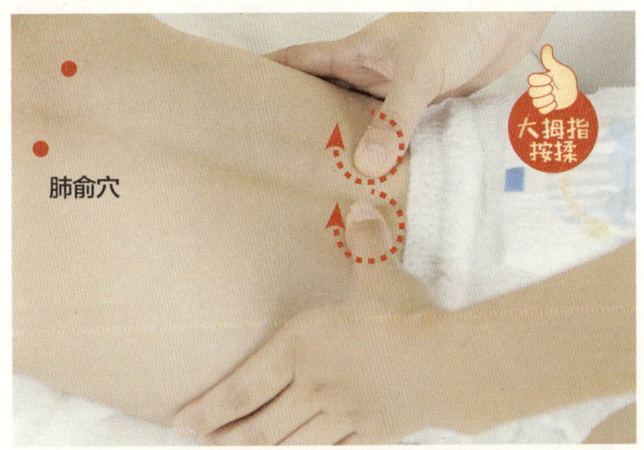

4 按揉肺俞穴、肾俞穴各 1 分钟。肺俞穴在第三棘突下，旁开 1.5 寸。肾俞在第二腰椎棘突下，旁开 1.5 寸。

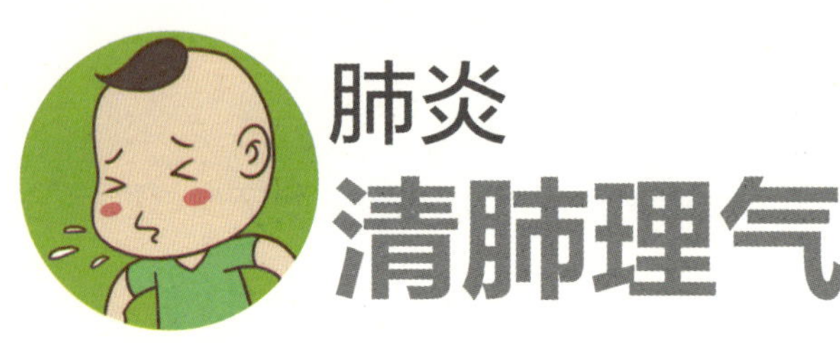

肺炎
清肺理气

宝宝的肺相对较弱，如果宝宝高热不退则很容易转成肺炎，而肺炎的恢复期是需要时间的，在宝宝肺炎恢复期，父母可以用推拿穴位的方法来帮助宝宝尽早恢复健康。

医生手记

YISHENGSHOUJI

采用推拿的方法对宝宝肺炎有巩固治疗的效果，宝宝一旦患肺炎，要及时送往医院进行专业治疗。

揉揉按按，赶走常见病

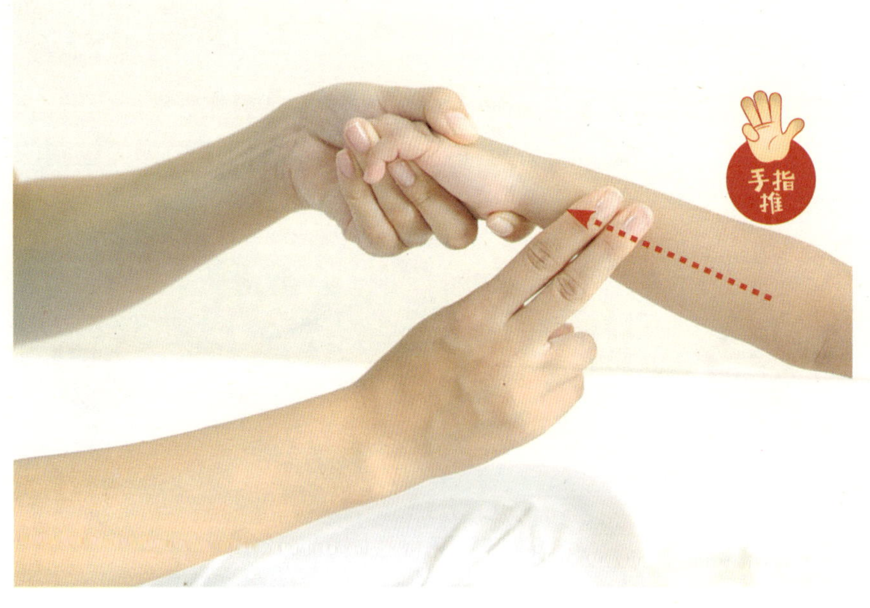

1 推六腑 300 下。六腑是前臂靠小拇指那一侧，从手肘到手腕的一条线，用食指、中指自手肘推向手腕，就是推六腑。

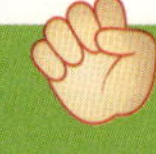

» 推拿力度

运用推法时，指掌等着力部分要紧贴皮肤，用力要稳，像推面团一样，不要硬压。

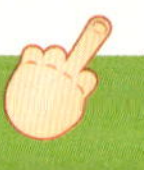

» 推拿方向

推——从上往下、从下往上

运——顺时针

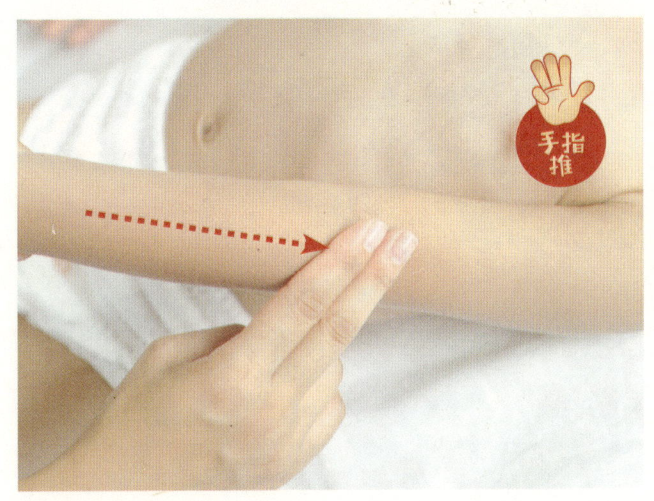

2 推三关100下。三关穴位于前臂外侧缘，自腕横纹至肘横纹成一直线。用食指和中指，从手腕推向手肘就是推三关。

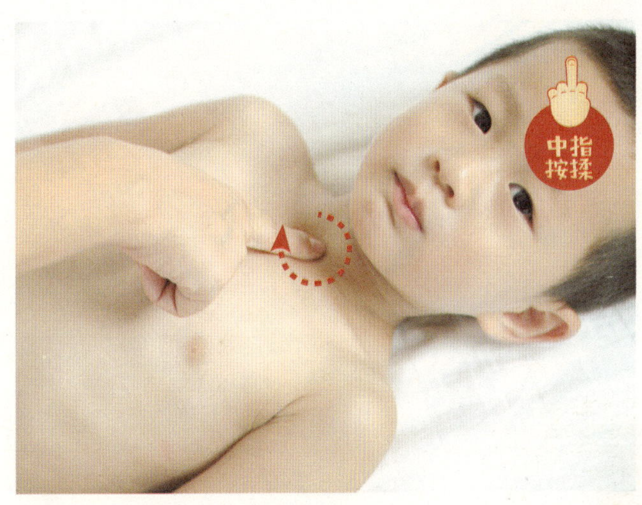

3 用中指指端轻轻点揉天突穴1分钟。天突穴在胸骨上窝中央，左右胸锁乳突肌之间。

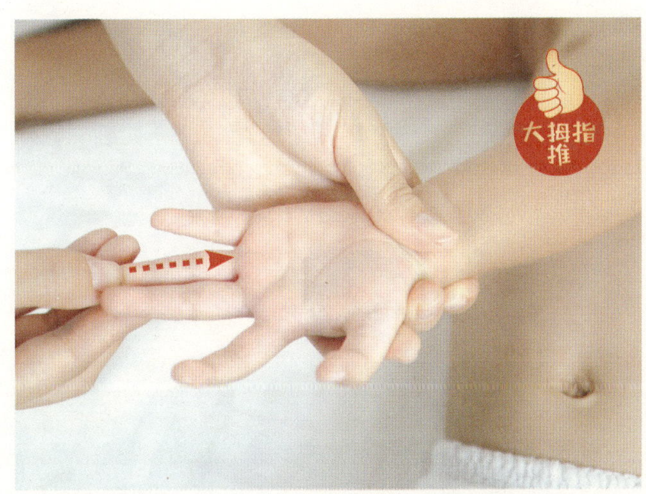

4 清肺经300下。肺经是无名指内侧指尖到指跟的一条直线，清肺经时用大拇指和食指捏住宝宝的无名指，从指尖推向指跟。

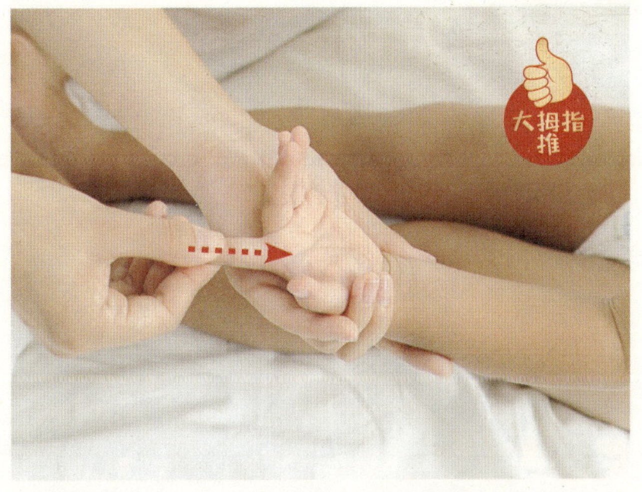

5 清肝经300下。肝经位于食指末节螺纹面，从指尖向指根方向直推为清，称清肝经。

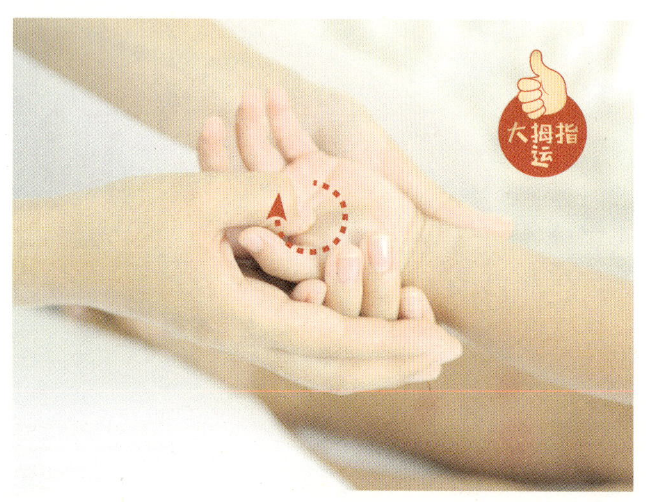

6 运内八卦 100 下。以掌心（劳宫穴）为圆心，以圆心至中指根横纹内 2/3 和外 1/3 交界点为半径，画一圆，八卦穴即在此圆上。用大拇指以顺时针方向在手心画此圆即运内八卦。

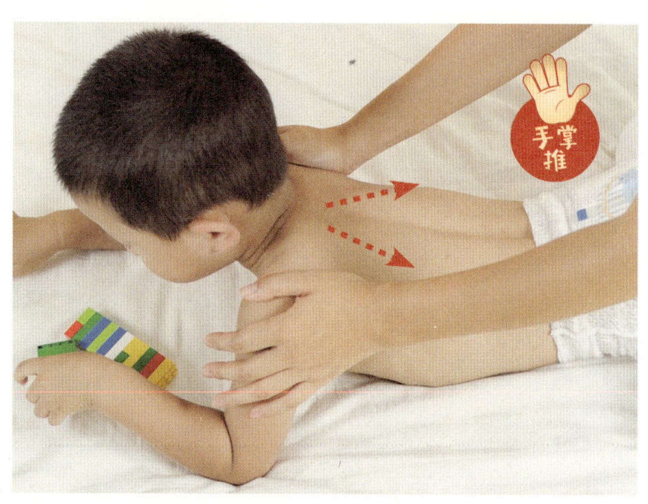

7 宝宝俯卧，分推肩胛骨 100 下。肩胛骨是指背部胸廓后面的三角形扁骨，用双手大鱼际从肩井开始，沿着肩胛骨内侧边缘做“八”字形从上往下分推。手法要柔和，速度要缓慢，用力要渗透不要使用蛮力。

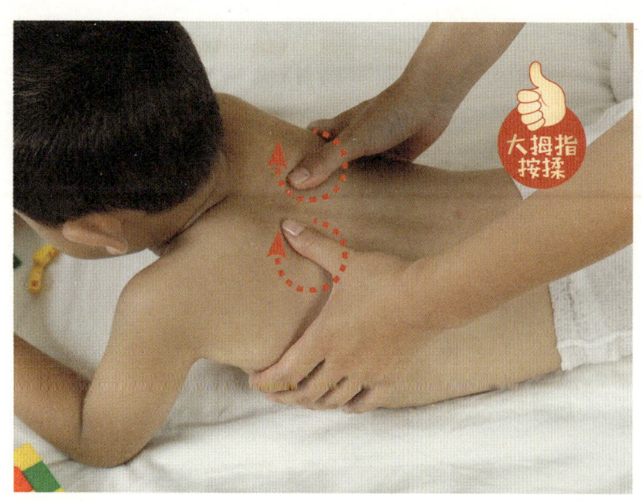

8 宝宝俯卧，用拇指指端按揉肺俞穴 1 分钟。肺俞穴在第三棘突下，旁开 1.5 寸。

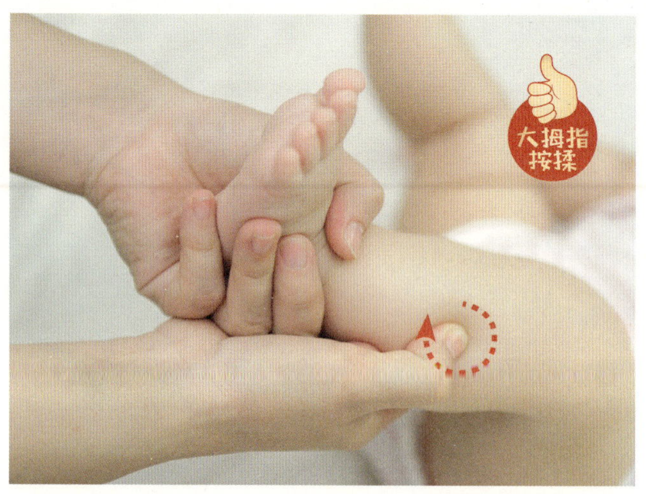

9 用拇指指端点揉丰隆穴 1 分钟。丰隆穴在外脚踝尖上 8 寸处，外膝眼和外踝骨尖连线的中点。用拇指指端按揉。

痰热型

宝宝肺炎患者属痰热型的，主要症状是高热、面赤红，咳嗽有痰，且黄而黏，呼吸气粗，舌红，舌苔黄腻。

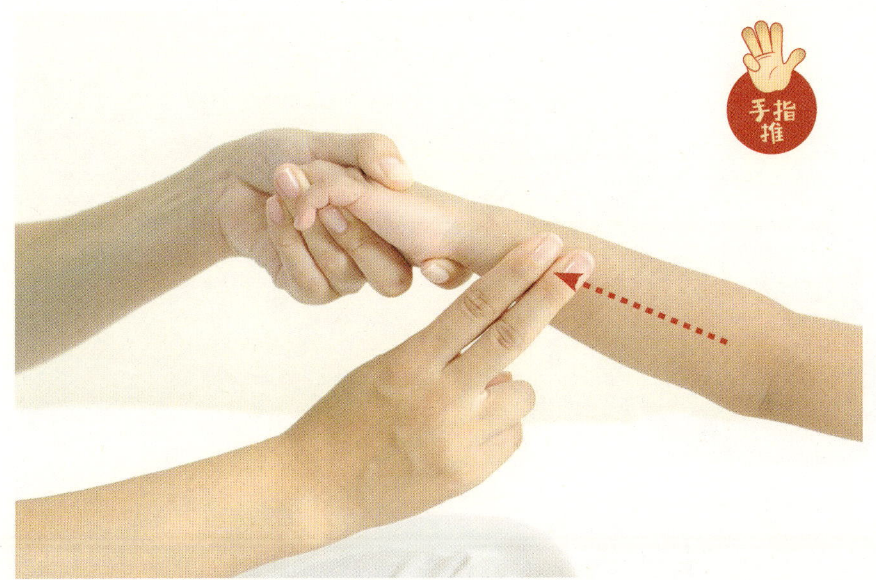

1 推六腑 300 下。六腑是前臂靠小拇指那一侧，从手肘到手腕的一条线，用食指、中指自手肘推向手腕，就是推六腑。

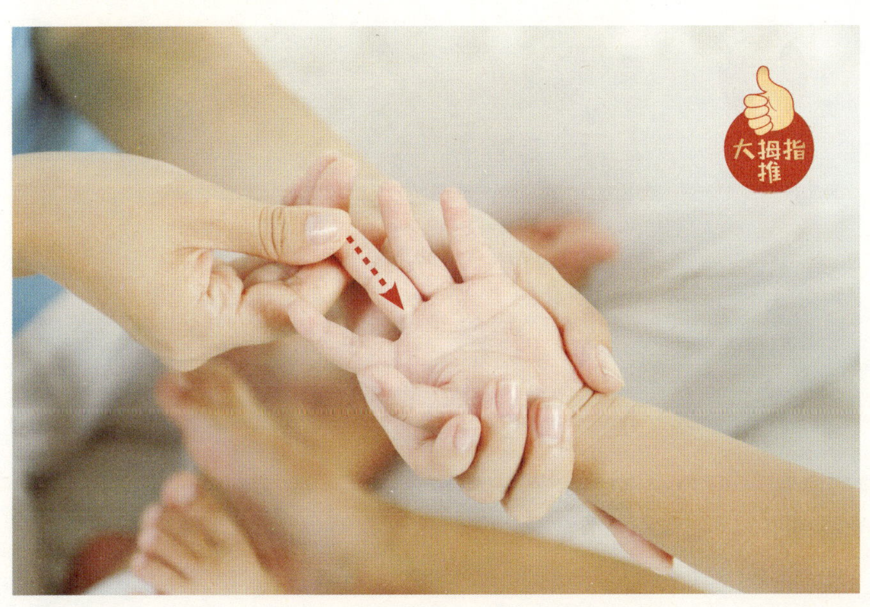

2 清心经 100 下。心经位于中指末节螺纹面，从指尖向指根方向直推为清，称清心经。

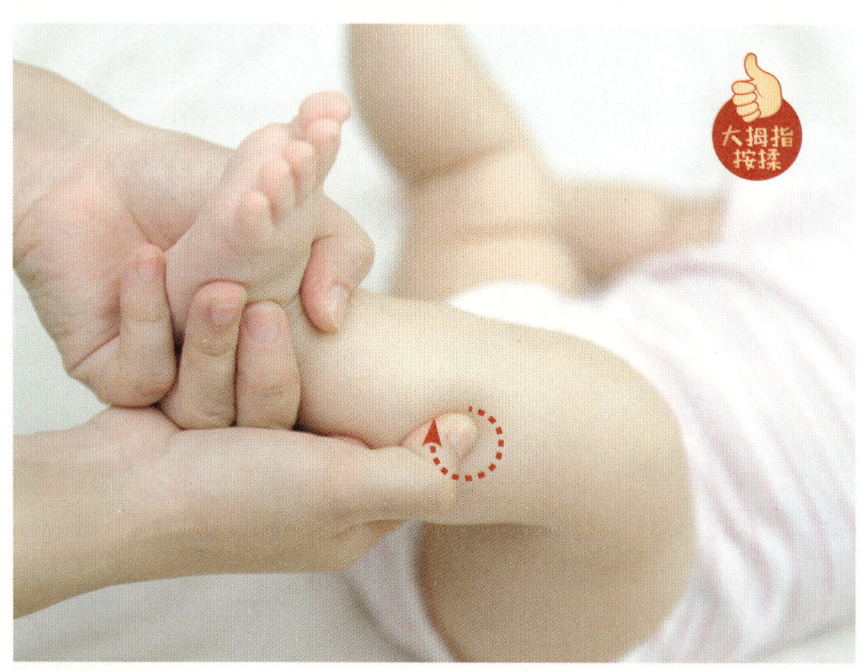

3 用拇指指端按揉丰隆穴 1 分钟。丰隆穴在外脚踝尖上 8 寸处，外膝眼和外踝骨尖连线的中点。

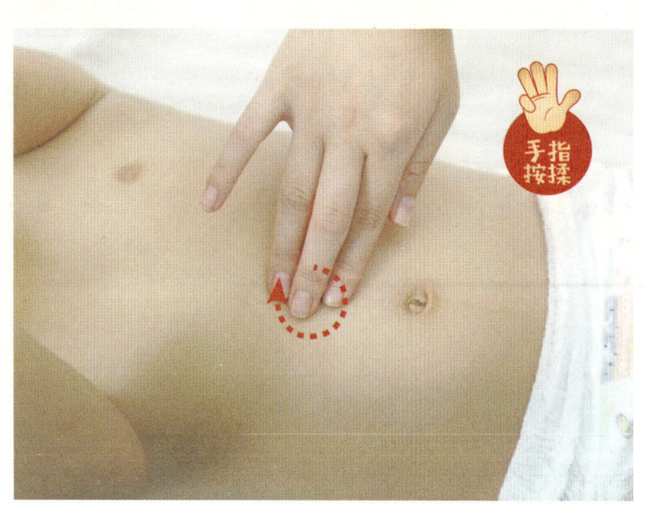

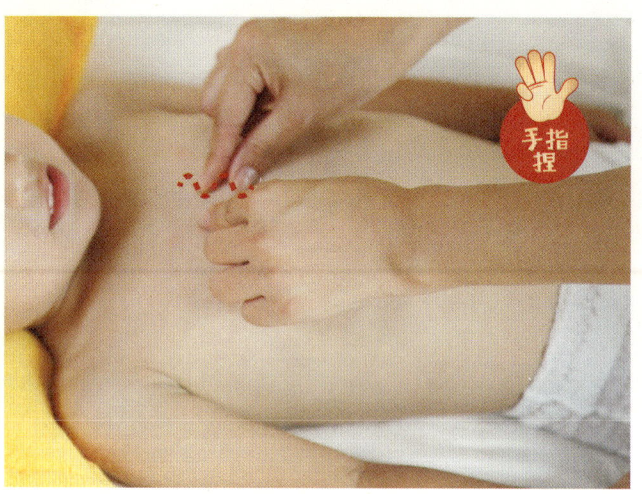

4 用指端按揉中脘穴 3 分钟，称揉中脘。中脘在脐上 4 寸，剑突与脐连线的中点处。

5 如果高热持续不退，要加挤捏天突至剑突的连线，以皮出现轻度瘀血为止。

风热侵犯型

被风热侵犯的宝宝发热且怕冷，口渴，痰白而黏且量少，胸肋隐隐有痛感，舌苔薄黄。

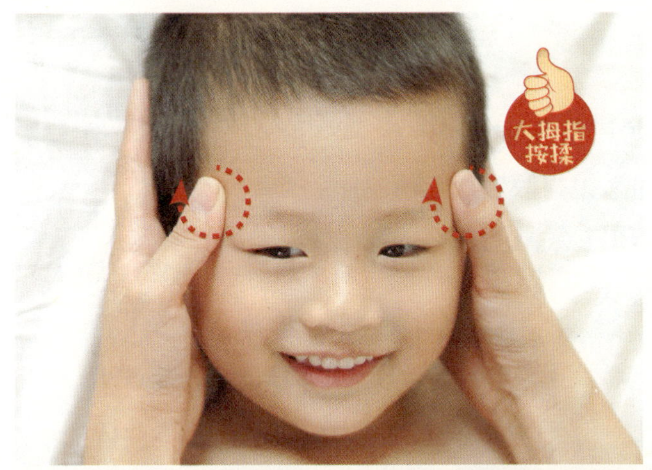

1 揉太阳穴 1 分钟。太阳穴在前额两侧，外眼角延长线的上方，用双手大拇指按住两侧太阳穴，顺时针方向揉，注意力度要轻。

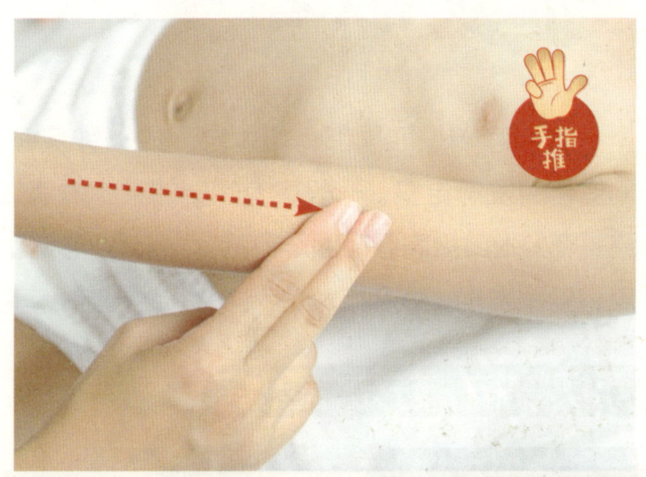

2 推三关 300 下。三关穴位于前臂外侧缘，自腕横纹至肘横纹成一直线。用食指和中指，从手腕推向手肘就是推三关。

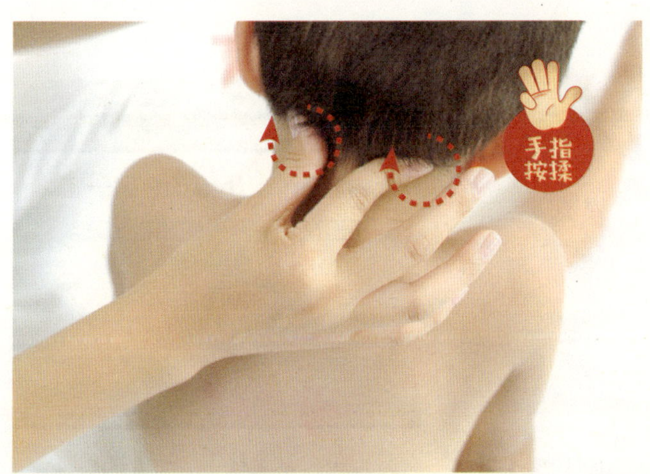

3 揉风池穴 1 分钟。风池穴位于后颈中央凹陷旁开 2 寸处。用拇指和食指的螺纹面相对用力拿捏。

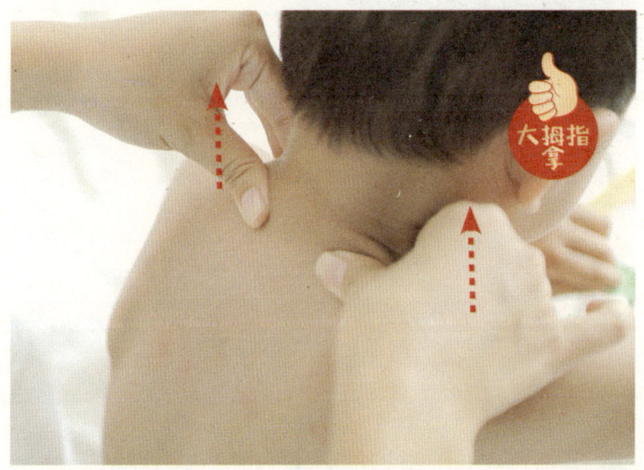

4 拿肩井穴 10 次。肩井穴位于大椎与肩峰端连线的中点上。用拇指与食指对称用力提拿肩井，称拿肩井。

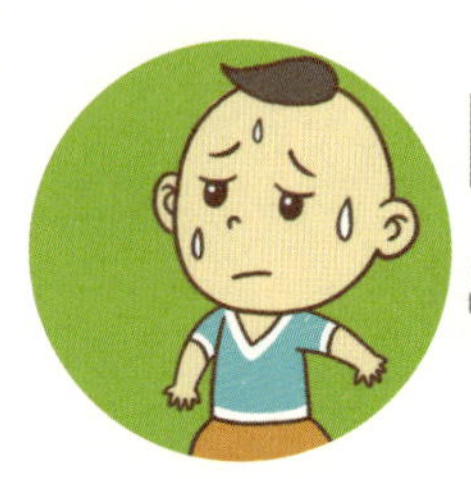

哮喘
散寒平喘

宝宝哮喘是四季都有可能出现的一种疾病，尤其是气候急剧变化时发病更多。一般患有哮喘的宝宝发病期间常见打喷嚏，流鼻涕，张口抬肩呼吸困难等症状。特别要提醒父母注意，这种疾病要早发现，早治疗，年龄越小，治愈的概率就越大。

揉揉按按，赶走常见病

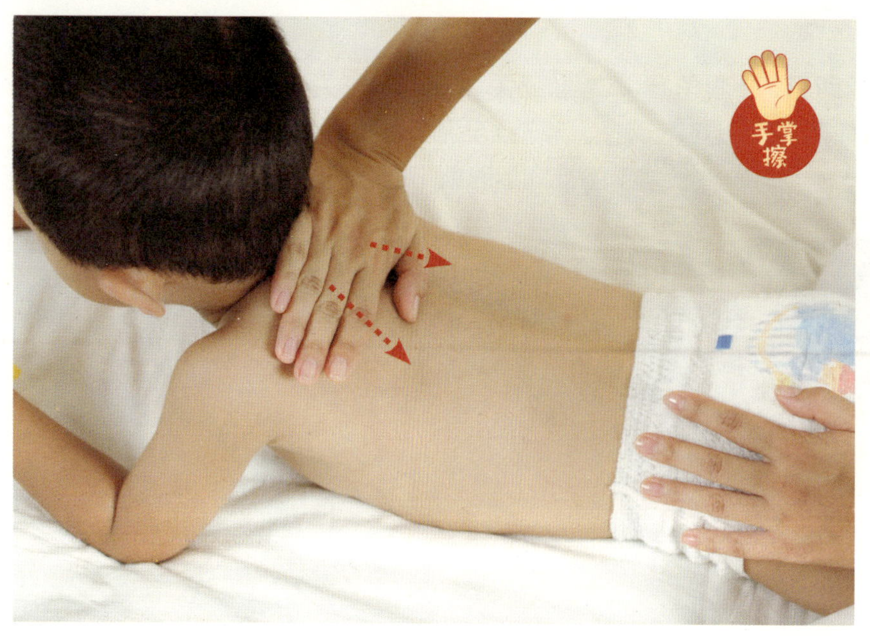

1 搓热双手，用掌根推宝宝肩胛骨内侧部位3分钟。肩胛骨是指背部胸廓后面的三角形扁骨，用掌根从肩井开始，沿着肩胛骨内侧边缘做“八”字形从上往下分推。手法要柔和，速度要缓慢，用力要渗透，不要使用蛮力。

医生手记
YISHENGSHOUJI

父母平日里要注意及时给宝宝添减衣物，避免接触过敏原，预防患上哮喘病。另外，还要加强锻炼，增强宝宝的抵抗力。

» 推拿力度

要由轻而重，让宝宝感到一定的压迫感后，再慢慢放松减压。

» 推拿方向

分推——从上往下

摩——顺时针

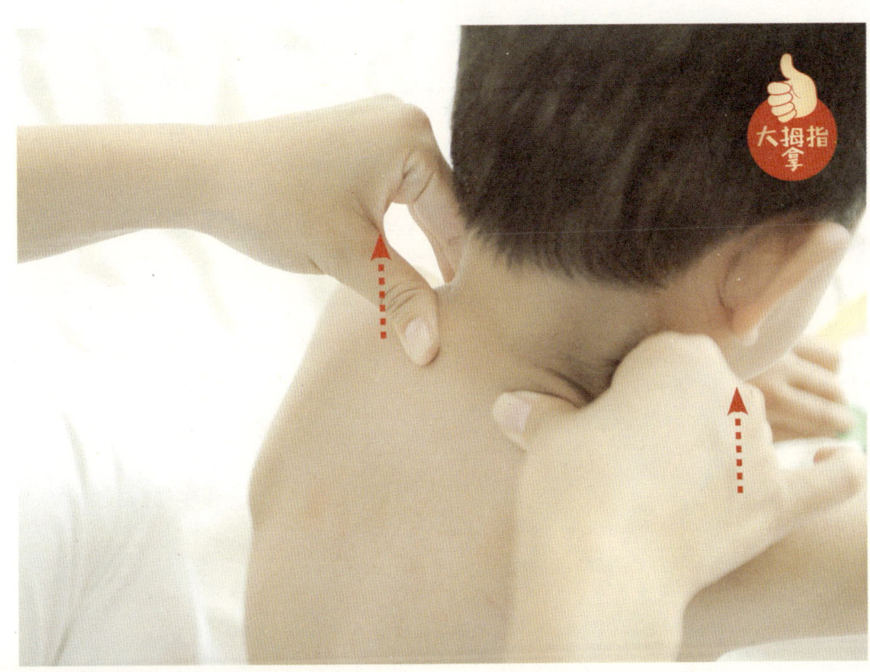

2 双手大拇指与食指、中指提拿双侧肩井穴 10 下。肩井穴位于大椎与肩峰端连线的中点上。

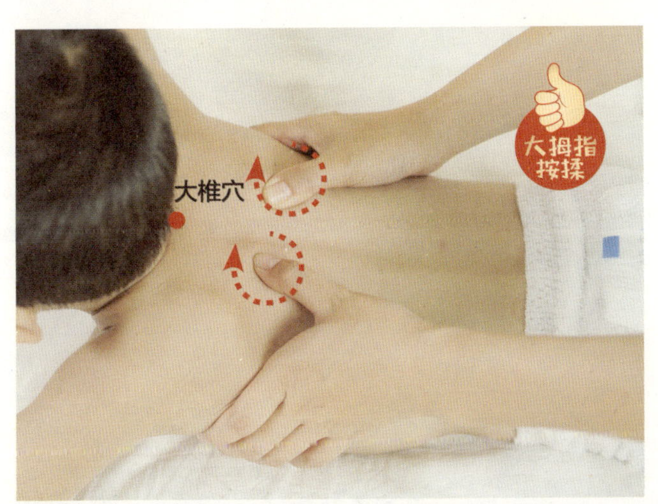

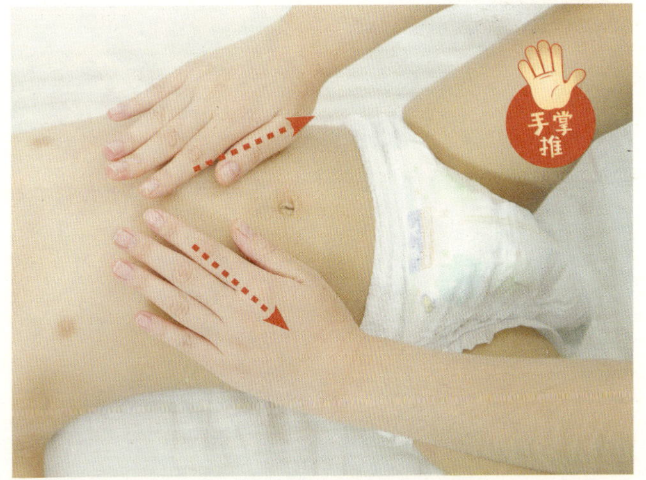

3 用大拇指点揉大椎穴、肺俞穴各 1 分钟。大椎穴位于后背的正中线上，第七颈椎下的凹陷处，用大拇指按揉。肺俞穴在第三棘突下，旁开 1.5 寸。

4 宝宝仰卧，用双手指腹以任脉为中线，自天突起从上而下渐渐向两侧分推到整个胸部，这样操作 2 分钟；擦胸部 1 分钟。任脉也就是胸腹部的中线。

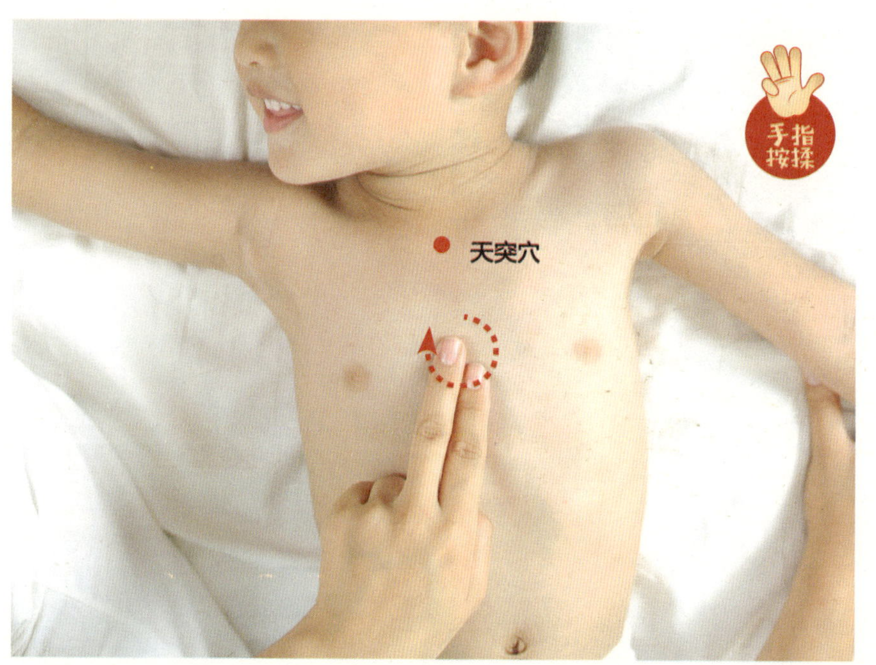

5 用食指、中指指端轻轻按揉天突穴、膻中穴各1分钟。天突穴在胸骨上窝中央，左右胸锁乳突肌之间。膻中穴在前胸中心线上，两乳头连线的中点。

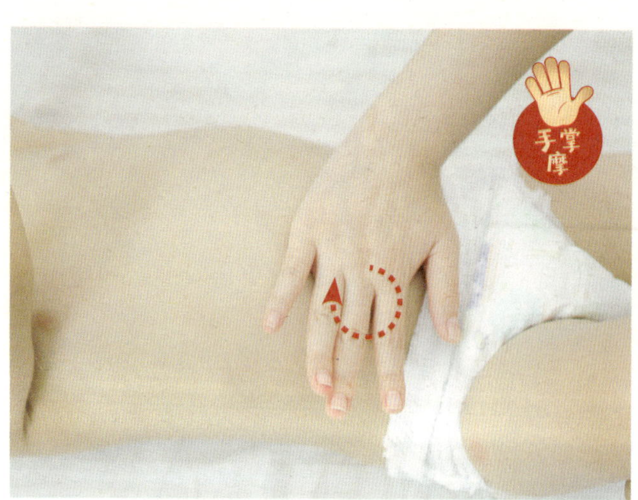

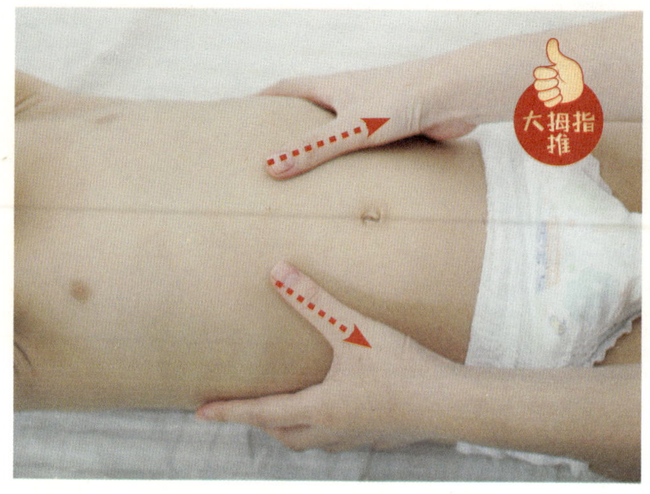

6 用掌心顺时针按摩肚脐2分钟。

7 分推腹阴阳50下。分推腹阴阳就是自中脘穴至脐，向两旁分推。

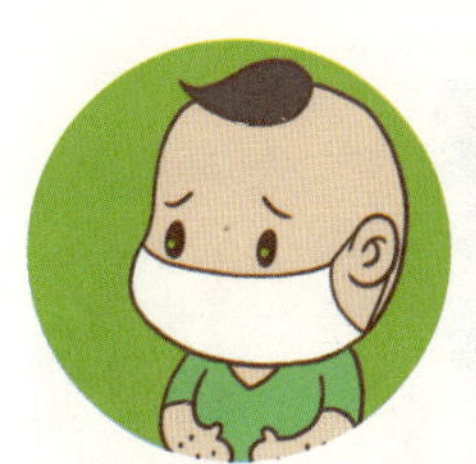

咽炎
滋阴润燥

一般大人患了咽炎会有嗓子发痒、灼热、干燥的感觉，还总感觉嗓子里有东西卡住了又咳不出。可是宝宝年龄小，不会表达，所以会显出很难受的样子。宝宝如果总哭闹，以致声音嘶哑，而且口水流得多，尤其在早上起床时较严重，这时，一查看咽部就已经充血红肿。

揉揉按按，赶走常见病

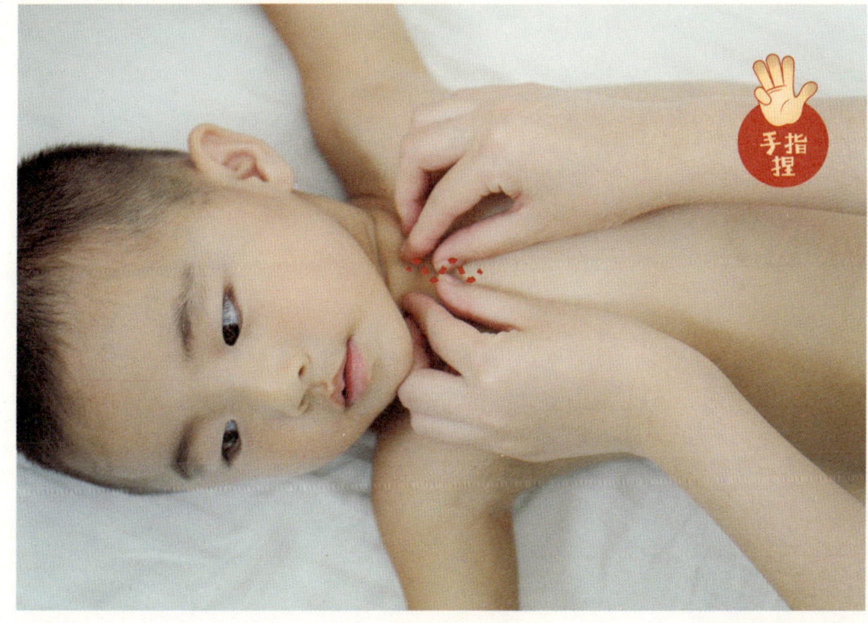

1 以大拇指、食指、中指三指挤捏天突穴 30 下，然后再用大拇指指腹轻轻按揉天突穴 1 分钟。

医生手记

YISHENGSHOUJI

宝宝的口腔要保持清洁，睡前避免吃甜食；要多锻炼，提高身体的抵抗力；饮食要清淡，不要食用辛辣、油腻的食物。多吃些有清咽利喉作用的水果和蔬菜。对于较小的宝宝，咽部充血红肿要排除感冒等疾病。

» 推拿力度

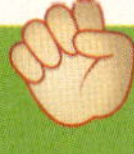

用捏法时，手指要轻巧灵敏，力量贯注于指端，柔和并渗透。

» 推拿方向

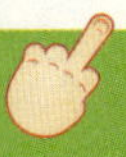

掐按——从上往下

按揉——顺时针

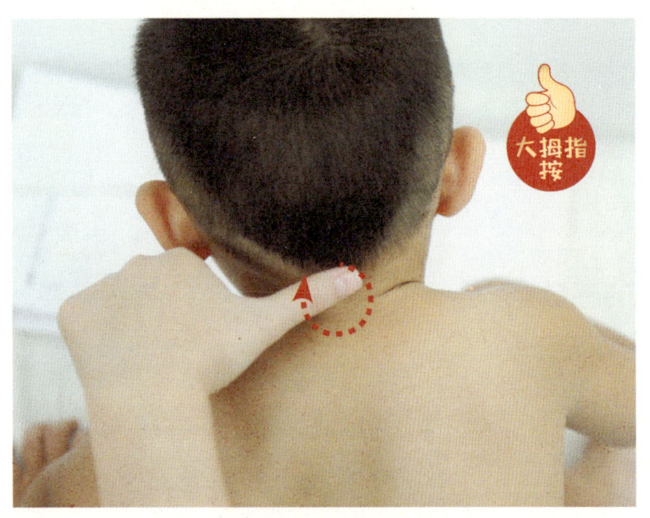

2 用大拇指掐按风府穴1分钟，再从上而下按揉颈部，这样反复3分钟。风府穴位于后发际正中直上1寸处，项后正中凹陷处。

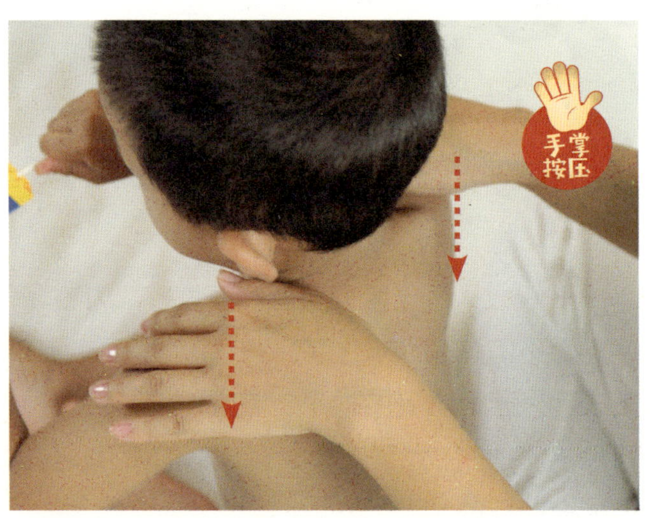

3 双手按压两侧肩井穴1分钟。肩井穴在大椎与肩峰连线的中点。

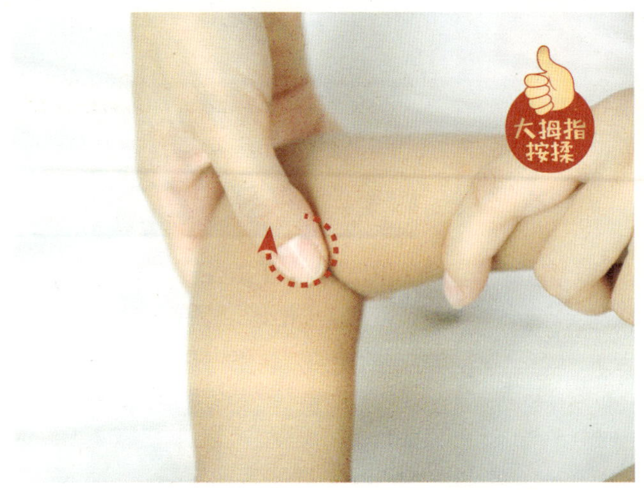

4 按揉曲池穴1分钟。屈肘时，肘横纹外侧端的凹陷处就是曲池穴。可让宝宝弯曲手肘，用大拇指按揉曲池穴。

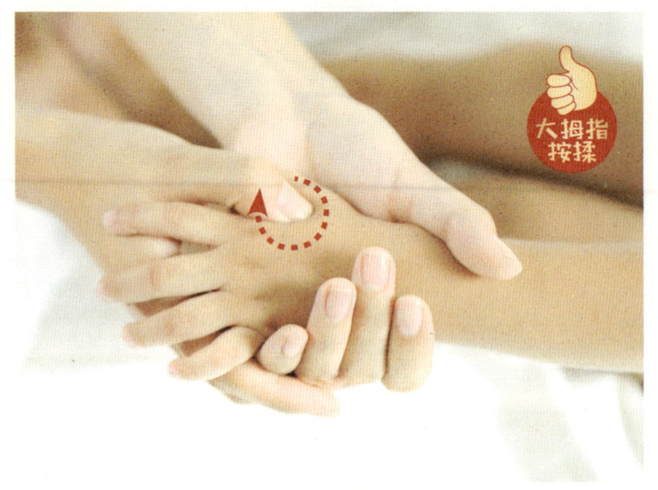

5 用大拇指按揉合谷穴1分钟，称为揉合谷。合谷穴在手背大拇指和食指的虎口处。

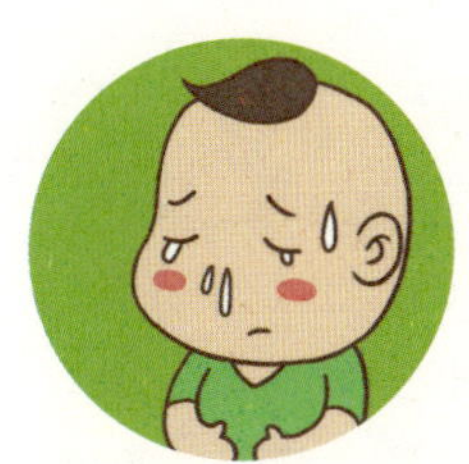

鼻炎 通窍散寒

慢性鼻炎也是宝宝常患的一种呼吸道疾病。引起慢性鼻炎的因素有很多，空气污染，粉尘雾霾，气温忽冷忽热，空气干燥等，这些都会导致宝宝患上慢性鼻炎。如果宝宝鼻塞，闻不到明显的味道，流鼻涕多，父母要警惕宝宝患上慢性鼻炎，不妨用推拿手法来为孩子解除鼻炎的困扰。

医生手记

YISHENGSHOUJI

宝宝有鼻炎史，通常一感冒鼻炎就会复发，因此，平日注意预防感冒是控制鼻炎的关键，同时还要远离过敏原。

揉揉按按，赶走常见病

大拇指按揉

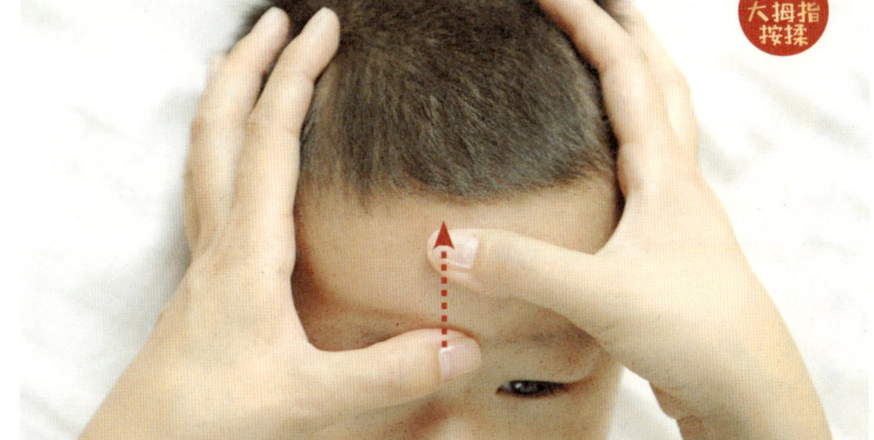

1 开天门 100 下。用大拇指的指腹，从攒竹穴向前额发际直线推动，可两大拇指交替推动。

» 推拿力度

运用推法时，指掌等着力部分要紧贴皮肤，用力要稳。

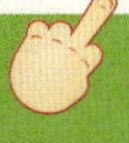

» 推拿方向

推——从下往上、从中间往两边

揉——顺时针

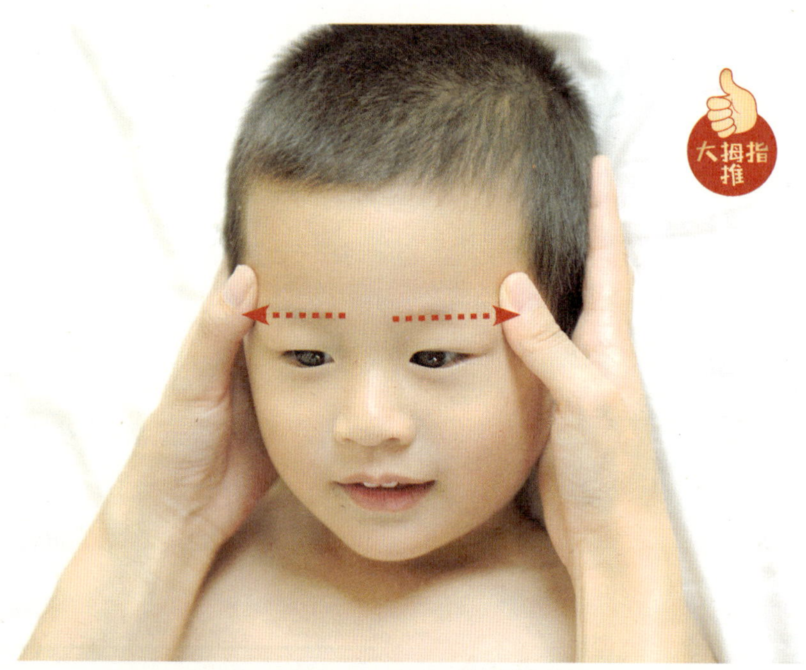

2 推坎宫20下。用两大拇指分别从印堂穴沿着上眼眶，分推到太阳穴。太阳穴在前额两侧，外眼角延长线的上方，用双手大拇指按住两侧太阳穴，顺时针方向揉，注意力度要轻。

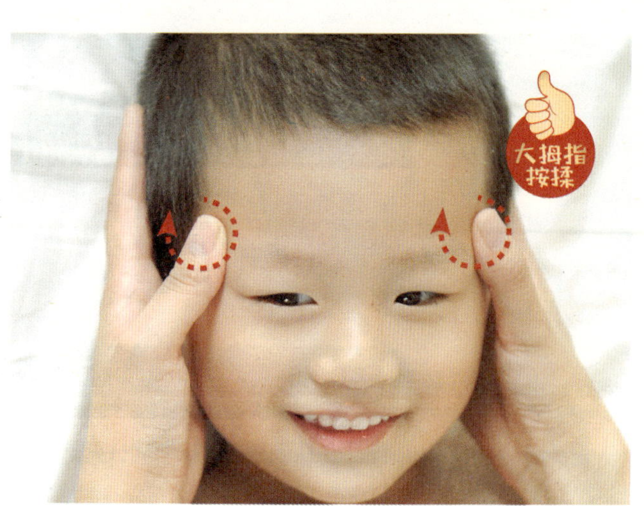

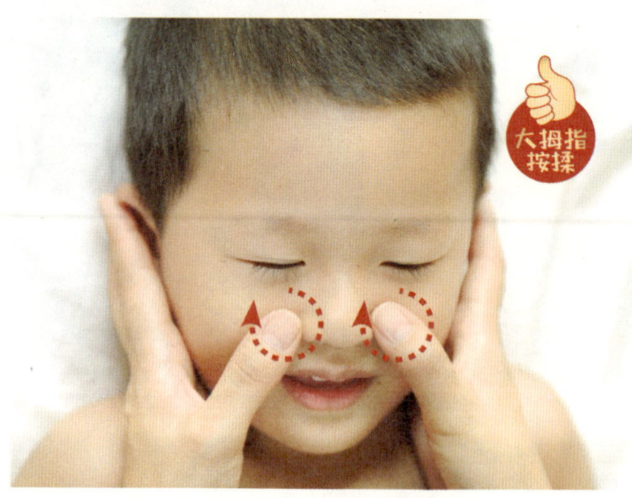

3 按揉太阳穴1分钟。太阳穴在前额两侧，外眼角延长线的上方，用双手大拇指按住两侧太阳穴，顺时针方向揉，注意力度要轻。

4 揉鼻两侧迎香穴2分钟。迎香穴在鼻翼外缘中点旁0.5寸，鼻唇沟中，左右各一个。用中指或大拇指按揉。

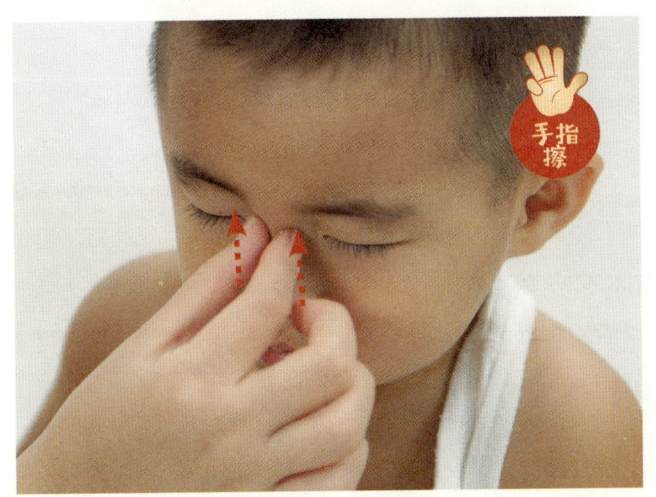

5 用拇指和食指在鼻两侧快速推擦，产生灼热感为止。

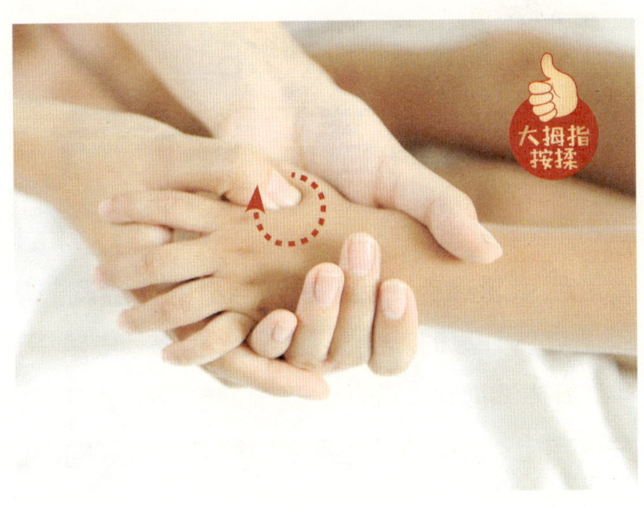

6 用大拇指按揉双手合谷穴各 2 分钟，称为揉合谷。合谷穴在手背大拇指和食指的虎口处。

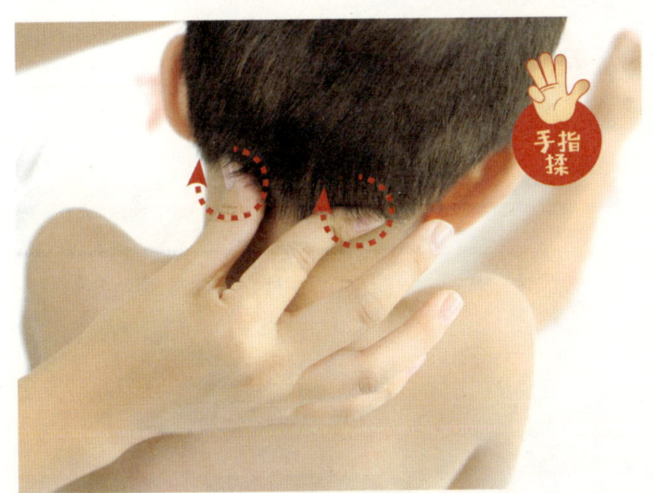

7 一只手扶住宝宝前额，另一只手拇指、食指点揉双侧风池穴 2 分钟。风池穴位于后颈中央凹陷旁开 2 寸处。用拇指和食指、中指的螺纹面相对用力拿捏。

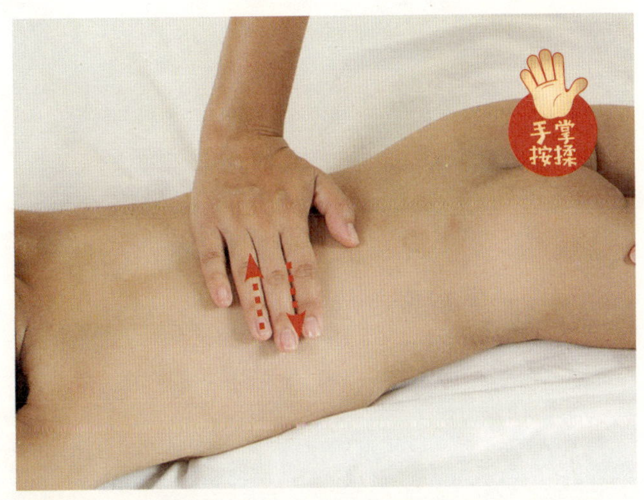

8 宝宝俯卧，用一手掌横擦背部，以透热为度。

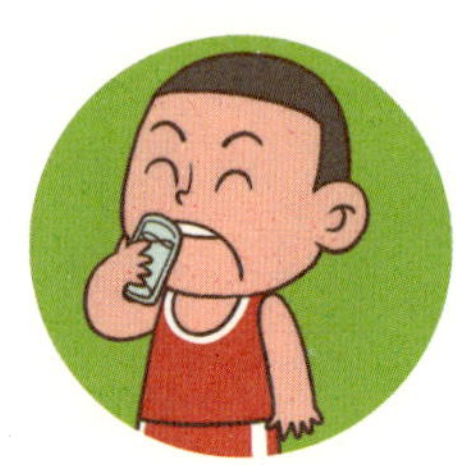

暑热症 清暑益气

宝宝暑热症一般是由于自身的体温调节功能还不完善，在气温突然升高时就会出现口渴、尿多、皮肤干燥、脸色苍白、汗少、身体消瘦这些症状。当发现宝宝体温升高，妈妈一定要密切关注宝宝，根据症状为宝宝缓解暑热带来的困扰。

揉揉按按，赶走常见病

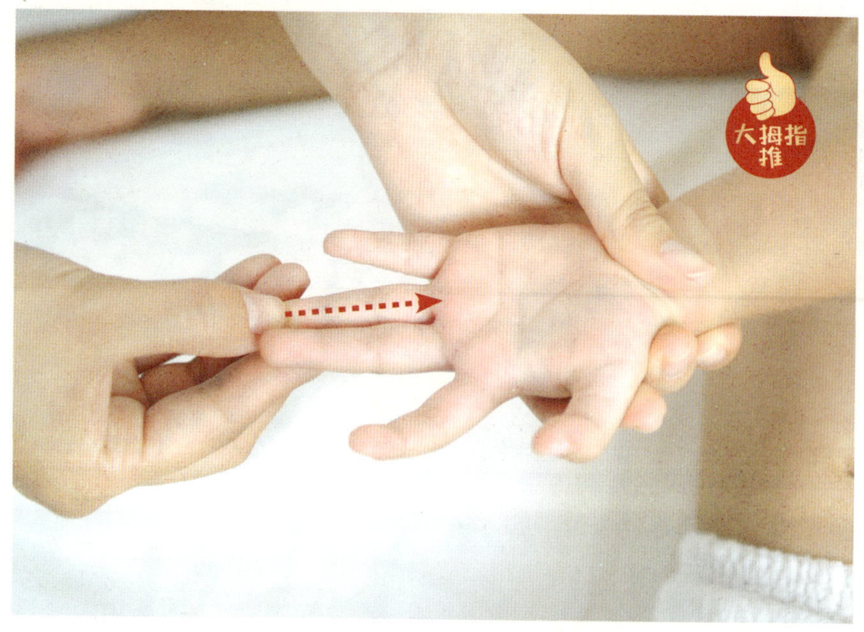

1 清肺经300次。肺经在无名指末节螺纹面处，清肺经时用大拇指和食指捏住宝宝的无名指，从指尖推向指跟。

医生手记

YISHENGSHOUJI

宝宝患上暑热症，妈妈首先做的就是让宝宝处于凉爽的环境下。如果宝宝出汗太多，妈妈可给宝宝洗2~3次温水浴，洗浴时多擦洗皮肤，使皮肤保持清洁，帮助汗腺分泌，以降低体温。

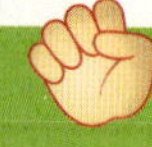

» 推拿力度

运用推法时，指掌等着力部分要紧贴皮肤，用力要稳，像推面团一样，不要硬压。

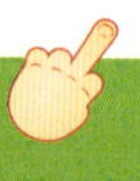

» 推拿方向

清——从指间往指跟

运——顺时针

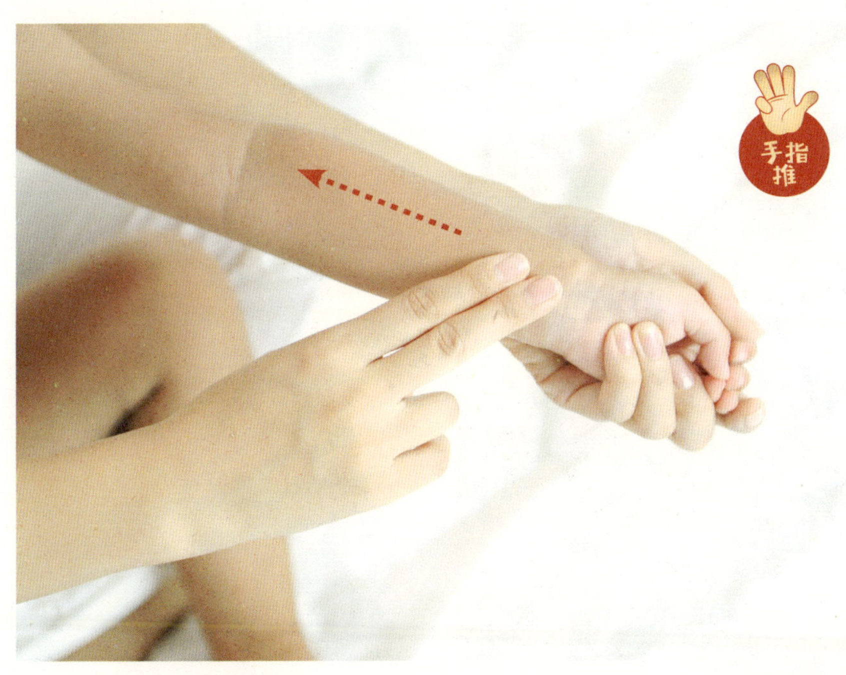

2 清天河水 500 次。用食指和中指从宝宝腕部横纹正中处直线推向肘部横纹处。

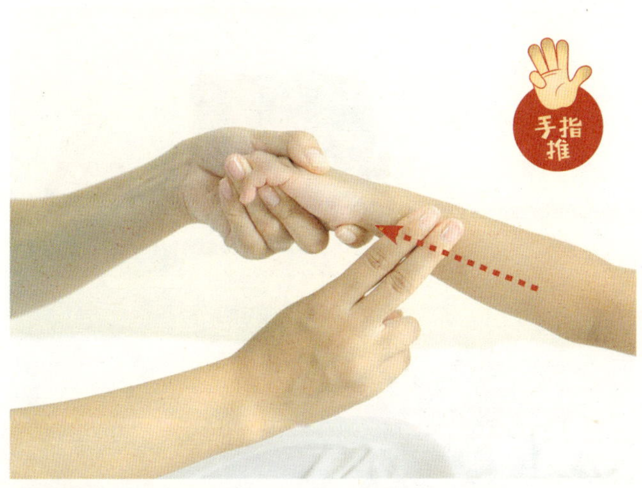

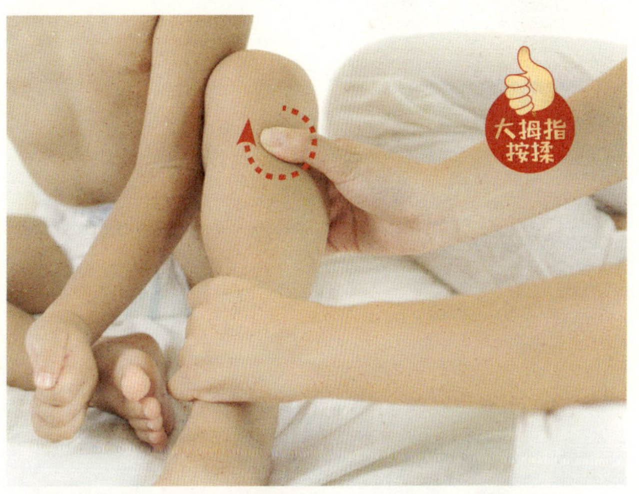

3 宝宝仰卧，推六腑 300 次。六腑是前臂靠小拇指那一侧，从手肘到手腕的一条线，用食指、中指自手肘推向手腕，就是推六腑。

4 用拇指指端按揉宝宝的足三里穴 1 分钟。足三里在外膝眼下 3 寸，胫骨旁开 1 寸处。

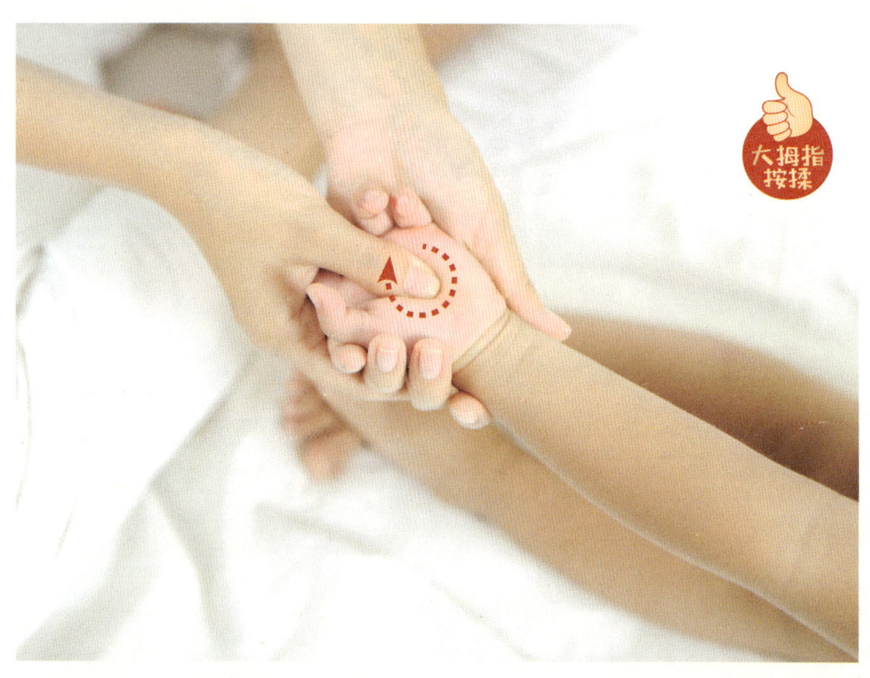

5 用大拇指按揉宝宝手部的内劳宫穴1分钟，即揉内劳宫。内劳宫在手心，自然握拳时中指指尖触到的位置。

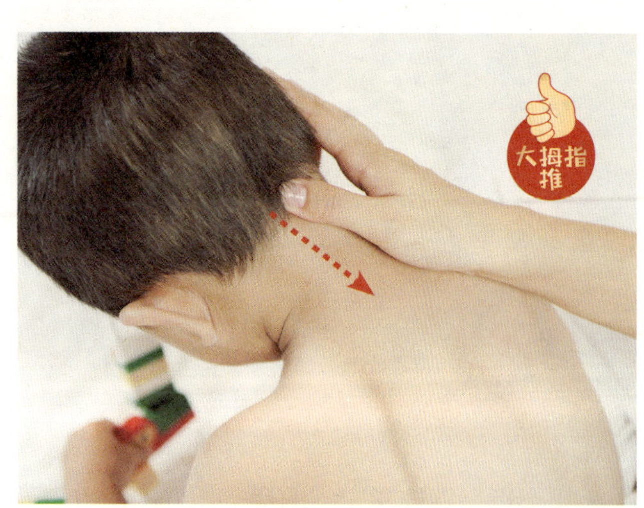

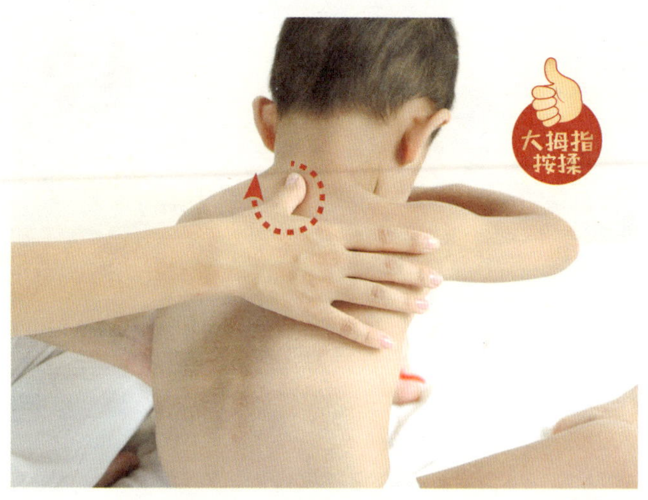

6 宝宝坐着，在宝宝背部从上向下直线推天柱骨100次。天柱骨在颈部正中线，自颈后枕骨下沿颈椎棘突至大椎呈一直线。

7 用大拇指按揉大椎穴2分钟。大椎穴位于后背的正中线上，第七颈椎下的凹陷处。

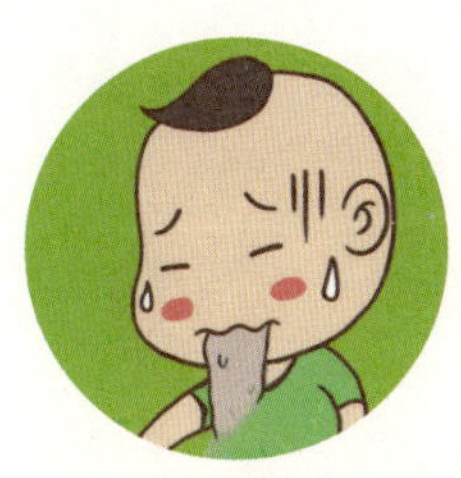

呕吐
和胃降逆

由于宝宝身体的生理特点，胃比较浅，所以，稍有不适，就会发生呕吐现象。知道这个原因，父母不用对宝宝呕吐过于惊慌，按照下面的手法给宝宝推拿，就可以缓解呕吐给宝宝带来的不适。

医生手记

YISHENGSHOUJI

宝宝发生呕吐时，要及时把宝宝的头侧向一边，以免呕吐物呛入气管导致窒息。另外，患儿要减少活动，饮食要清淡。

揉揉按按，赶走常见病

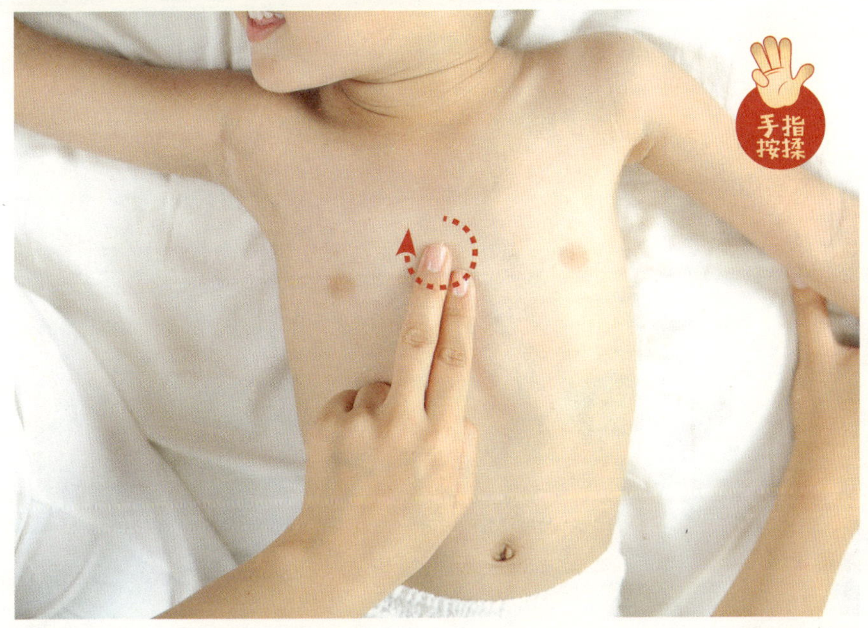

» 推拿力度

揉动时，按压在皮肤上不要移动，手法要温和，力度不轻不重。

» 推拿方向

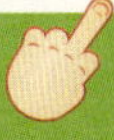

推——从上往下

运——顺时针

1 用中指指端轻轻按揉膻中穴 2 分钟。膻中穴在前胸中心线上，两乳头连线的中点。

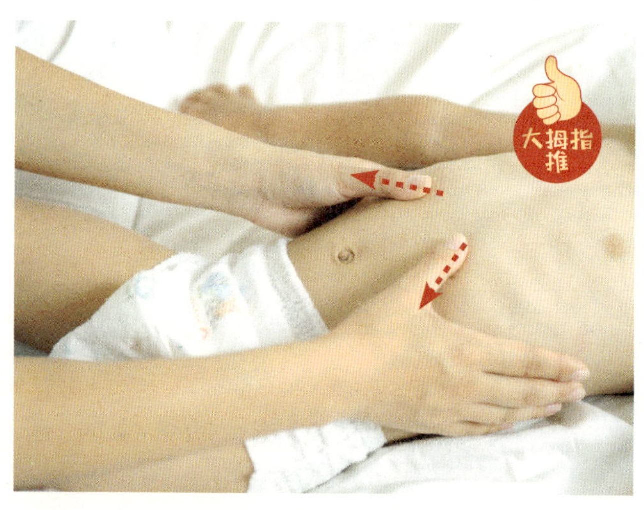

2 分推腹阴阳 30~50 下。用两个大拇指，从中脘穴至脐向两边分推。

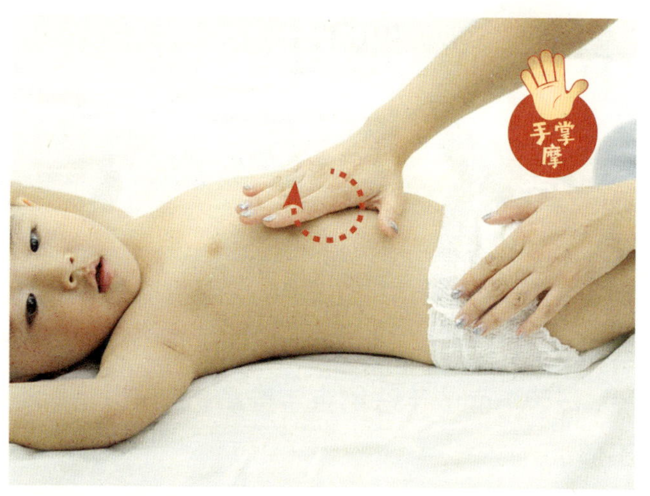

3 分别以顺时针或逆时针方向摩腹各 1 分钟。

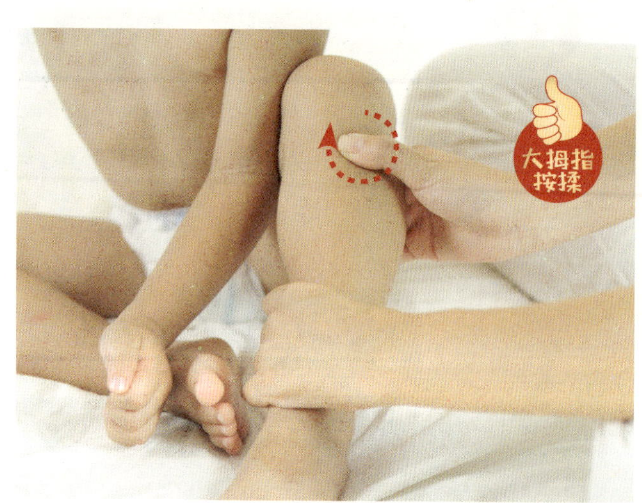

4 用拇指指端按揉足三里穴 1 分钟。足三里在外膝眼下 3 寸，胫骨旁开 1 寸处。

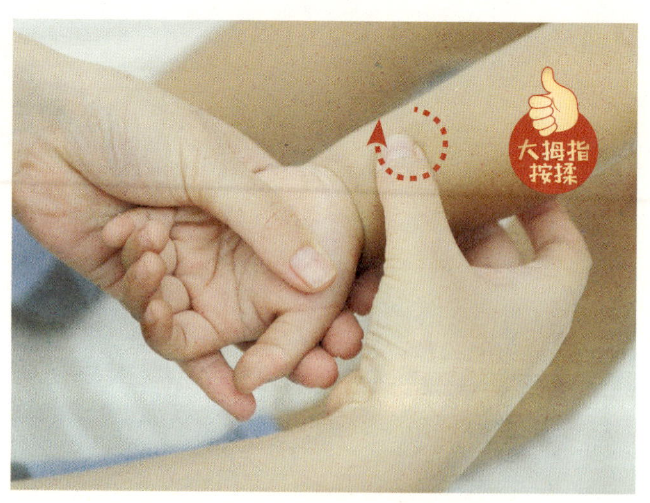

5 按揉内关穴 1 分钟。内关穴位于前臂正中，腕横纹上 2 寸处。

饮食过多或不卫生引起的呕吐

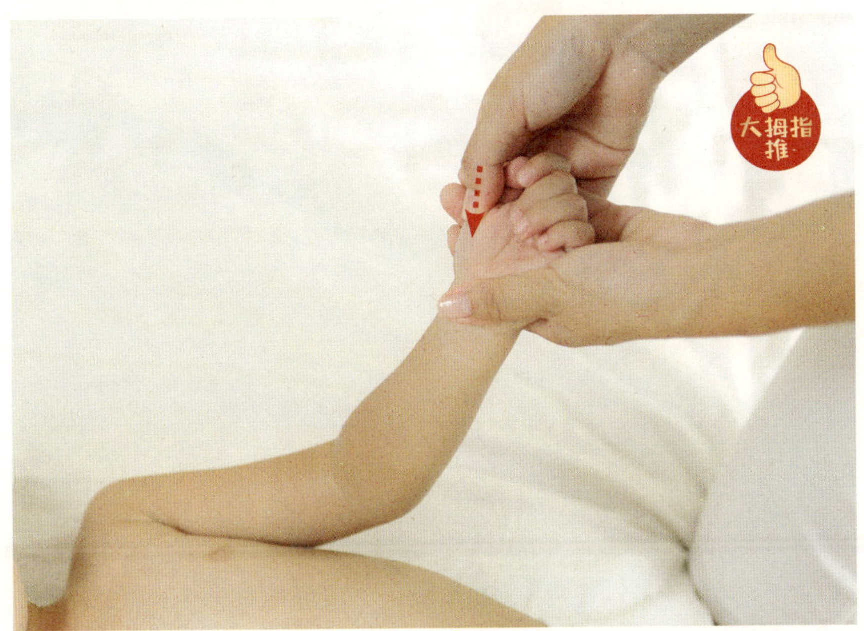

1 清胃经 300 下。胃经位于拇指掌面近掌端第 1 节，从指尖向指根方向直线推为清。

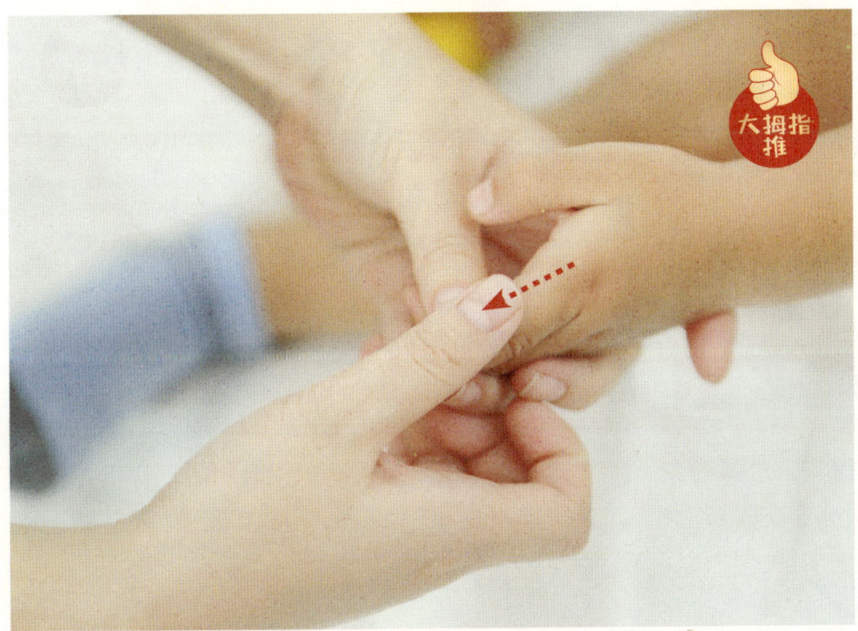

2 清大肠经 300 下。大肠经在食指外侧缘，自食指尖至虎口成一直线。清大肠经就是从虎口向食指指尖的外侧直线推动。

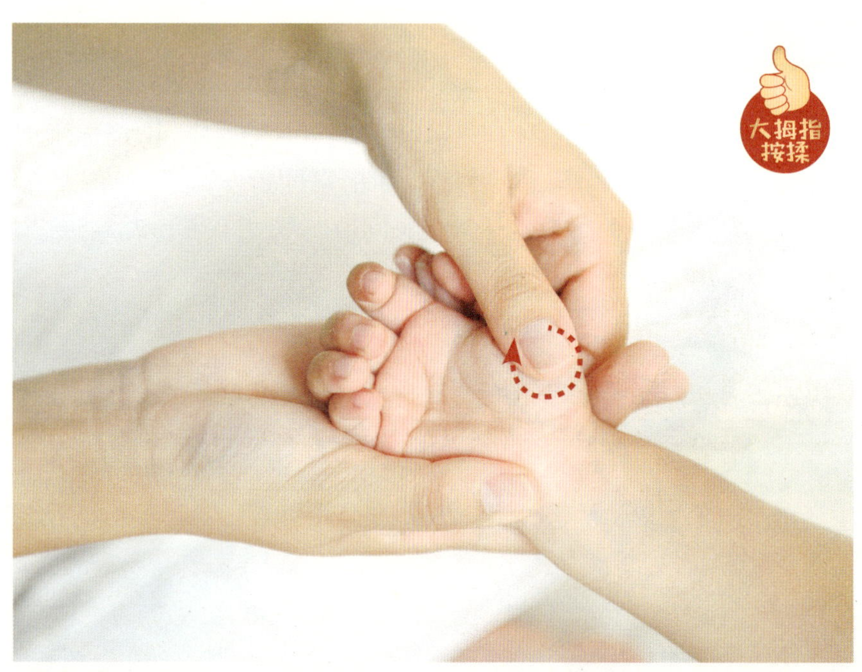

3 揉板门 100 下。板门在手掌的大鱼际处，用拇指轻轻按揉。

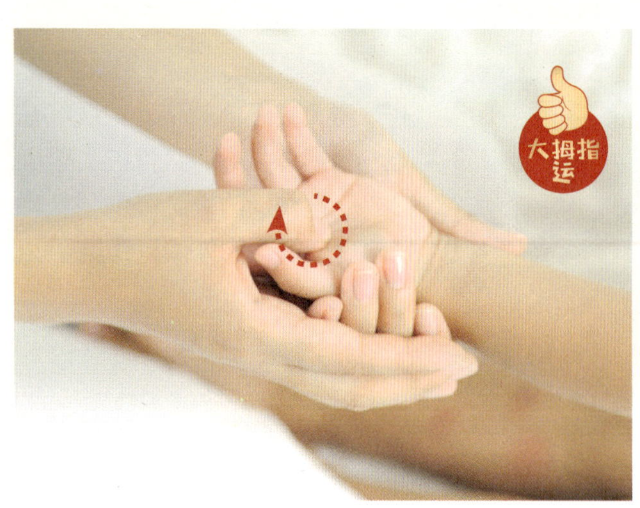

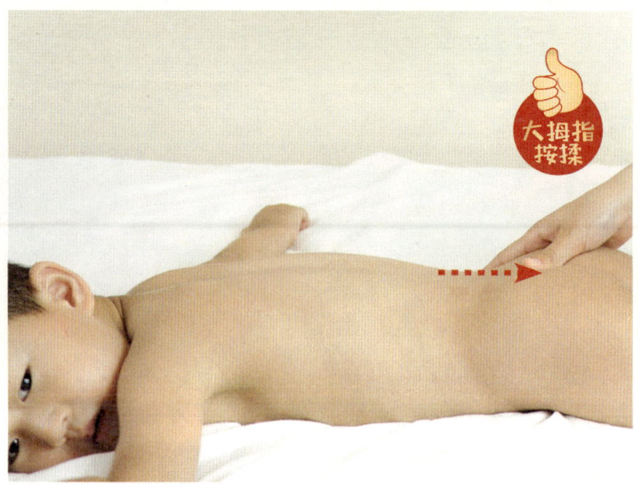

4 运内八卦 100 下。以掌心（劳宫穴）为圆心，以圆心至中指根横纹内 2/3 和外 1/3 交界点为半径，画一个圆，八卦穴即在此圆上。用大拇指以顺时针方向在手心画此圆，即运内八卦。

5 推下七节骨 100 下。七节骨位于第四腰椎至尾椎骨端成一直线，自上向下推就是推下七节骨。

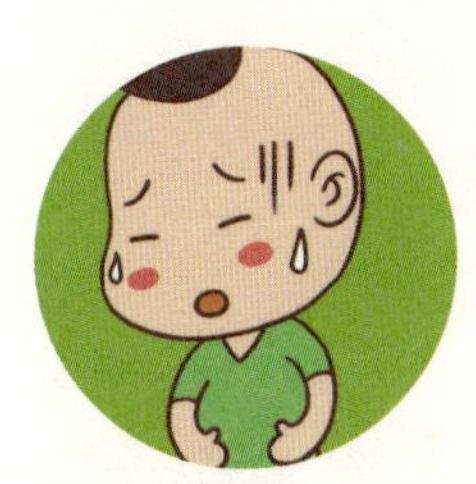

腹痛
消积顺气

引起宝宝腹痛的原因很多，有的是由于饮食无规律、不卫生，有的是因为着凉、肚里有蛔虫，有的则因为情绪不好等。父母平时应该注意让宝宝保持愉悦的心情，规律饮食，根据气温添减衣物。

揉揉按按，赶走常见病

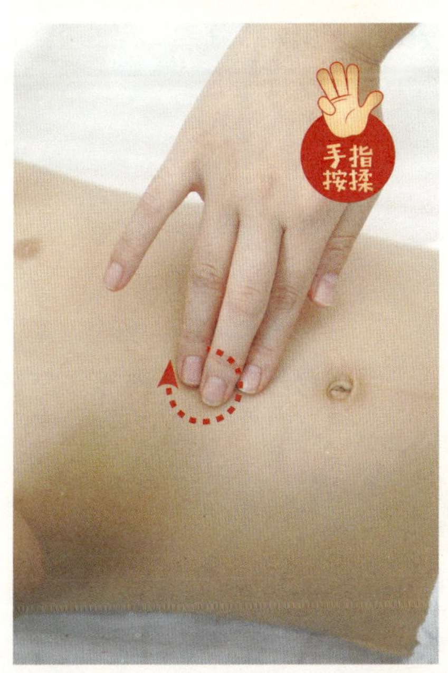

1 用指端按揉中脘穴1分钟，称揉中脘。中腕在脐上4寸，剑突与脐连线的中点处。

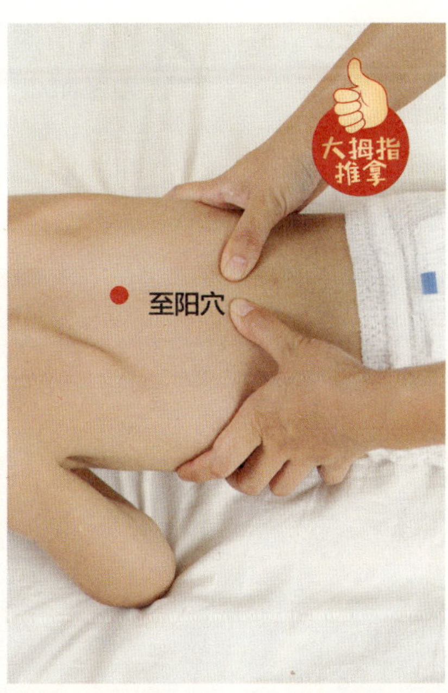

2 按脾俞穴、至阳穴处肌肉各1分钟。脾俞位于第十一胸椎棘突下，旁开1.5寸。至阳穴在第七胸椎棘突下凹陷中。

医生手记

YISHENGSHOUJI

宝宝体质娇嫩，腹部保暖很重要，注意不要吃一些变质辛辣和冷饮类食物，饮食要有节制，注意食物卫生。如果宝宝腹痛严重，要立即送往医院检查治疗。

» 推拿力度

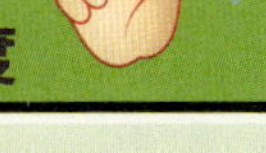

用捏法时，手指要轻巧灵敏，力量贯注于指端，柔和并渗透。

» 推拿方向

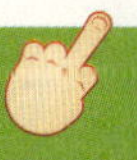

揉——顺时针

横擦——左右来回

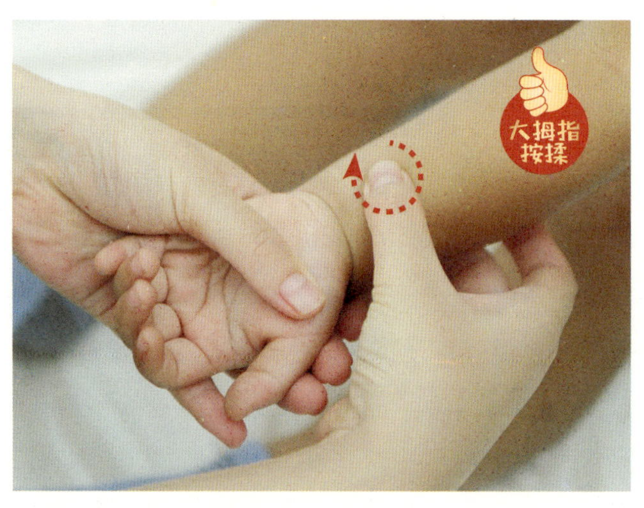

3 按揉内关穴 1 分钟。内关穴位于前臂正中，腕横纹上 2 寸处。

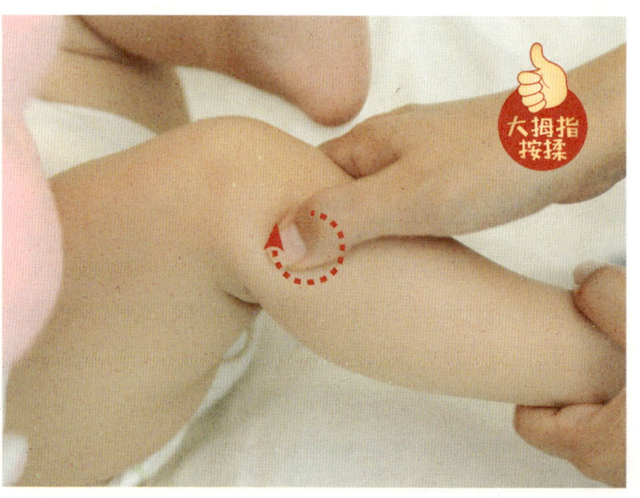

4 用拇指指端按揉足三里穴 1 分钟。足三里在外膝眼下 3 寸，胫骨旁开 1 寸处。

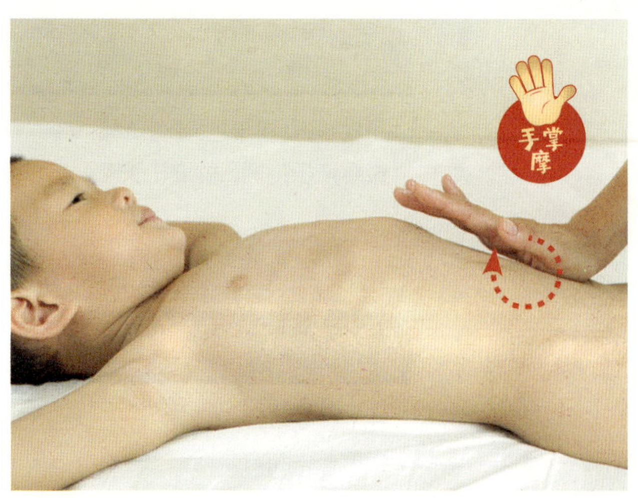

5 分别顺时针或逆时针摩腹 3 分钟。

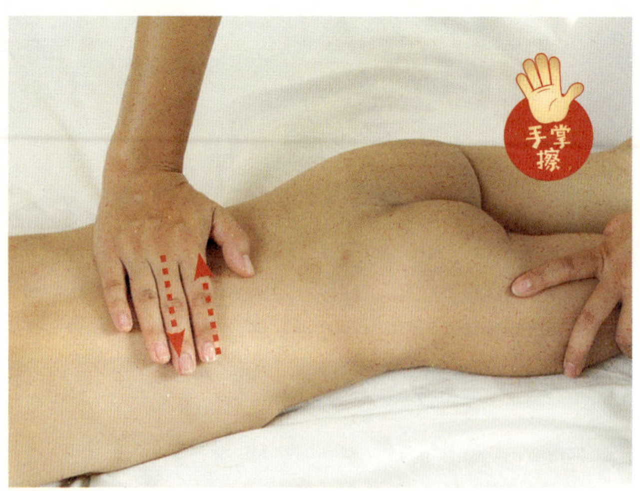

6 用手掌横擦背部，以透热为度。

饮食不卫生引起的腹痛

吃了不干净的食物而腹痛的宝宝，往往不想吃东西，肚子一痛就想大便，便后肚痛减轻，还会经常嗳气且气味腐臭，非常抵触大人揉按他的腹部。

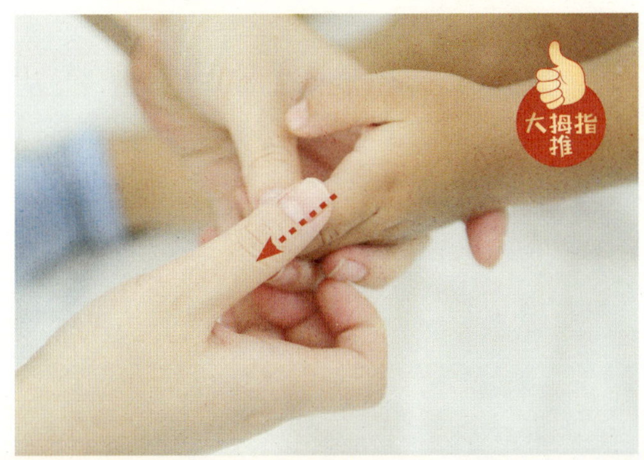

1 清大肠 100 下。大肠经在食指外侧缘，自食指尖至虎口成一直线。清大肠经就是从虎口向食指指尖的外侧直线推动。

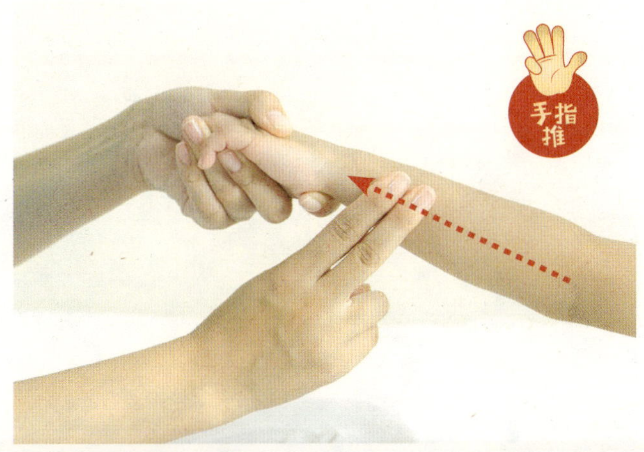

2 推六腑 100 下。六腑是前臂靠小拇指那一侧，从手肘到手腕的一条线，用食指、中指自手肘推向手腕，就是推六腑。

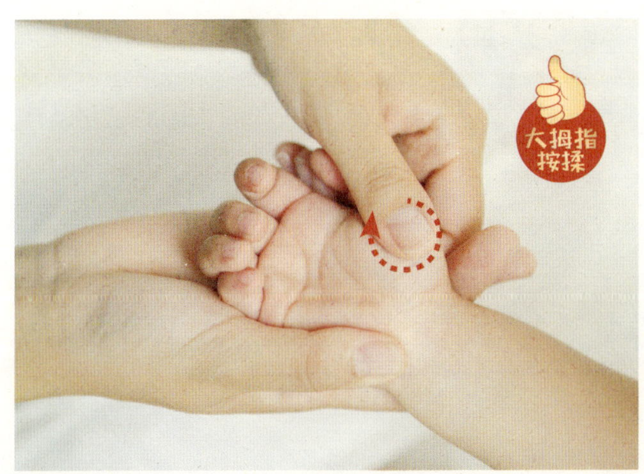

3 揉板门 100 下。板门在手掌的大鱼际处，用拇指轻轻按揉。

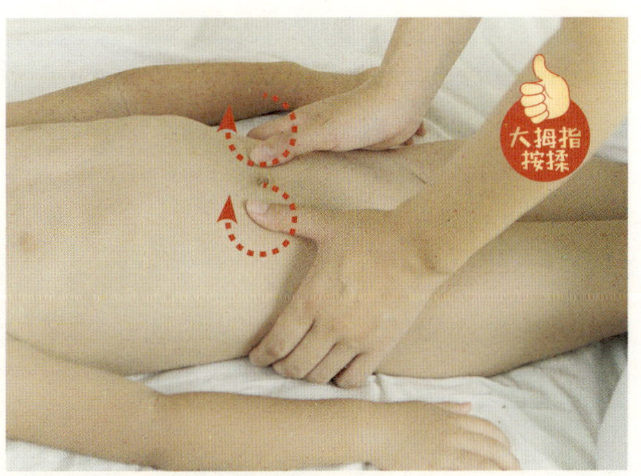

4 用大拇指指端按揉天枢穴 1 分钟。天枢穴位于腹部，肚脐旁开 2 寸。

虫积引起的腹痛

由虫积引起腹痛的宝宝最大的特点是肚脐周围痛，时痛时不痛，睡觉时磨牙，喜欢吃东西但面黄肌瘦。父母不妨带孩子到医院做个检查，根据结果确定是否服用驱虫药，同时可以配以推拿手法，帮助宝宝缓解疼痛。

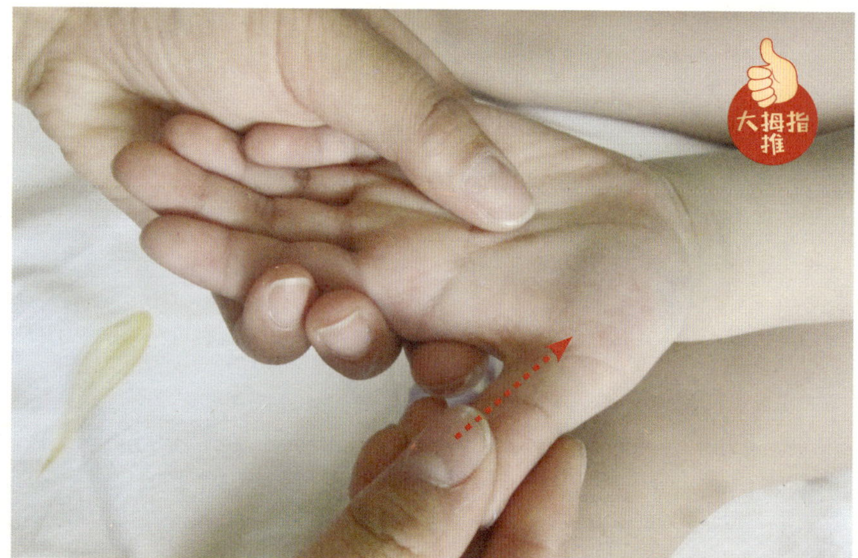

1 清脾经 100 下。清脾经是从指尖向指根方向直线推拇指螺纹面。

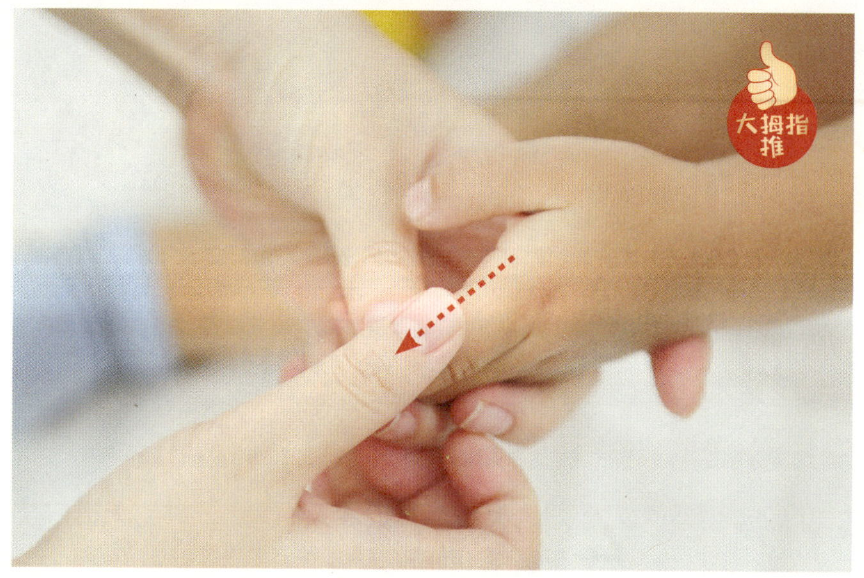

2 清大肠经 200 下。大肠经在食指外侧缘，自食指尖至虎口成一直线。清大肠经就是从虎口向食指指尖的外侧直线推动。

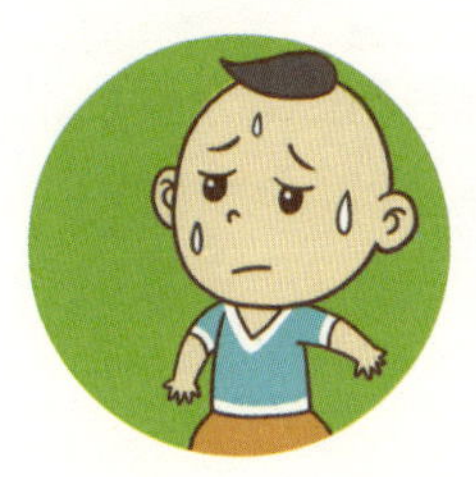

便秘
行气通便

小孩子很容易发生便秘，一般是由于饮食和作息时间不规律，没有养成按时排便的习惯而造成的。大便解不出，宝宝会因腹胀不舒服。

揉揉按按，赶走常见病

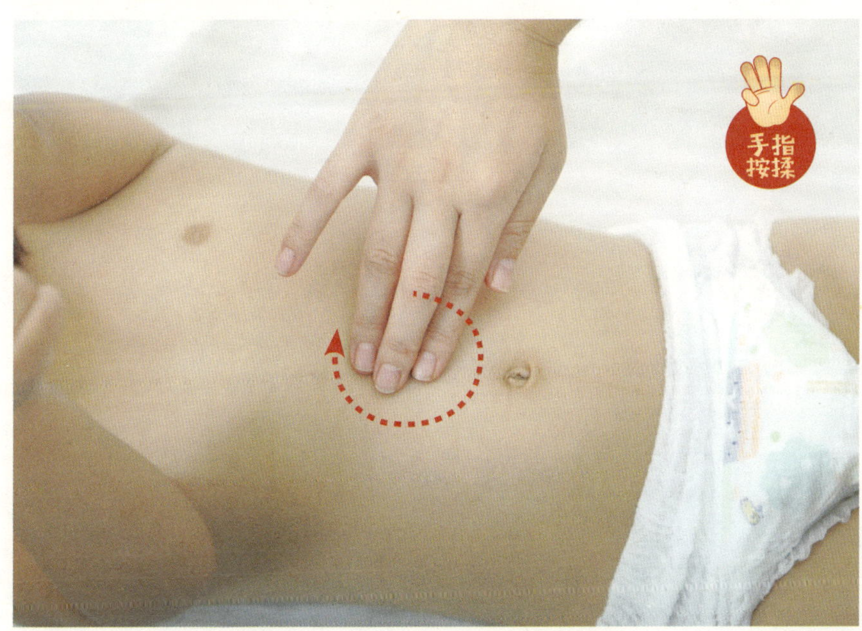

1 用指端按揉中脘穴1分钟，称揉中脘。中脘穴在脐上4寸，剑突与脐连线的中点处。

医生手记

YISHENGSHOUJI

宝宝便秘，在必要的时候可以用开塞露帮助宝宝排便。平时要让宝宝养成多喝水的习惯，应经常做些粗粮和含有粗纤维的蔬菜食物。另外，宝宝还要养成定时排便的习惯。

» 推拿力度

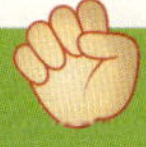

要由轻而重，让宝宝感到一定的压迫感后，再慢慢放松减压。

» 推拿方向

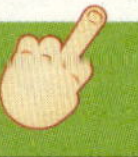

推按——从上往下

揉——顺时针

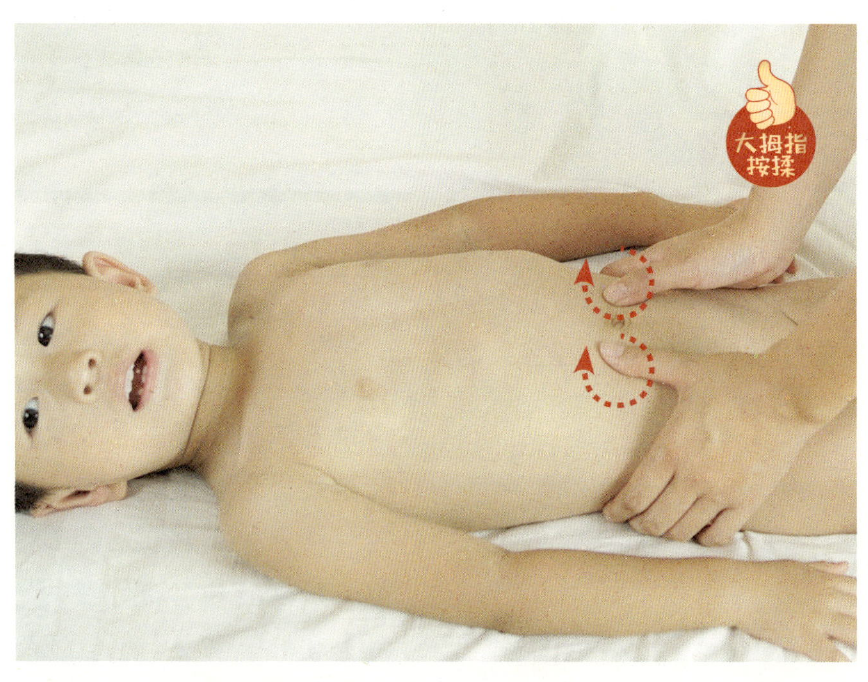

2 用大拇指指端按揉天枢穴 1 分钟。天枢穴位于腹部，肚脐旁开 2 寸用。

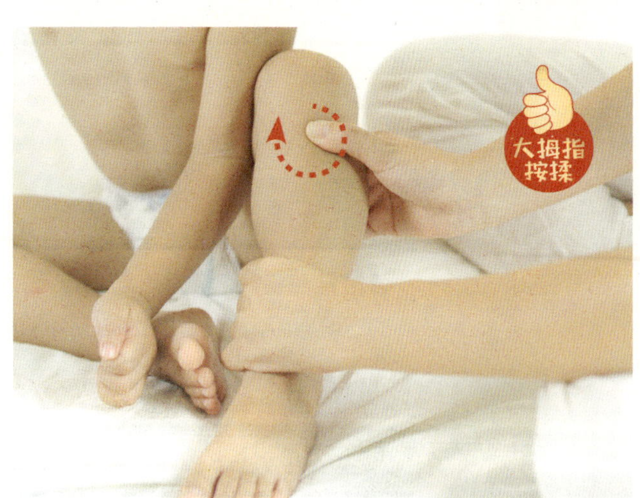

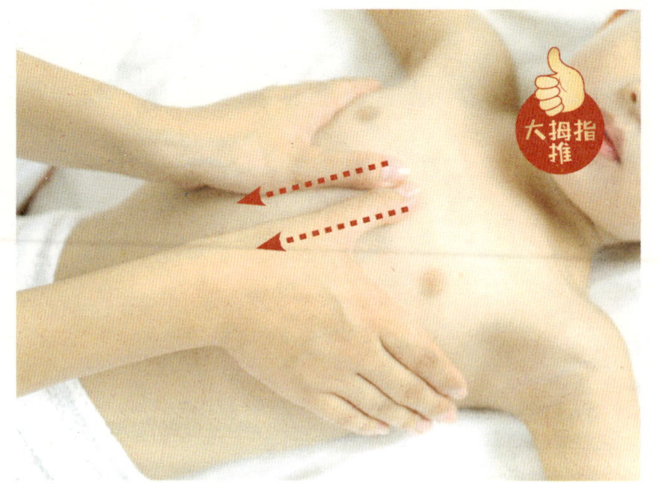

3 用拇指指端按揉足三里穴 1 分钟。足三里在外膝眼下 3 寸，胫骨旁开 1 寸处。

4 用两掌根从膻中穴开始，向下按推至脐下关元穴，反复 10 次。膻中穴位于前正中线，两乳头连线中点。关元穴位于脐下 3 寸，在腹部正中线上。

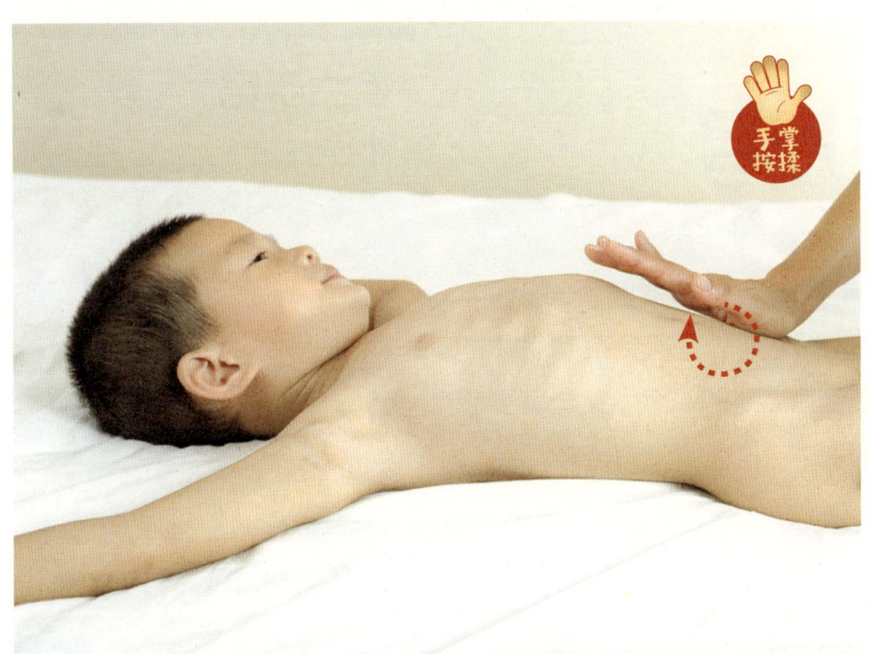

5 用手掌顺时针摩腹 5 分钟。

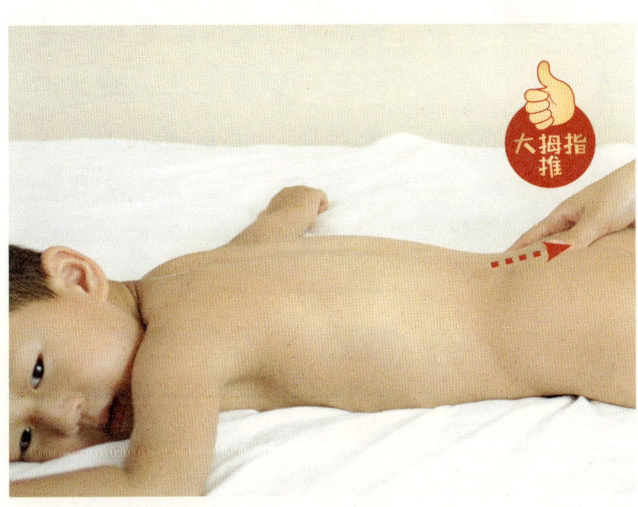

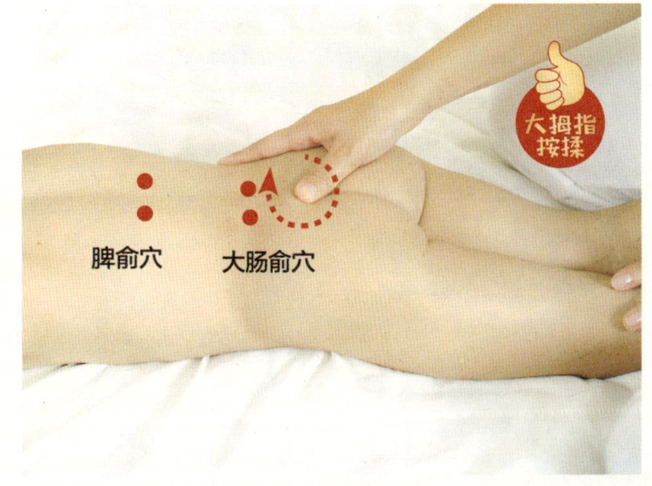

6 用大拇指推下七节骨 500 下。七节骨位于第四腰椎至尾椎骨端成一直线，自上向下推就是推下七节骨。

7 揉龟尾穴 1 分钟，点揉脾俞穴、大肠俞穴各 1 分钟。龟尾穴在尾椎骨端，就是脊柱的最下端。脾俞穴在背部，第十一胸椎棘突下旁开 1.5 寸。大肠俞穴在腰部，当第四腰椎棘突下，旁开 1.5 寸。

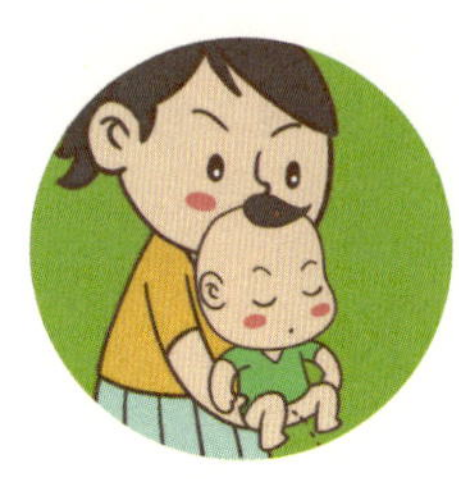

腹泻
化湿止泻

作为父母都有这样的经历，宝宝一旦生病就医，一般医生都会问及大便情况。可见，宝宝的大便正常与否关系到身体的健康状况。如果腹泻，那么就是伤到宝宝的脾胃了，父母就要想办法为宝宝调理脾胃，改善腹泻情况。

揉揉按按，赶走常见病

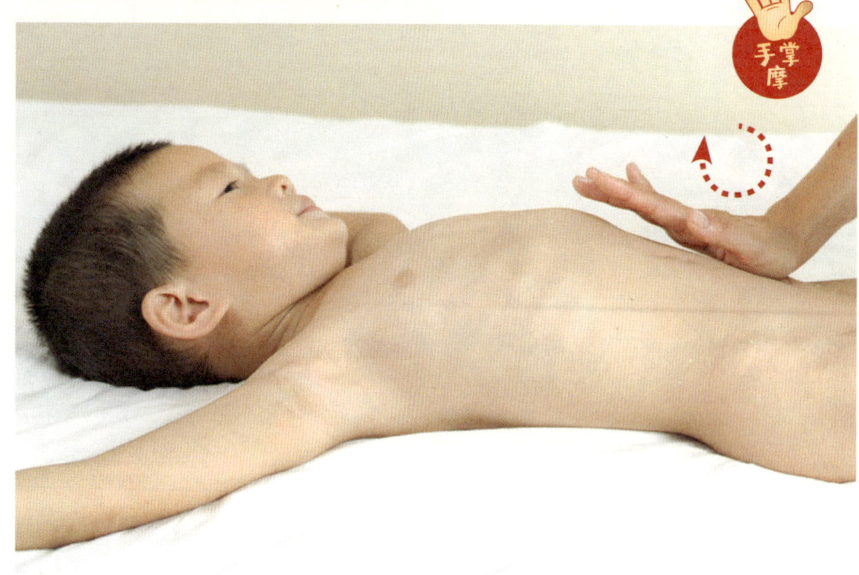

1 用手掌逆时针摩腹 5 分钟。

医生手记

YISHENGSHOUJI

爸爸妈妈要注意，在宝宝腹泻症状仍未能控制时，如炎症急性期，应少食以减轻胃肠负担，不应过早地进行所谓“补”的饮食，而在症状控制后的恢复期，才逐渐加强食物中的营养成分。对于腹泻的宝宝，饮食要定量定时，但不能够禁食。夏季是腹泻多发的季节，父母尤其要注意宝宝的饮食卫生。腹泻时最好的饮食就是米汤，大米汤或小米汤，可以帮助宝宝恢复胃肠功能。

» 推拿力度

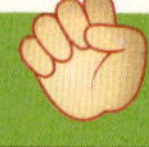

摩法要求掌、腕和缓协调，用力均匀，就像抚摸猫咪一样。

» 推拿方向

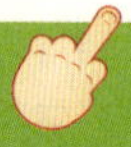

推——从下往上
摩——逆时针

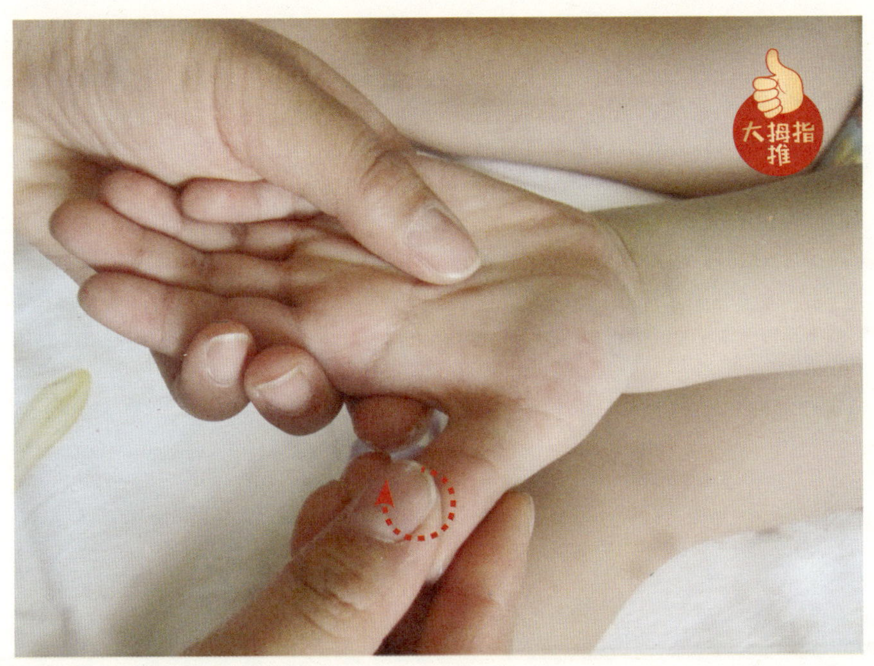

2 补脾经 300 下。脾经在拇指末节螺纹面处。旋推为补脾经。

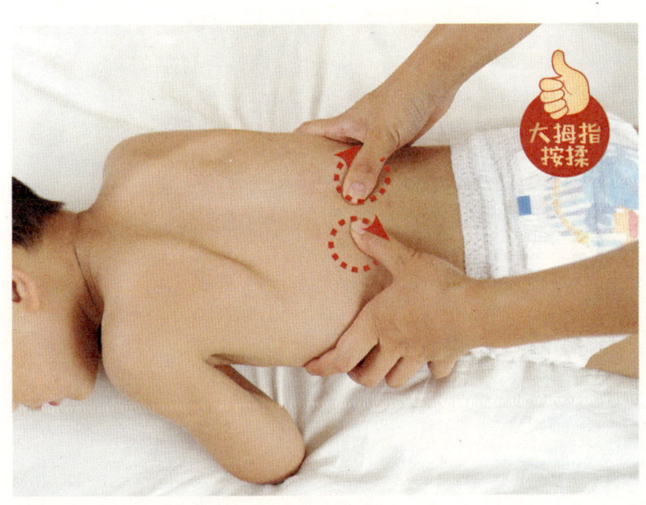

3 按揉脾俞穴 1 分钟。脾俞穴位于第十一胸椎棘突下，旁开 1.5 寸。

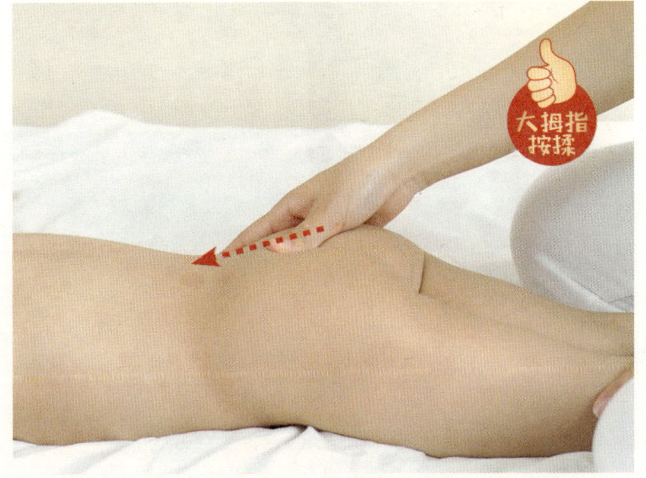

4 宝宝俯卧，用大拇指推上七节骨 100 下。七节骨位于第四腰椎至尾椎骨端成一直线，自下向上推就是推上七节骨。

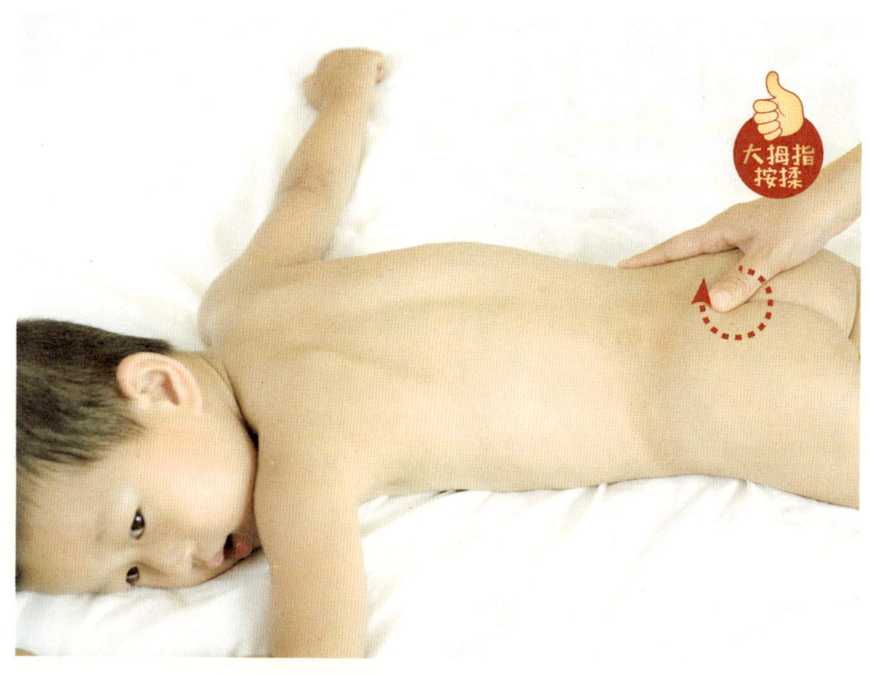

6 重揉龟尾穴1分钟。龟尾穴在尾椎骨端，就是脊柱的最下端。

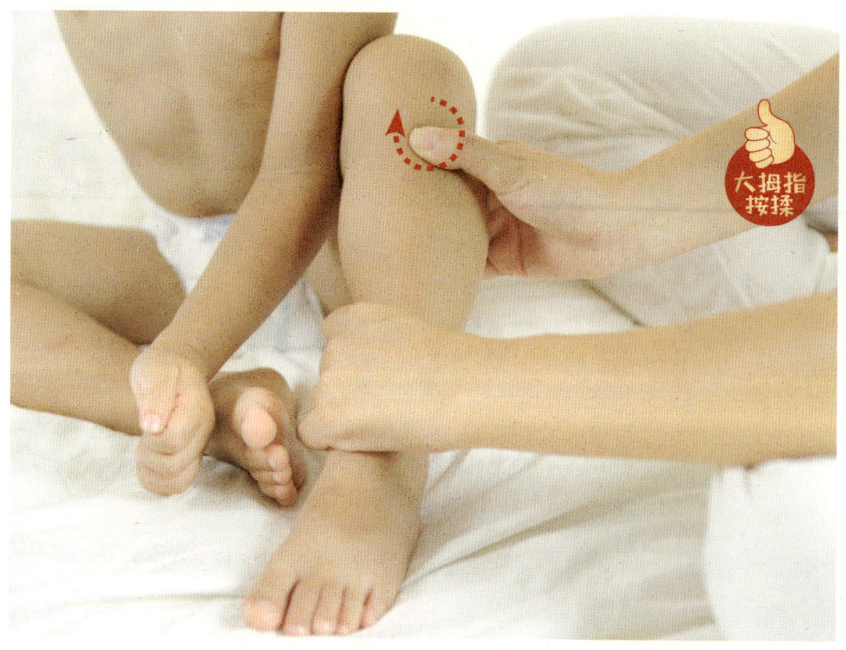

7 用拇指掐双侧足三里穴各1分钟。足三里在外膝眼下3寸，胫骨旁开1寸处。

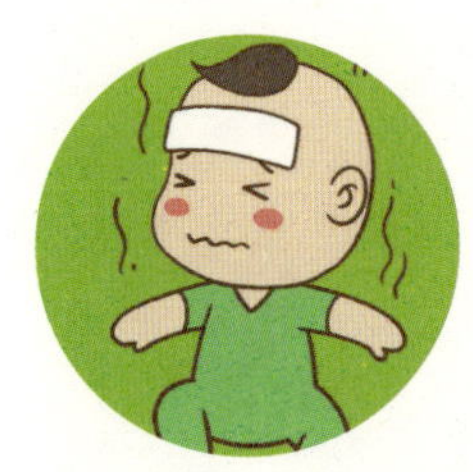

腹胀
行气消胀

引起宝宝腹胀的原因是多方面的，主要是因为宝宝脏腑娇嫩，容易引起脾虚。脾虚可导致消化功能失常，出现肠道菌群失调、消化不良等症状。父母要注意合理安排宝宝的饮食，少食用容易在消化道内发酵并产生气体的食物，如甘薯、甜瓜等。

揉揉按按，赶走常见病

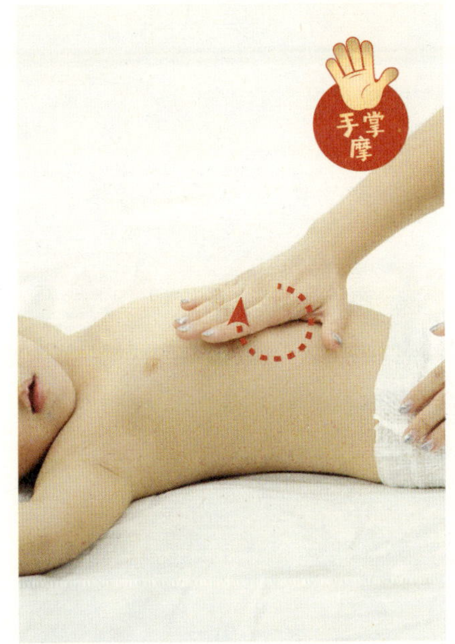

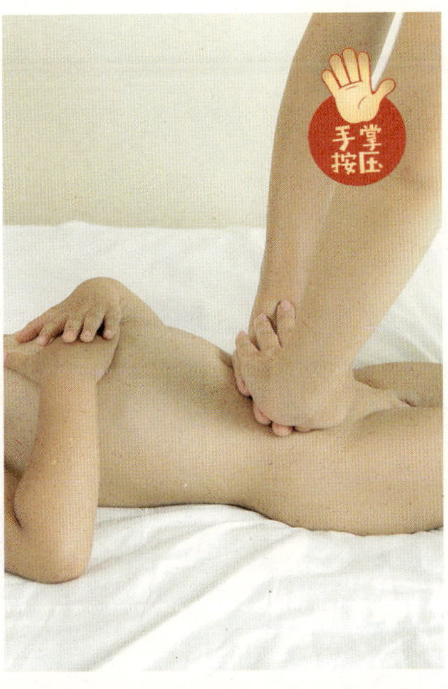

1 宝宝仰卧，用掌心对准中脘穴位，顺时针摩动1分钟。中脘在脐上4寸，剑突与脐连线的中点处。

2 双手掌相叠，掌心对准肚脐，轻轻按压并震颤约1分钟，然后突然提起双掌，这样一按一松，反复5~10遍。

医生手记

YISHENGSHOUJI

预防小儿腹胀，给宝宝吃的食材必须新鲜。多吃富含膳食纤维的食物，如蔬菜、水果、粗粮，不吃变质、腐烂、过夜的食物，存放在冰箱的熟食和生食不能过久，熟食应再次加热。生吃的食品要清洗干净，最好用开水洗烫。

» 推拿力度

要由轻而重，让宝宝感到一定的压迫感后，再慢慢放松减压。

» 推拿方向

按——从上往下

按揉——顺时针

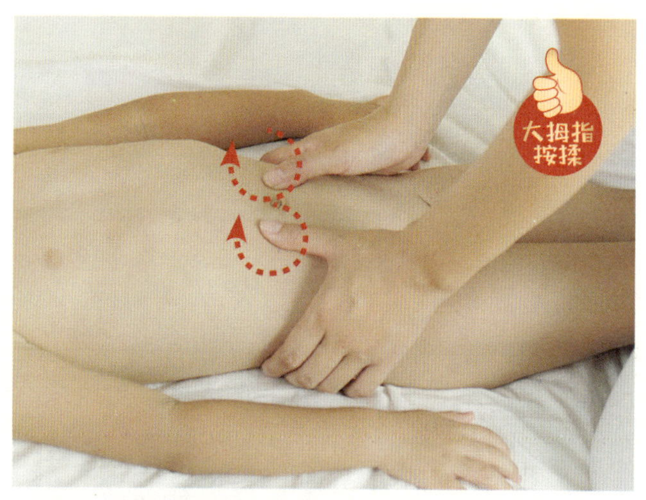

3 用拇指指端按揉天枢穴1分钟。天枢穴位于腹部，肚脐旁开2寸。

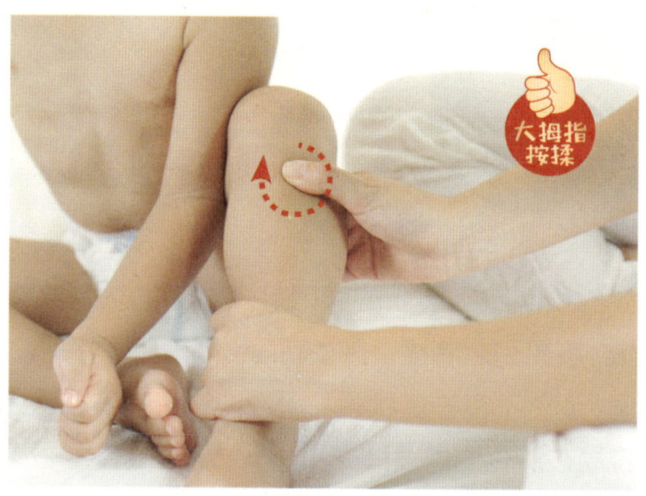

4 用拇指指端按揉足三里穴1分钟。足三里在外膝眼下3寸，胫骨旁开1寸处。

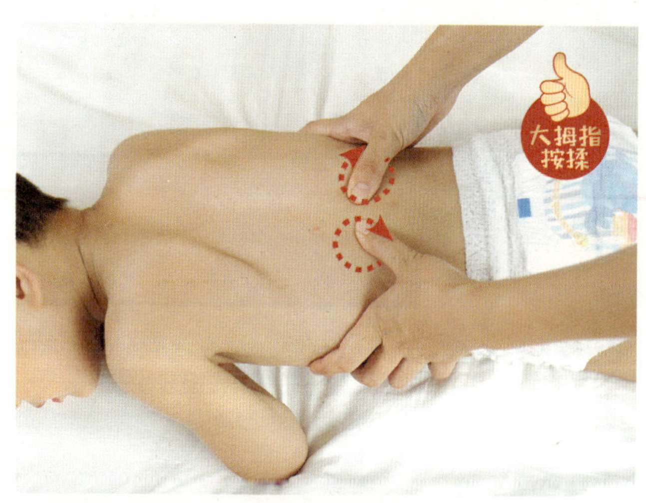

5 宝宝俯卧，按揉脾俞穴1分钟。脾俞位于第十一胸椎棘突下，旁开1.5寸。

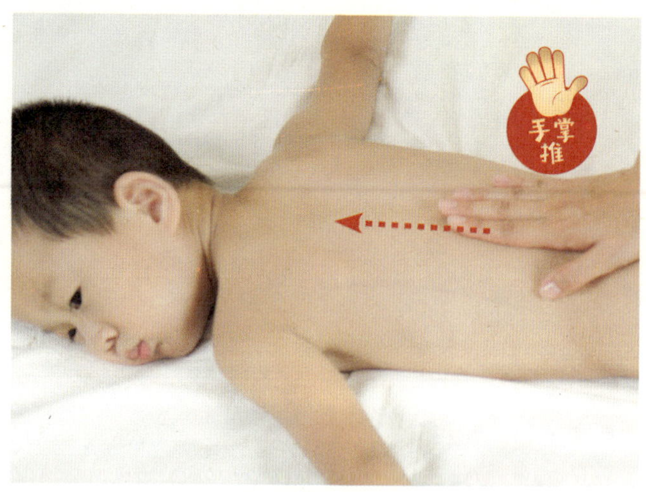

6 用单掌的掌根从宝宝腰骶部向上直推到背部，以透热为度。

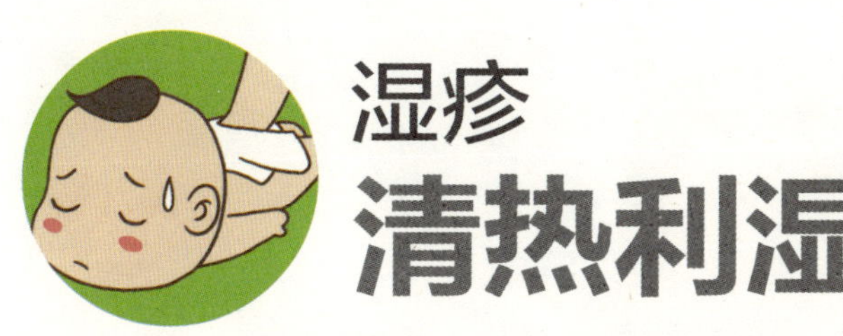

湿疹
清热利湿

如今过敏体质的宝宝越来越多，其中表现为湿疹的宝宝较为常见。患上湿疹时非常痒，夜晚还会加重，宝宝因此哭闹不安。一般患了湿疹，其面积会慢慢扩大，常常让宝宝瘙痒难忍。

医生手记

YISHENGSHOUJI

一般过敏体质的宝宝易患湿疹，因此，过敏体质的宝宝一方面要去医院检查过敏原，另一方面在饮食上要远离容易引起过敏的食物，在穿着上要选择纯棉衣物。

揉揉按按，赶走常见病

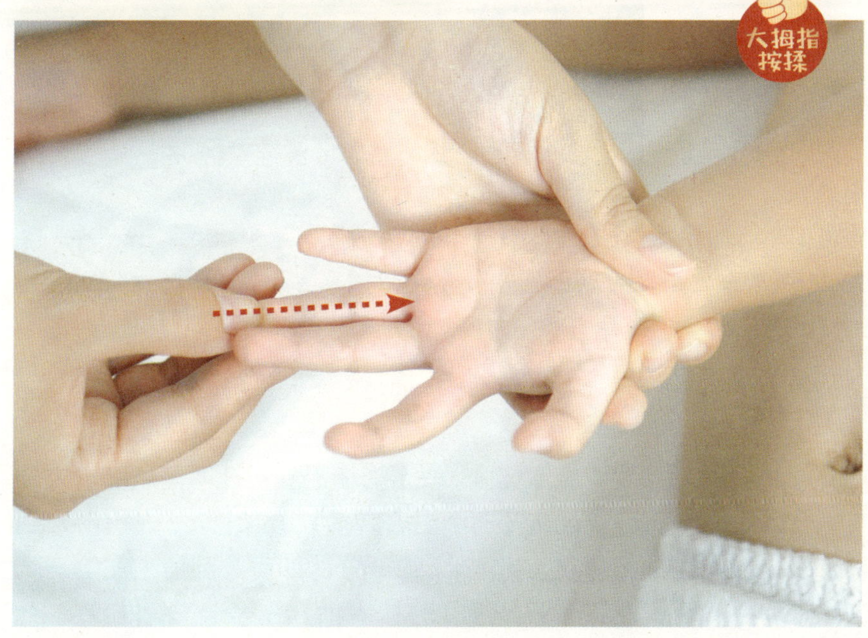

1 清肺经 300 下。肺经在无名指末节螺纹面处，清肺经时用大拇指和食指捏住宝宝的无名指，从指尖推向指跟。

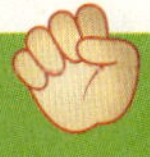

» 推拿力度

运用推法时，指掌等着力部分要紧贴皮肤，用力要稳。

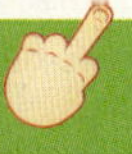

» 推拿方向

清——从指尖往指跟

按揉——顺时针

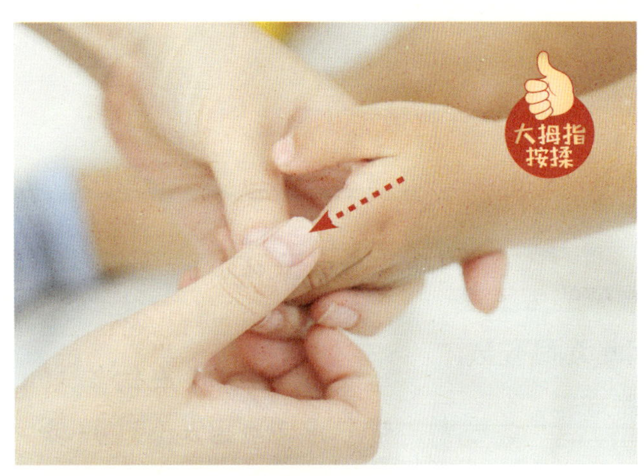

2 清大肠 100 下。大肠经在食指外侧缘，自食指尖至虎口成一直线。清大肠经就是从虎口向食指指尖的外侧直线推动。

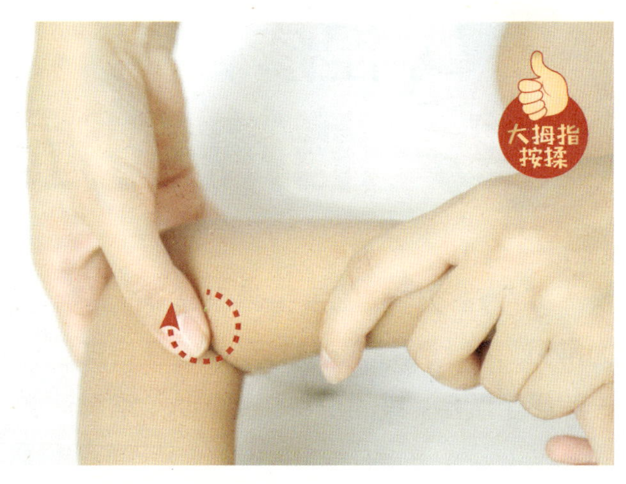

3 用大拇指按揉曲池穴 1 分钟。屈肘时，肘横纹外侧端的凹陷处就是曲池穴。可让宝宝弯曲手肘。

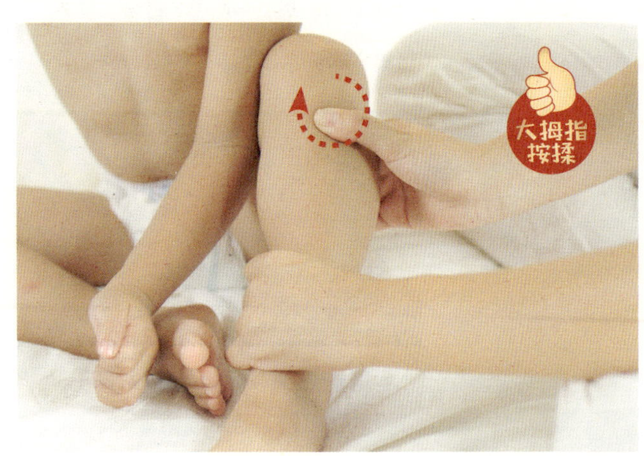

4 用拇指指端按揉足三里穴 1 分钟。足三里在外膝眼下 3 寸，胫骨旁开 1 寸处。

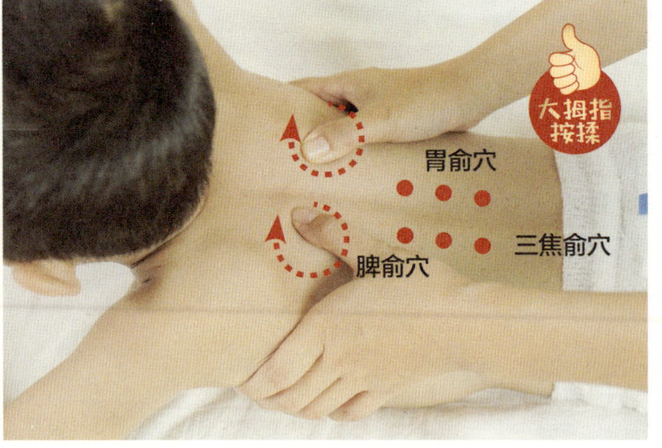

5 宝宝俯卧，双手拇指沿着脊柱两侧从肺俞穴开始向下揉，沿着脾俞穴，胃俞穴，三焦俞穴到肾俞穴，来回揉，约 5 分钟即可。肺俞穴在第三胸椎棘突下，旁开 1.5 寸。脾俞穴在第十一胸椎棘突下，胃俞穴在第十二胸椎棘突下，旁开 1.5 寸。三焦俞穴位于腰部，在第 1 腰椎棘突下旁开 1.5 寸处。肾俞在第二腰椎棘突下，旁开 1.5 寸。

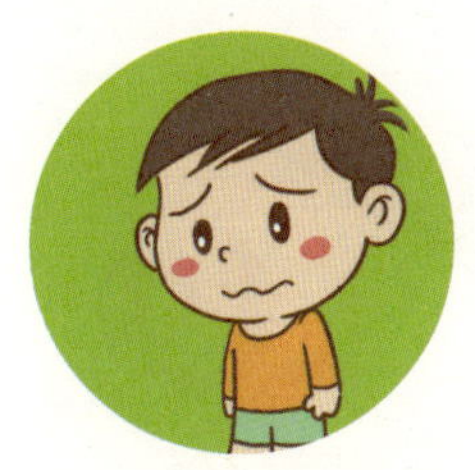

佝偻病
健脾柔肝

患有佝偻病的宝宝往往烦躁不安，睡觉易惊多汗，食欲缺乏，严重时，宝宝会出现鸡胸，“O”形腿和“X”形腿。一般人认为是缺钙的原因，其实，先天和后天的因素都会有一些。

医生手记

YISHENGSHOUJI

父母要格外关注宝宝的饮食营养情况，及早发现问题对症治疗，避免宝宝佝偻病的发生。佝偻病患儿平时要多晒太阳，以利于身体对钙的吸收，促进骨骼生长。

揉揉按按，赶走常见病

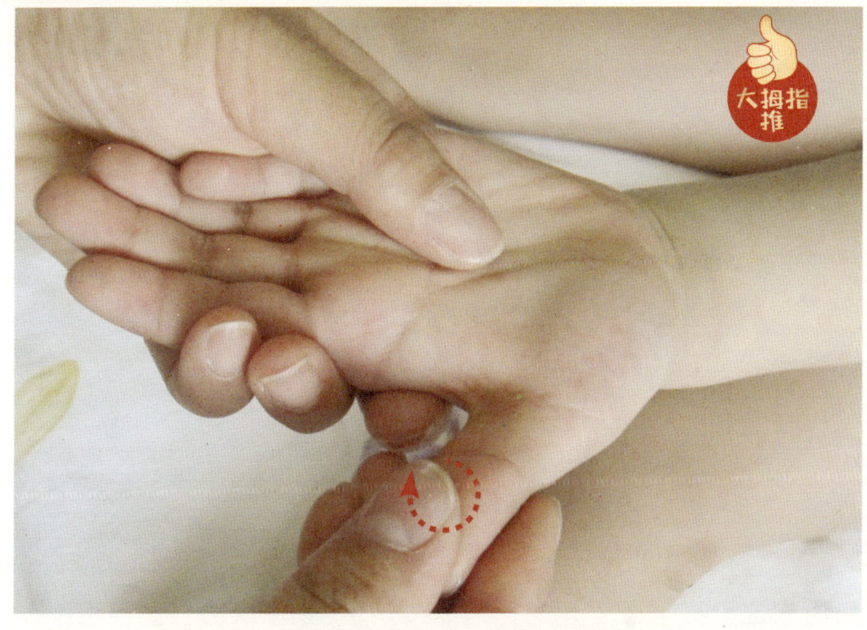

1 补脾经 300 下。脾经位于拇指末节螺纹面。用拇指端按顺时针方向旋推为补脾经。

» 推拿力度

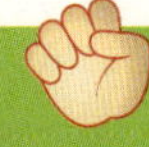

要由轻而重，让宝宝感到一定的压迫感后，再慢慢放松减压。

» 推拿方向

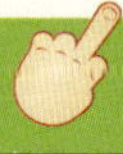

旋推——顺时针

揉——顺时针

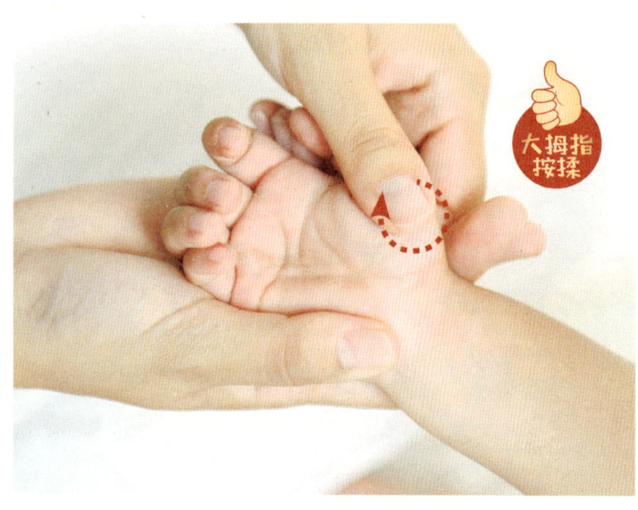

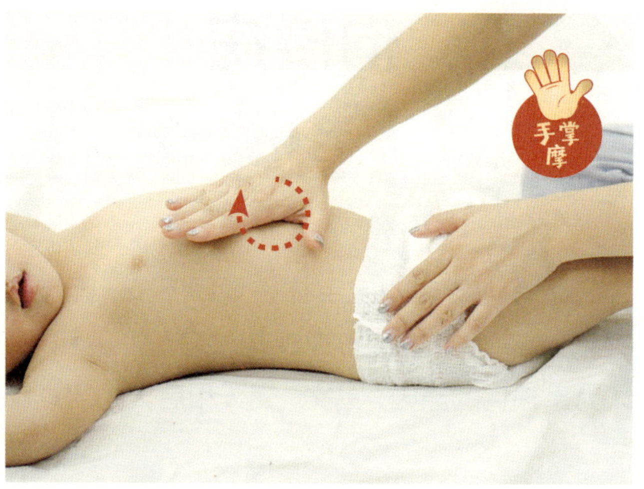

2 揉板门 50 下。板门在手掌的大鱼际处，用拇指轻轻按揉。

3 用指端按揉中脘穴 5 分钟，称揉中脘。中脘穴在脐上 4 寸，剑突与脐连线的中点处。

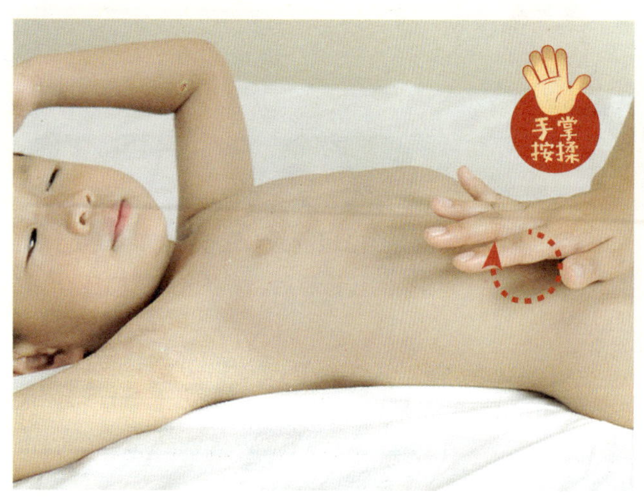

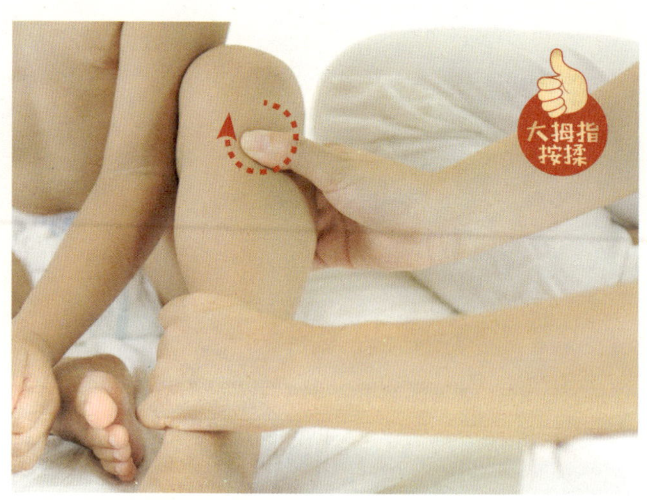

4 用拇指端按揉气海穴 1 分钟。气海穴位于脐下 1.5 寸，在腹部正中线上。

5 用拇指指端按揉足三里穴 1 分钟。足三里在外膝眼下 3 寸，胫骨旁开 1 寸处。

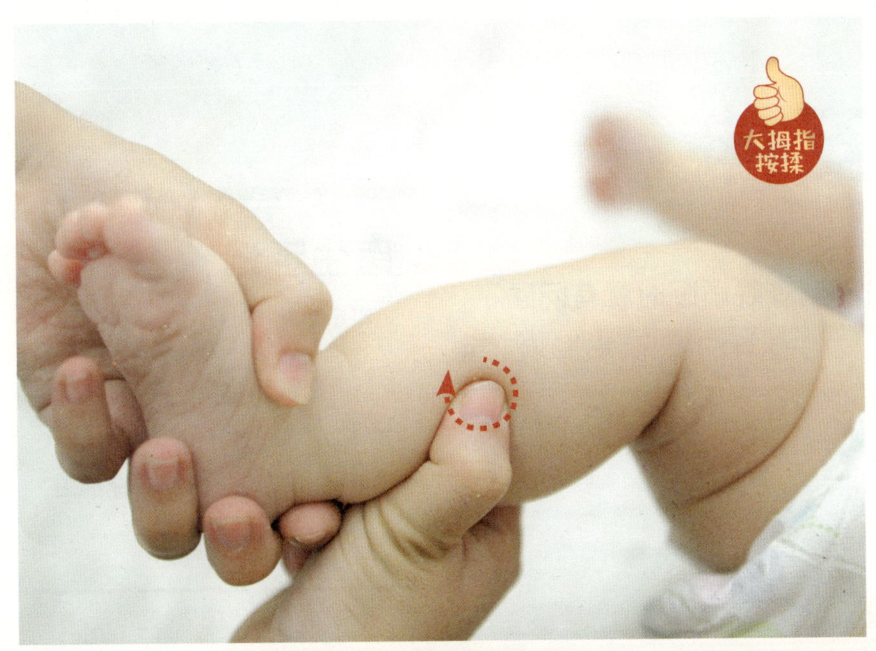

6 按揉三阴交穴1分钟。三阴交在小腿内侧，当足内踝尖上3寸，胫骨内侧缘后方。让宝宝正坐屈膝成直角，宝宝的手除大拇指外，其他四个手指并拢，横着放在足内踝尖上方，小腿中线与手指的交叉点就是三阴交穴。

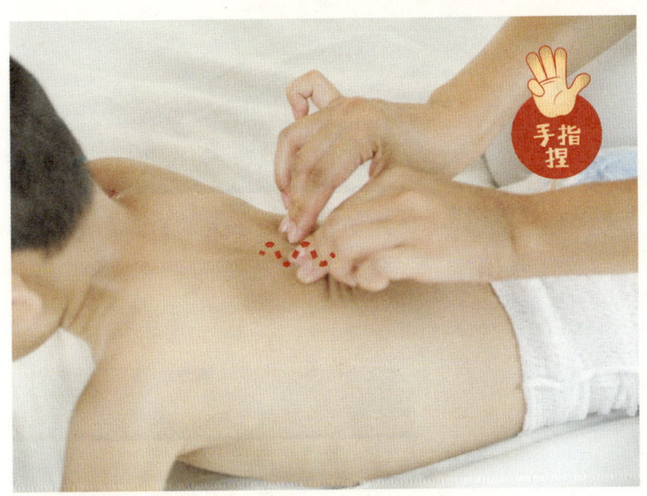

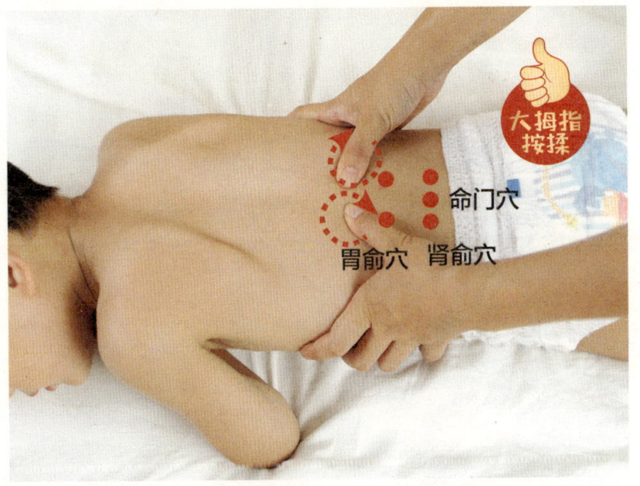

7 捏脊5遍。捏脊就是用双手拇指和食指作捏物状手形，自腰骶部开始，沿脊柱交替向前捏捻皮肤；每向前捏捻三下，用力向上提一下，至大椎穴为止。

8 宝宝俯卧，按揉脾俞穴、胃俞穴、肾俞穴和命门穴各1分钟。脾俞穴位于第十一胸椎棘突下，旁开1.5寸。胃俞穴位于第十二胸椎棘突下，旁开1.5寸，肾俞穴在第二腰椎棘突下，旁开1.5寸。命门穴位于第二腰椎棘突间。

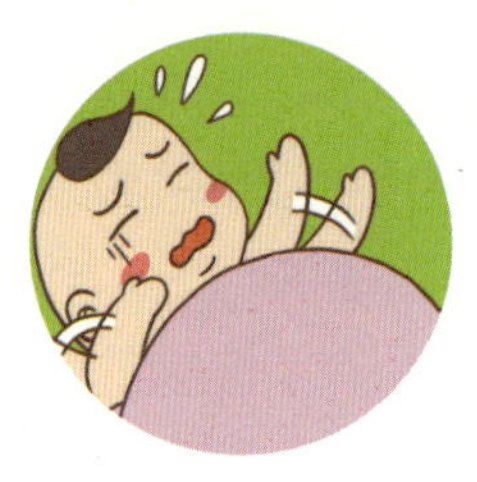

夜啼
清心安神

有的宝宝白天一切正常，可一到夜晚睡眠时就有问题了，时醒时睡，或者莫名地大哭一场。发生这样的情况，既影响宝宝的正常发育，又会让父母感到身心俱疲。

医生手记

YISHENGSHOUJI

在平日里，避免让宝宝受到惊吓，让宝宝养成良好的作息习惯，睡眠时间不要黑白颠倒。

揉揉按按，赶走常见病

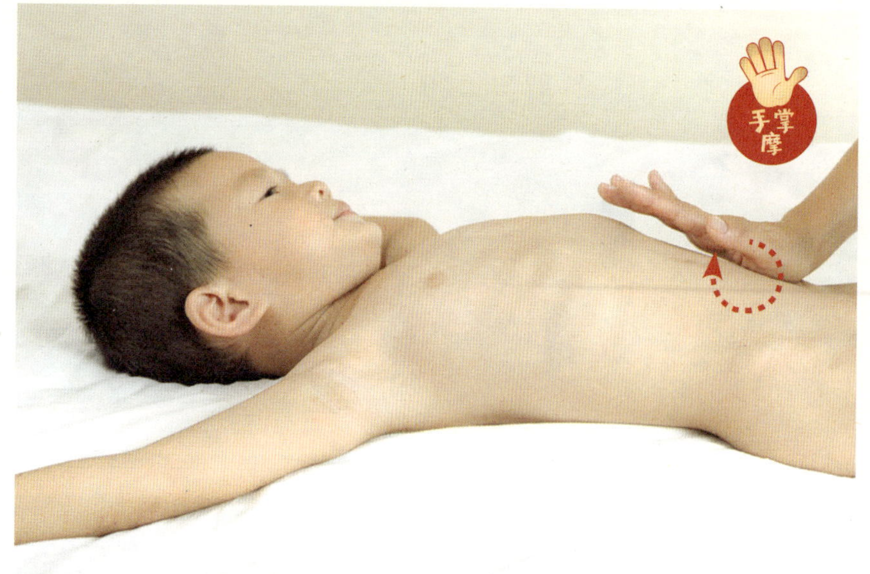

» 推拿力度

摩法要求掌、腕和缓协调，用力均匀，就像抚摸猫咪一样。

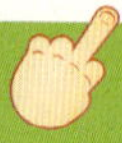

» 推拿方向

揉——顺时针
摩——顺时针

1 用手掌心顺时针摩腹与揉脐各 3 分钟。

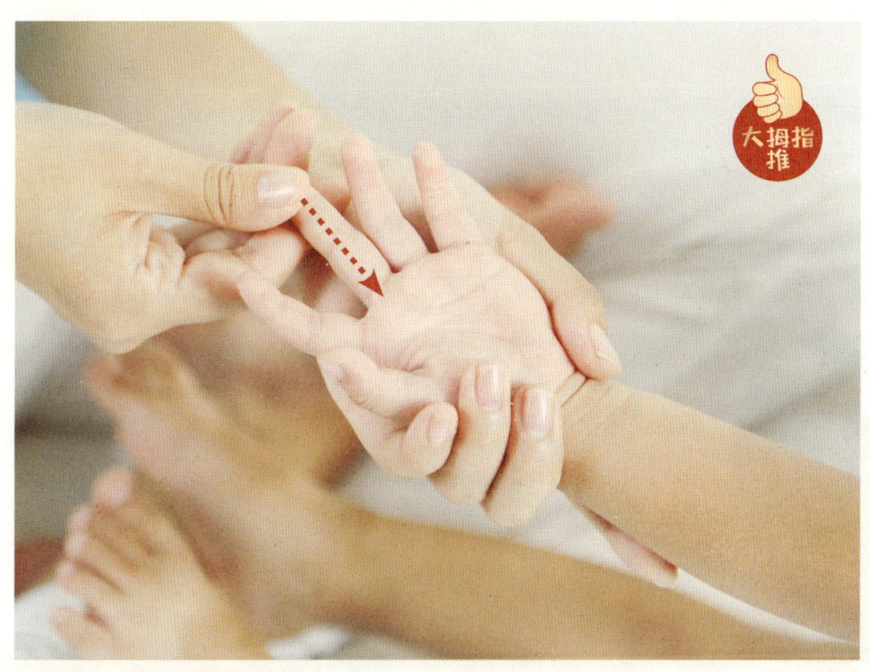

2 清心经 200 下。心经位于中指末节螺纹面，从指尖向指根方向直推为清，称清心经。

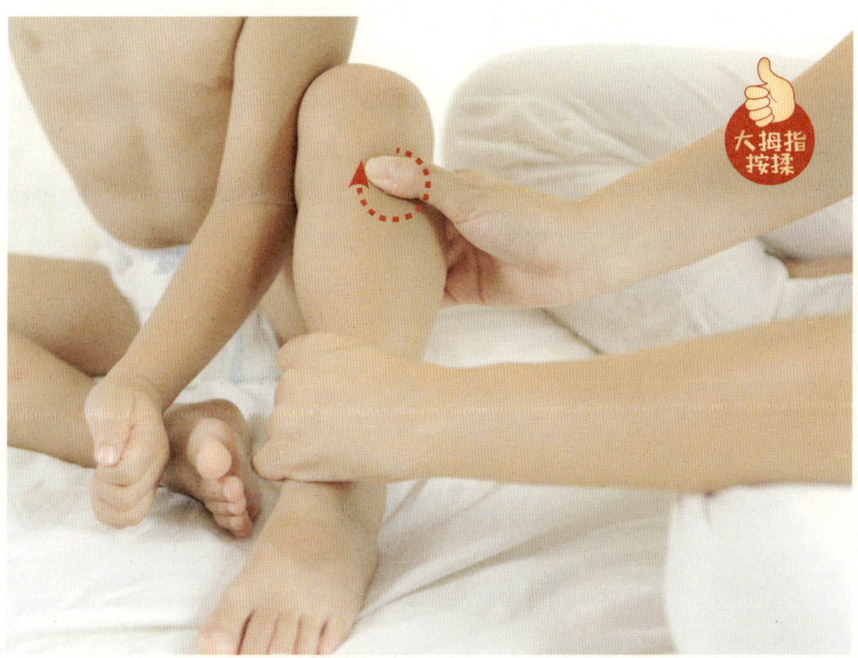

3 用拇指指端按揉足三里穴约 1 分钟。足三里在外膝眼下 3 寸，胫骨旁开 1 寸处。

惊恐引起的夜啼

由于宝宝心智发育不全，有时会因受惊吓而引起夜啼不止，伴有脸色发青、神色不安、时醒时睡的症状。

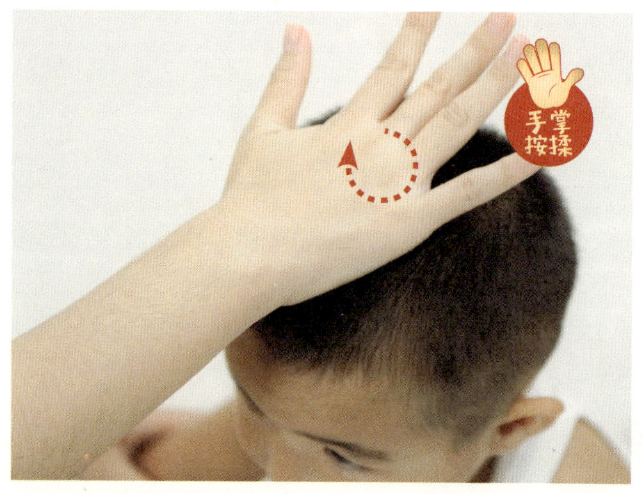

1 顺时针揉百会穴1分钟。百会穴位于头顶正中间，两耳尖连线的中点。

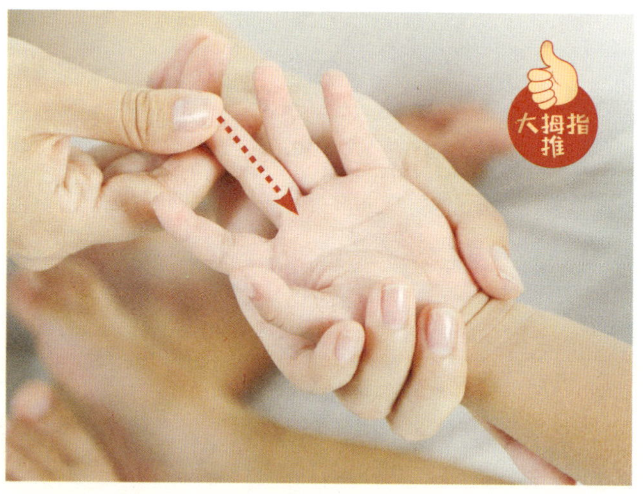

2 清心经100下。心经位于中指末节螺纹面，从指尖向指根方向直推为清，称清心经。

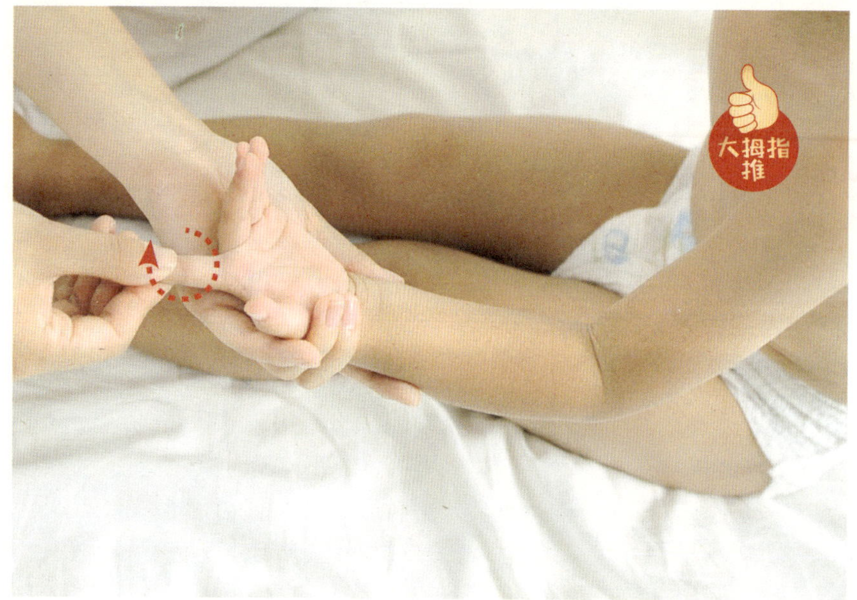

3 补肝经100下。肝经位于食指末节螺纹面。用拇指端按顺时针方向旋推为补肝经。

食积引起的夜啼

还有一些夜啼的宝宝是因为食积而引起的。表现为吐奶厌食、腹胀但又拒按、舌苔厚而腻、大便酸臭。

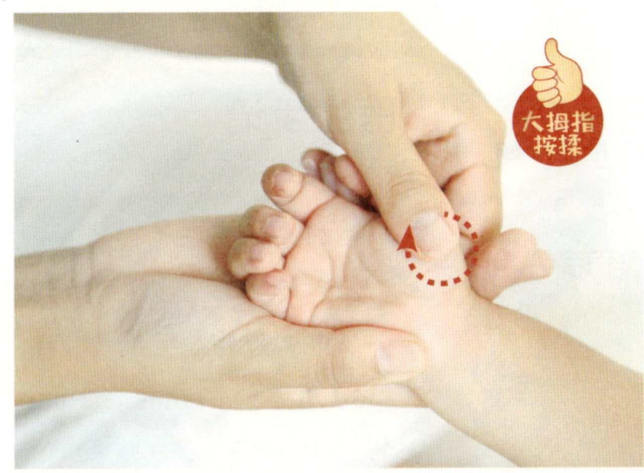

1 揉板门 100 下。板门在手掌的大鱼际处，用拇指轻轻按揉。

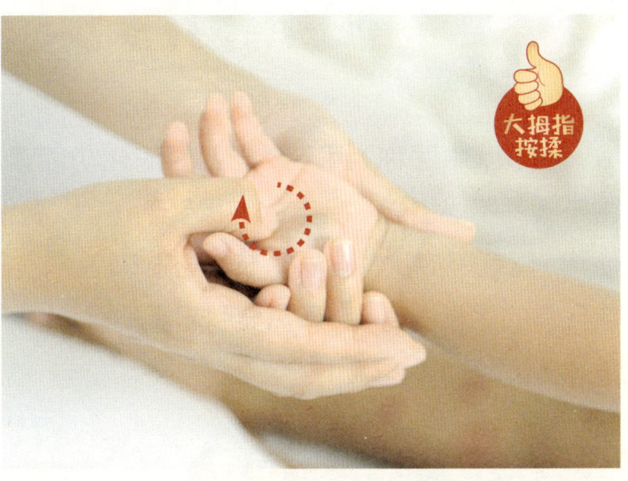

2 运内八卦 100 下。以掌心（劳宫穴）为圆心，以圆心至中指根横纹内 2/3 和外 1/3 交界点为半径，画一个圆，八卦穴即在此圆上。用大拇指以顺时针方向在手心画此圆，即运内八卦。

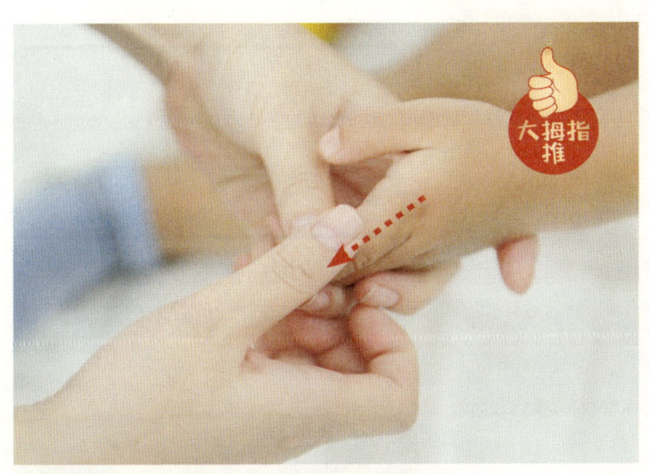

3 清大肠 300 下。大肠经在食指外侧缘，自食指尖至虎口成一直线。清大肠经就是从虎口向食指指尖的外侧直线推动。

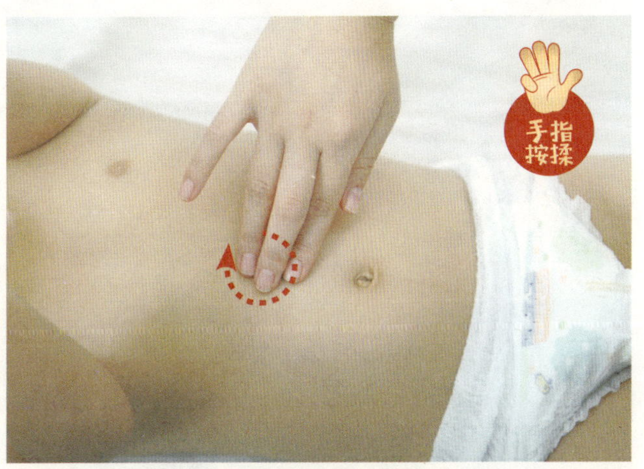

4 用指端按揉中脘穴约 3 分钟，称揉中脘。中脘在脐上 4 寸、剑突与脐连线的中点处。

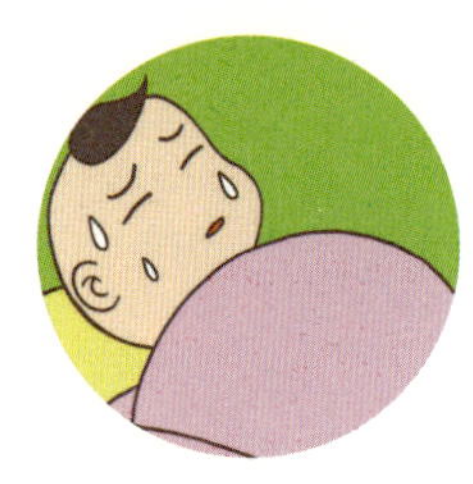

食积
健脾消食

食积，中医称为积滞，与西医消化功能紊乱相近。一般是由于喂养不当引起。宝宝的脾胃受到伤害，易出现手足冰冷、大便稀、呕吐等症状。夏秋季节，发病率较高。长期食积会影响宝宝正常的生长发育，父母需要引起重视。

医生手记

YISHENGSHOUJI

预防食积要注意：

1. 宝宝吃饭要定时定量，不应过饥过饱。
2. 随着年龄的增长，要逐渐添加相适应的辅助食品，不偏食，合理喂养。
3. 平时要训练宝宝养成良好的排便习惯，保持大便通畅。

揉揉按按，赶走常见病

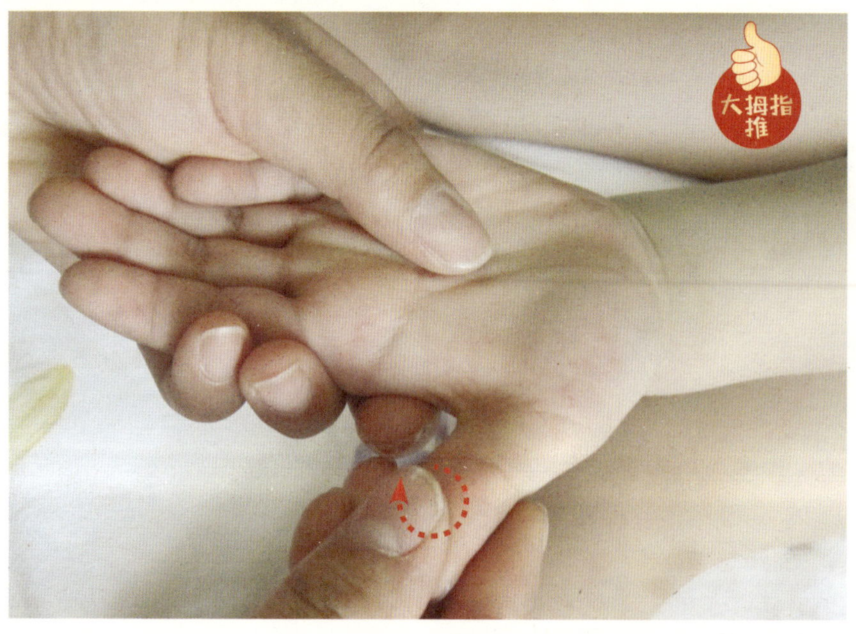

1 补脾经300下。脾经位于拇指末节螺纹面。用拇指端按顺时针方向旋推为补脾经。

» 推拿力度

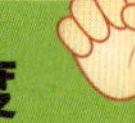

揉动时，按压在皮肤上不要移动，手法要温和，力度不轻不重。

» 推拿方向

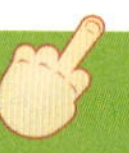

分推——从中间往两边

按揉——顺时针

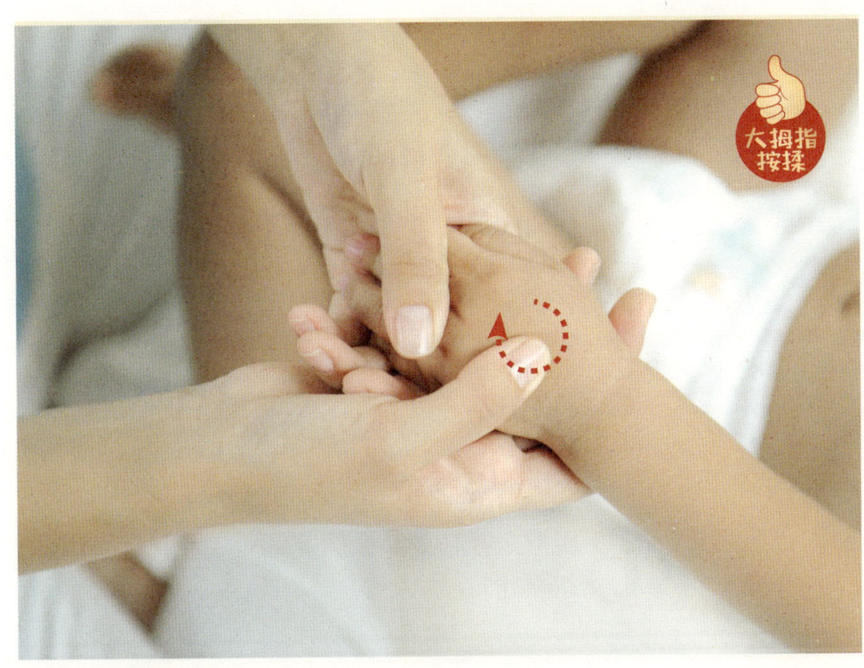

2 用拇指指端轻轻按揉外劳宫穴1分钟。外劳宫在手背，与内劳宫相对的位置。

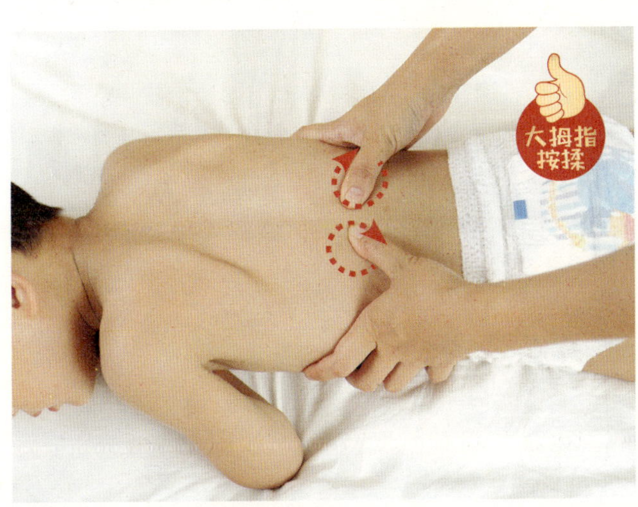

3 宝宝俯卧，用拇指指腹顺时针按揉宝宝背部的脾俞穴1分钟。脾俞位于第十一胸椎棘突下，旁开1.5寸。

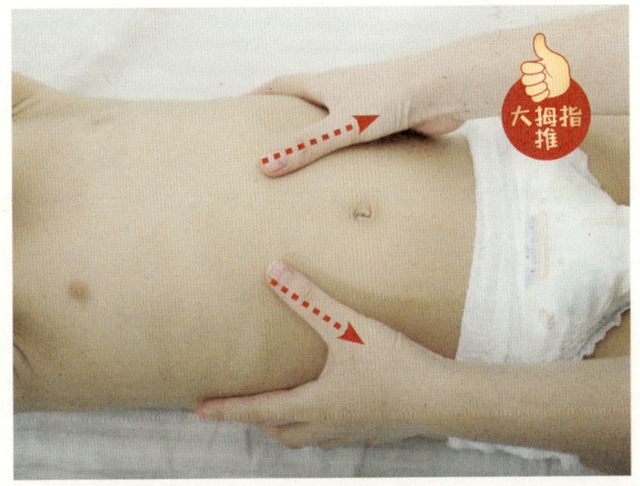

4 分推腹阴阳50下。分推腹阴阳就是自中脘穴至脐，向两旁分推。

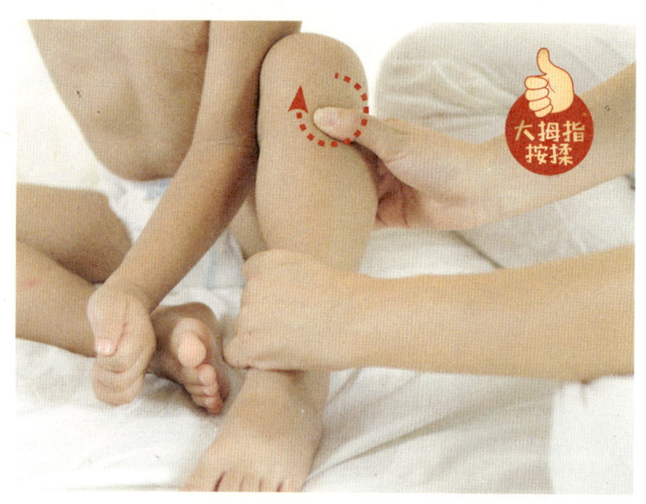

5 用拇指指端按揉足三里穴1分钟。足三里在外膝眼下3寸，胫骨旁开1寸处。

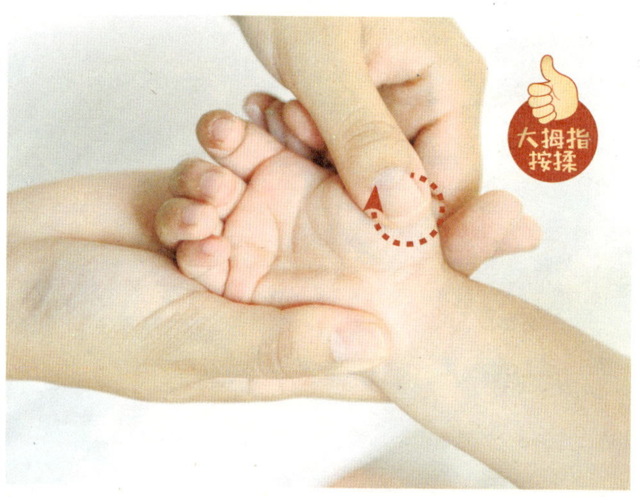

6 用拇指轻轻按揉板门50下。板门在手掌的大鱼际处。

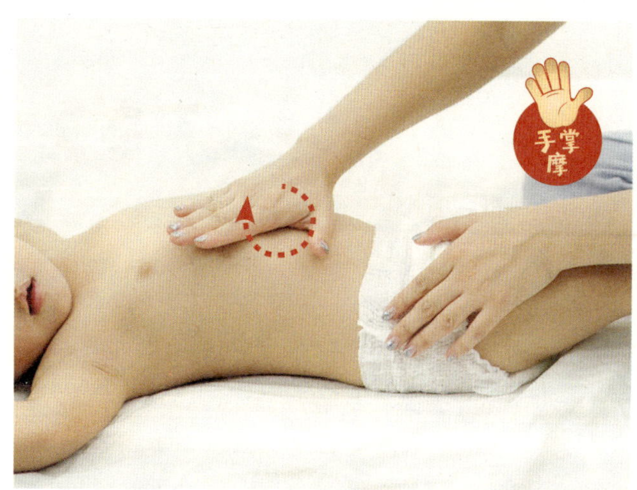

7 用指端按揉中脘穴5分钟，称揉中脘。中脘穴在脐上4寸，剑突与脐连线的中点处。

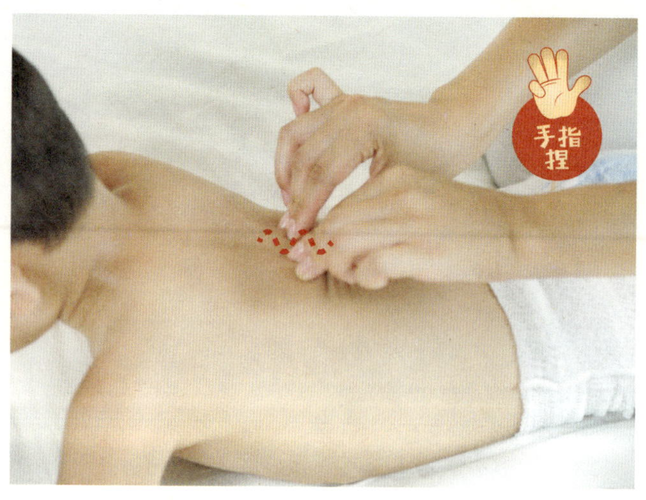

8 捏脊5遍。捏脊就是用双手拇指和食指作捏物状手形，自腰骶部开始，沿脊柱交替向前捏捻皮肤；每向前捏捻三下，用力向上提一下，至大椎穴为止。

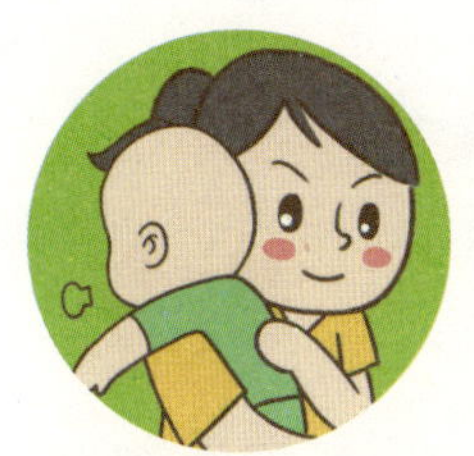

荨麻疹
益气固表

荨麻疹也叫做“风团”，一般宝宝皮肤瘙痒，有或红或白的风团出现，就可判断宝宝有过敏反应了。过敏反应是由很多原因引起的，比如，接触花粉或食用鱼、虾等食物。所以，要让宝宝远离这些过敏原。

医生手记

YISHENGSHOUJI

突发性的严重的荨麻疹，会伴有高热、头痛、哮喘、喉头水肿、恶心、呕吐、腹胀腹泻，甚至过敏性休克，因此要及时就医治疗。患病期间饮食要清淡且易消化，多喝水，不要吃鱼虾类食物，还要避免受风着凉。

揉揉按按，赶走常见病

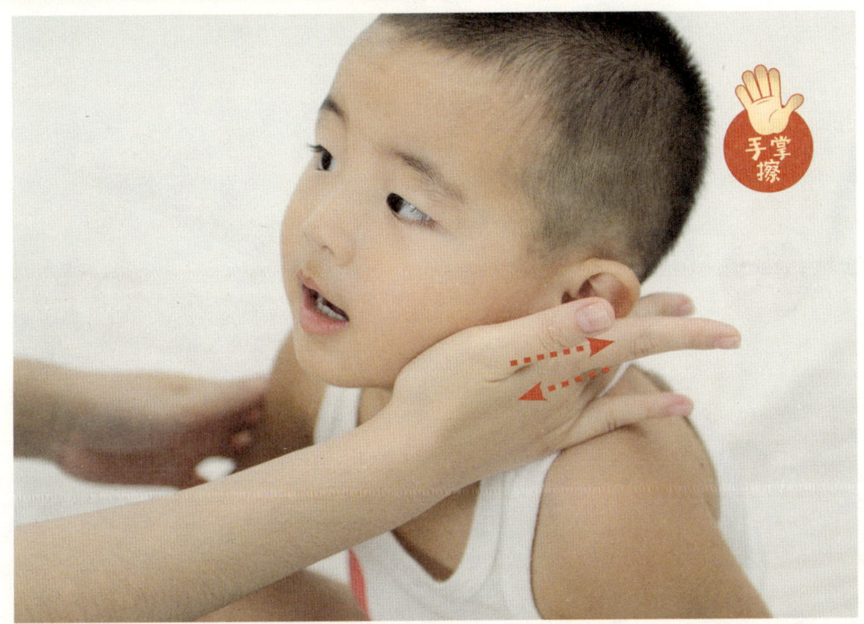

1 来回推擦宝宝的颈项部，以透热为度。

» 推拿力度

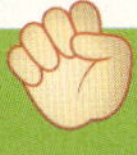

要由轻而重，让宝宝感到一定的压迫感后，再慢慢放松减压。

» 推拿方向

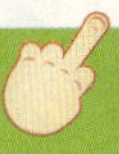

推擦——前后来回

按揉——顺时针

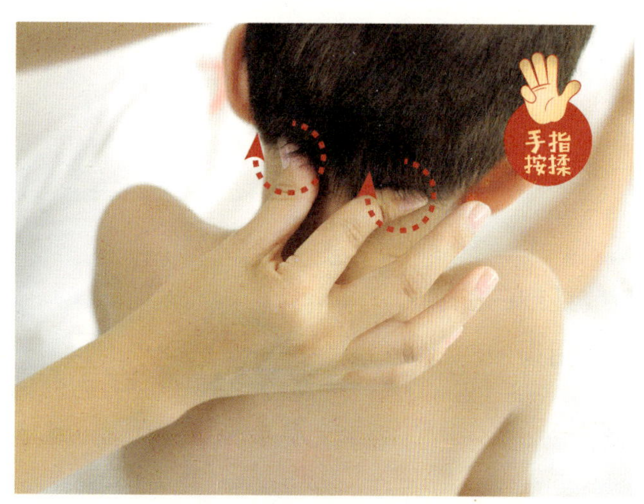

2 一手扶住宝宝前额，用另一只手拇指和食指按揉双侧风池穴，使穴位周围和头侧部有酸胀感为度。风池穴位于后颈中央凹陷旁开 2 寸处。用拇指和食指、中指的螺纹面相对用力拿捏。

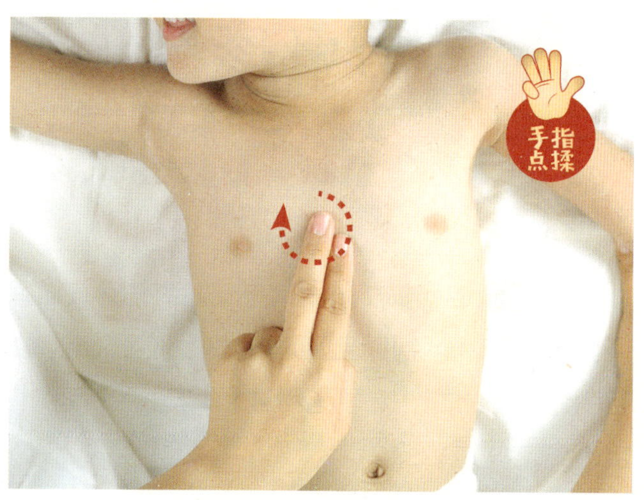

3 用中指指端轻轻按揉膻中穴 3 分钟。膻中穴在前胸中心线上，两乳头连线的中点。

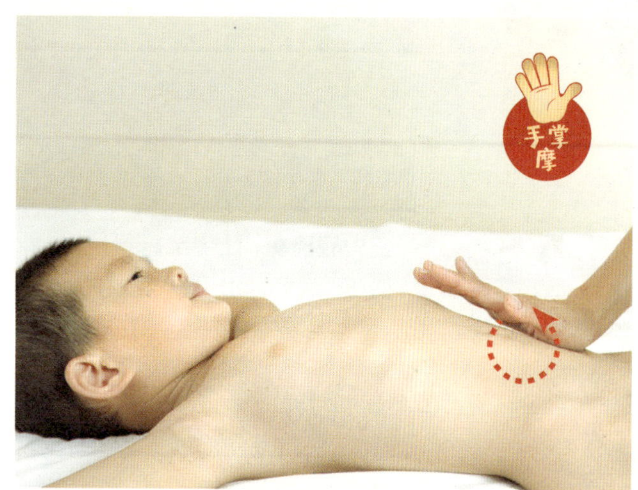

4 逆时针揉摩肚脐 5 分钟。

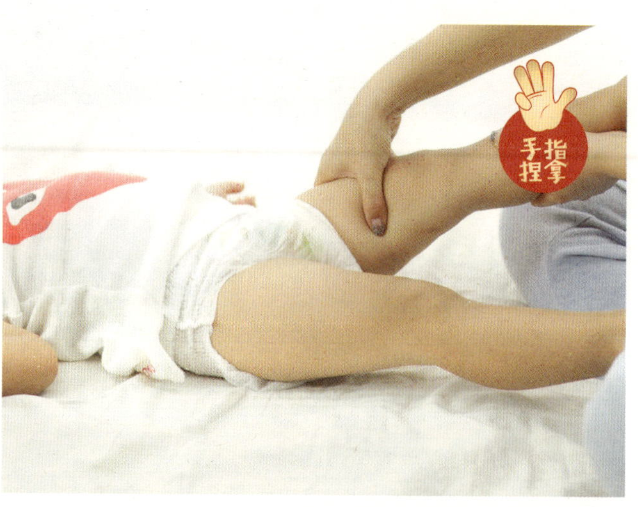

5 用大拇指、食指和中指对称地捏拿宝宝膝上内侧肌肉丰厚处，左右各 1 分钟。

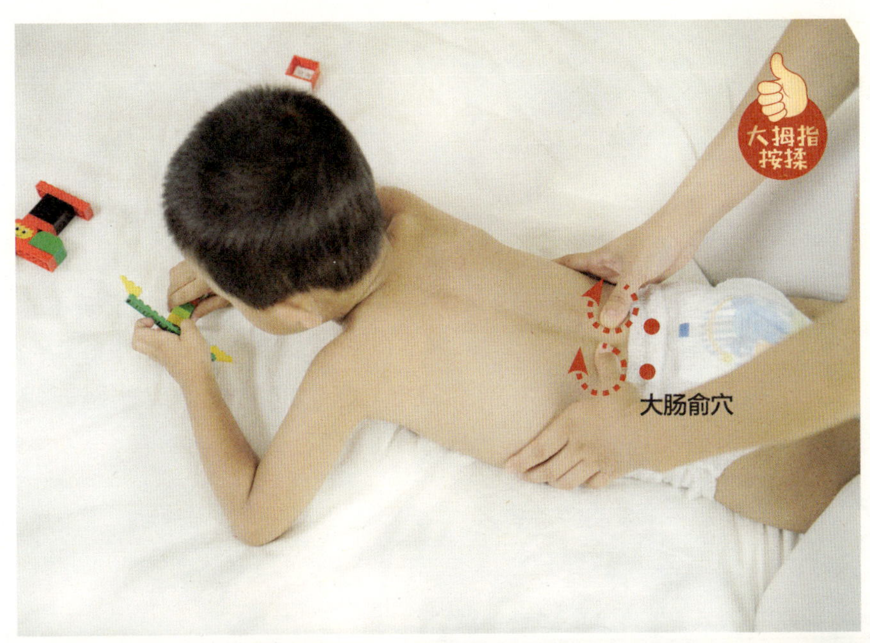

6 宝宝俯卧，用大拇指按揉肾俞穴至大肠俞穴的部位，局部透热即可。肾俞穴在第二腰椎棘突下，旁开 1.5 寸。大肠俞穴在第四腰椎棘突下，旁开 1.5 寸。

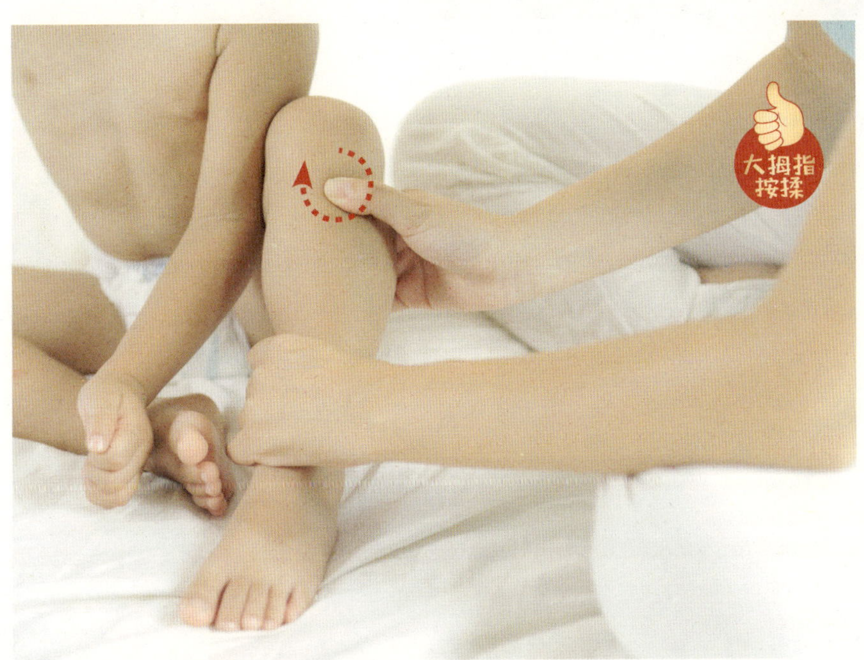

7 用拇指指端按揉足三里穴 1 分钟。足三里在外膝眼下 3 寸，胫骨旁开 1 寸处。

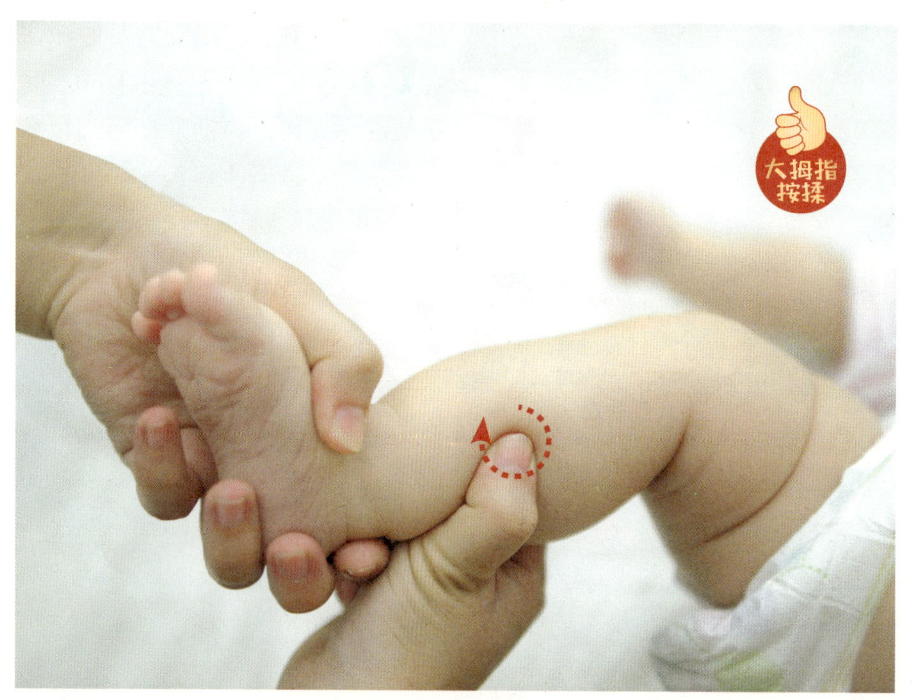

8 揉三阴交穴2分钟，以产生酸胀感为最佳。三阴交在小腿内侧，当足内踝尖上3寸，胫骨内侧缘后方。让宝宝正坐屈膝成直角，宝宝的手除大拇指外，其他四个手指并拢，横着放在足内踝尖上方，小腿中线与手指的交叉点就是三阴交穴。

推拿音乐－幽灵公主

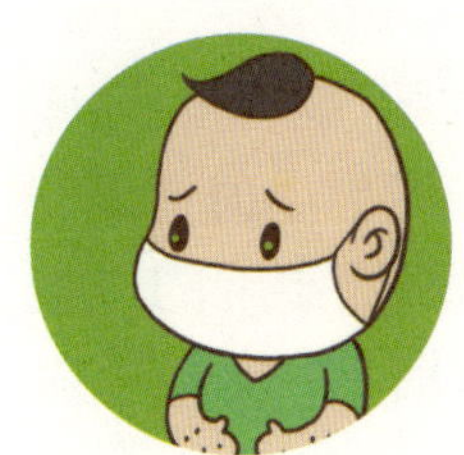

鹅口疮
滋阴降火

鹅口疮是由白色念珠菌引起的口腔黏膜炎症，是一种常见的口腔炎，患者多为婴幼儿，尤其在新生儿期此病最为常见。大多是由于乳具消毒不严，新妈妈乳头不洁或喂奶者手指污染所致，也可能在出生时经产道感染。父母可以用推拿的手法来帮助患儿减轻“鹅口疮”。

揉揉按按，赶走常见病

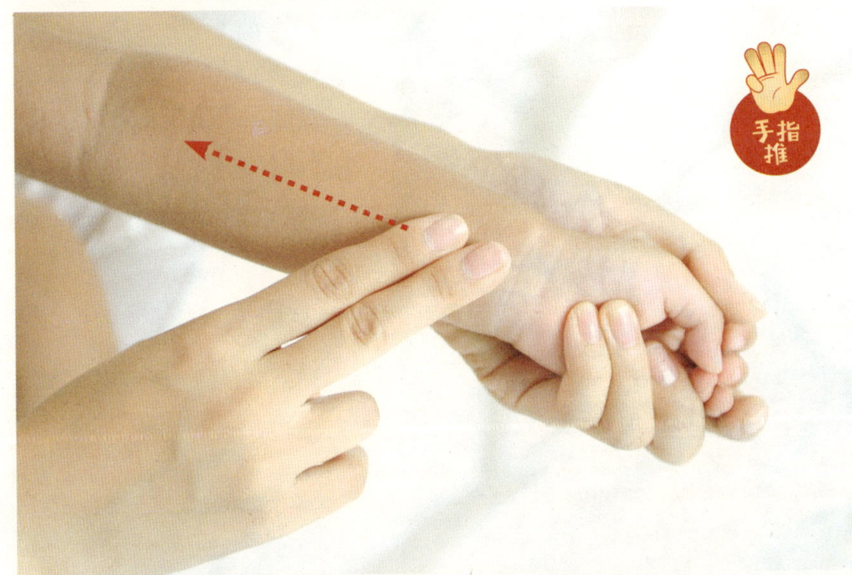

1 清天河水 300 下。天河水是指手臂内侧从手腕到手肘的一条线，用食指和中指，从手腕推向手肘就是清天河水。

医生手记

YISHENGSHOUJI

对于小儿鹅口疮的预防，家长要注意几点：

1 婴幼儿进食的餐具清洗干净后再蒸 10～15 分钟。

2 哺乳期的母亲在喂奶前应用温水清洗乳晕和乳头；而且应经常洗澡、换内衣、剪指甲，每次抱孩子时要先洗手。

3 对于婴幼儿的被褥和玩具要定期拆洗、晾晒；宝宝的洗漱用具尽量和家长的分开，并定期消毒。

» 推拿力度

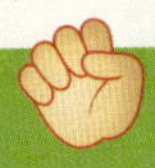

运用推法时，指掌等着力部分要紧贴皮肤，用力要稳。

» 推拿方向

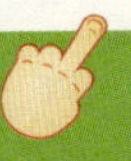

推——从上往下、从下往上

揉——顺时针

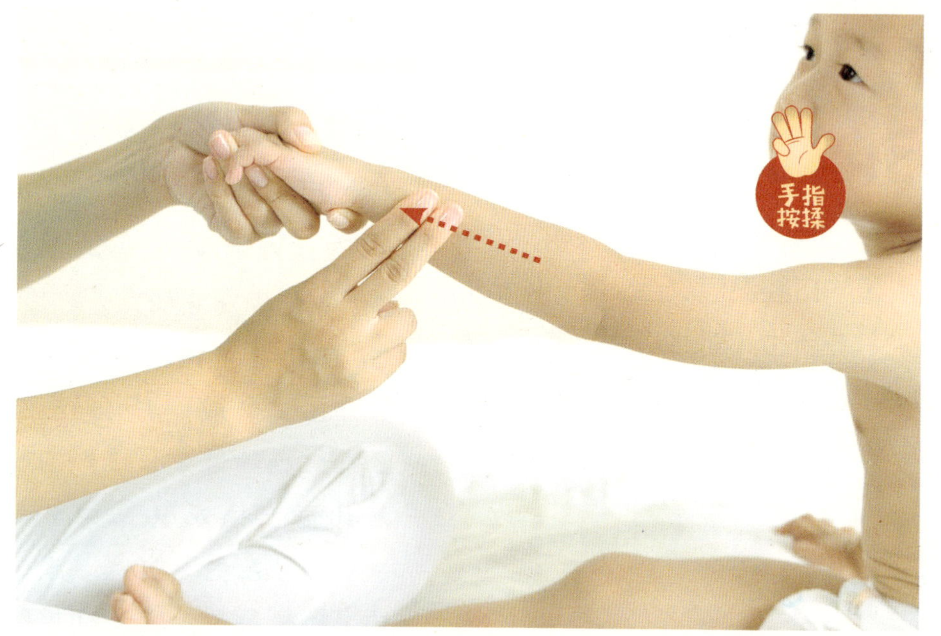

2 推六腑 300 下。六腑是前臂靠小拇指那一侧，从手肘到手腕的一条线，用食指、中指自手肘推向手腕，就是推六腑。

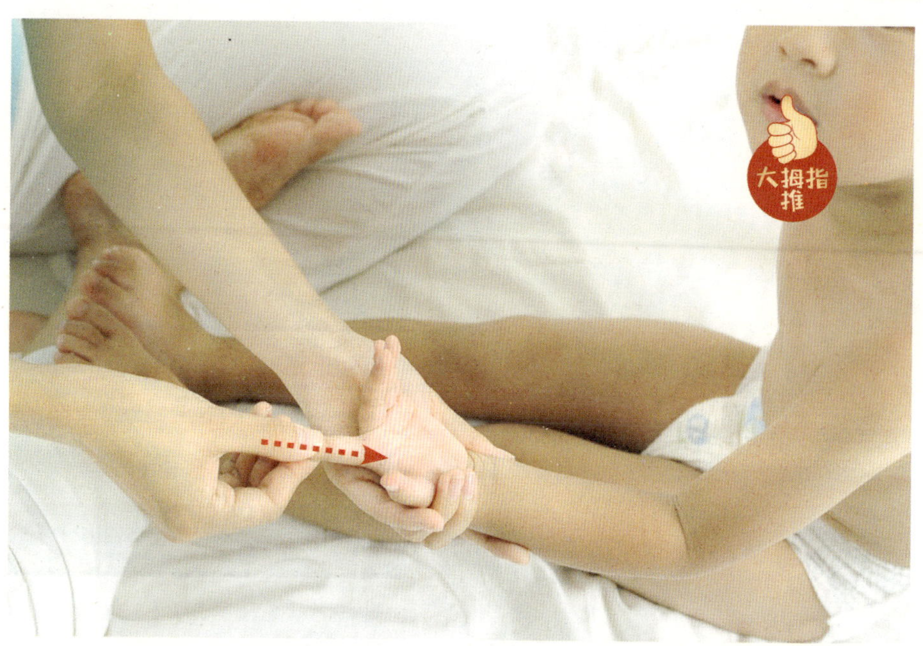

3 清肝经 300 下。肝经位于食指末节螺纹面，从指尖向指根方向直推为清，称清肝经。

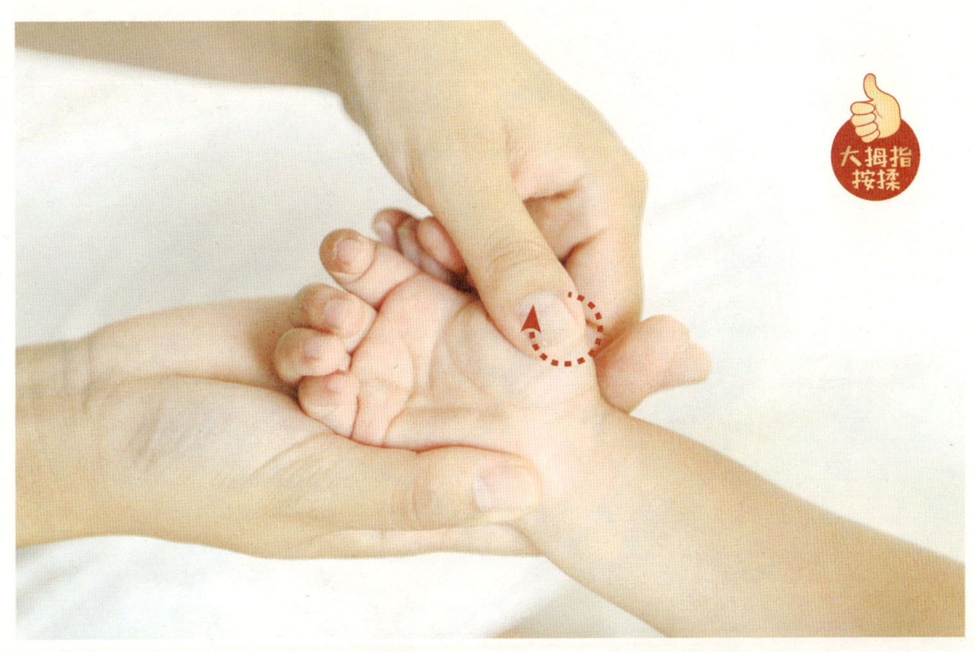

4 揉板门50下。板门在手掌的大鱼际处，用拇指轻轻按揉。

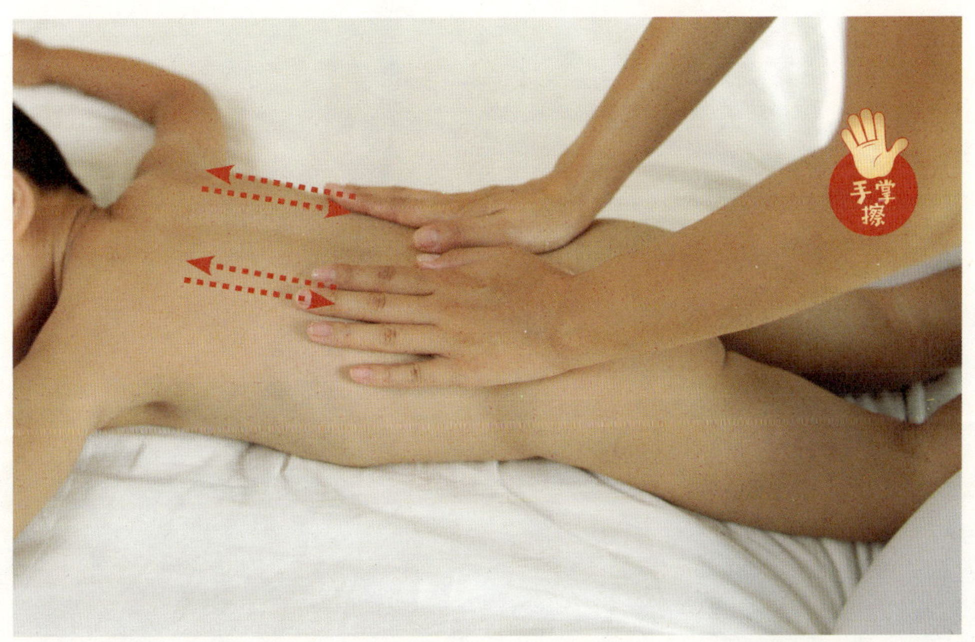

5 宝宝俯卧姿势，用手掌沿着宝宝脊柱两侧着力上下推擦背部、腰部，以有热感为度。

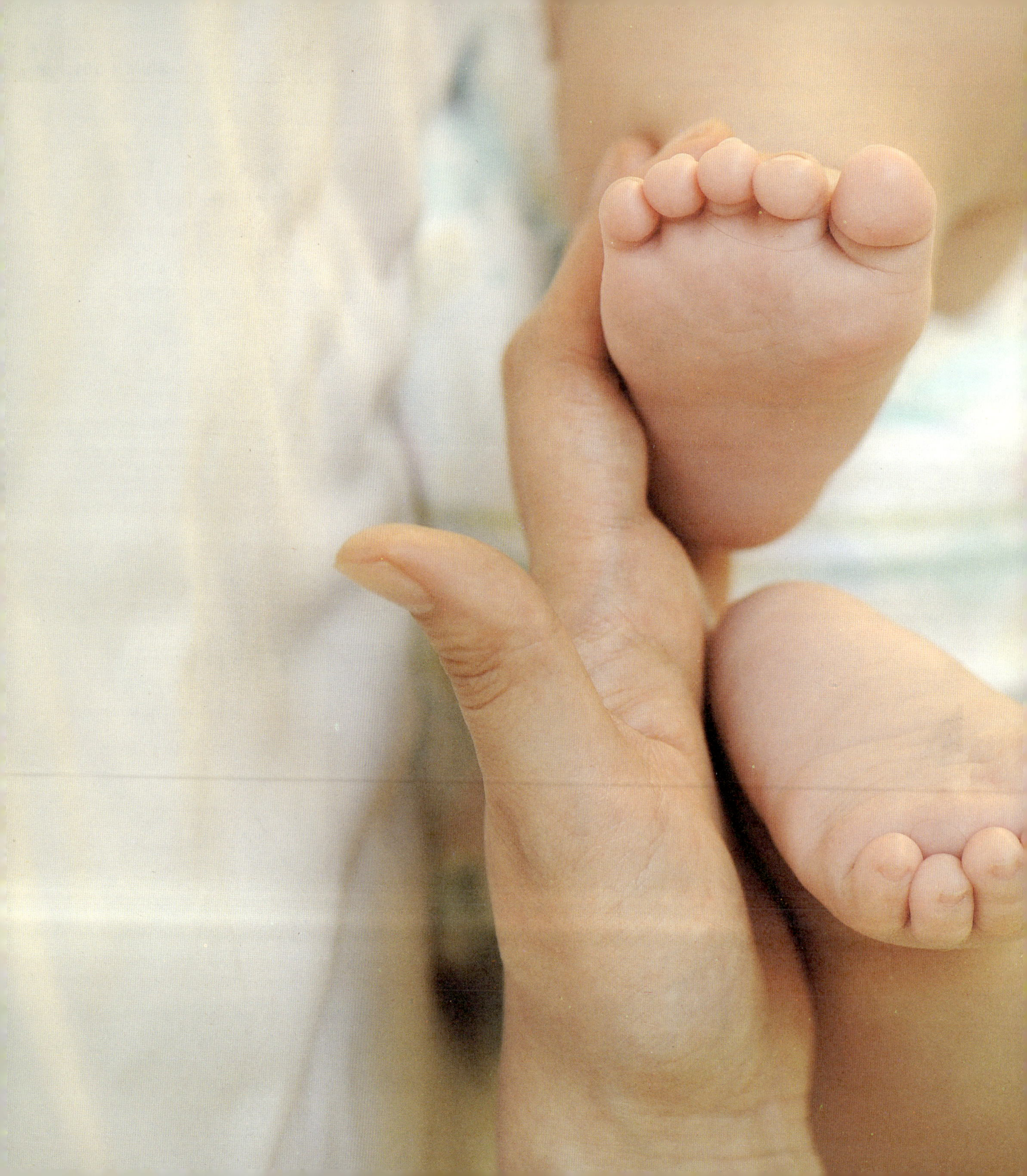

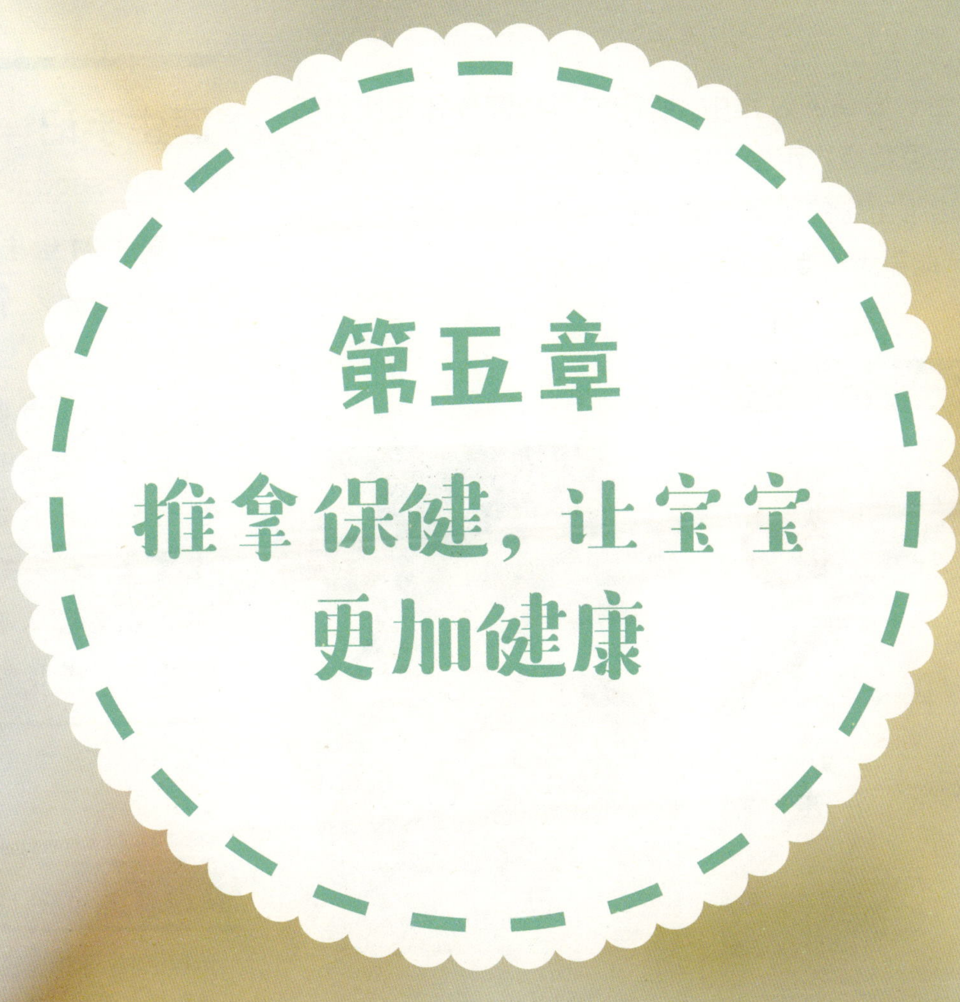

第五章

推拿保健，让宝宝更加健康

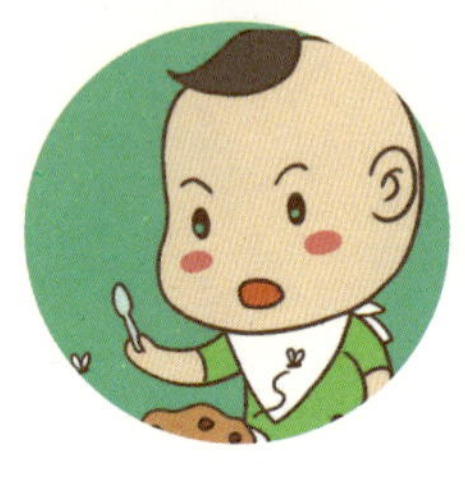

促进消化与吸收

宝宝在生长发育的过程中，所需的各种营养物质比较多，可是宝宝的生理特点决定了宝宝的消化吸收能力较弱。妈妈可以通过推拿增强宝宝的胃肠功能，提高宝宝对营养物质的吸收能力，这样就能更大限度地满足宝宝生长发育。

揉揉按按，宝宝少生病

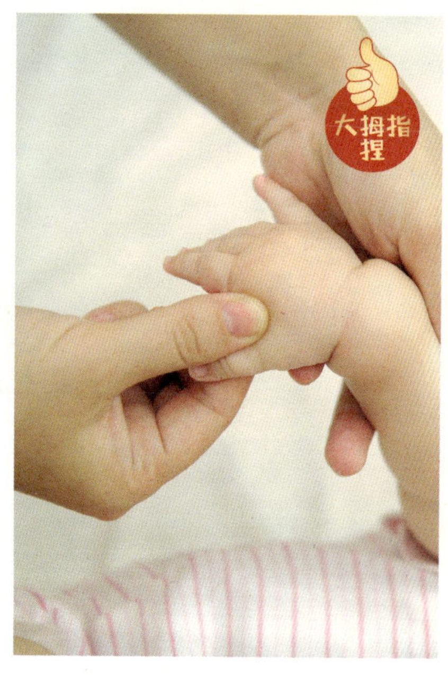

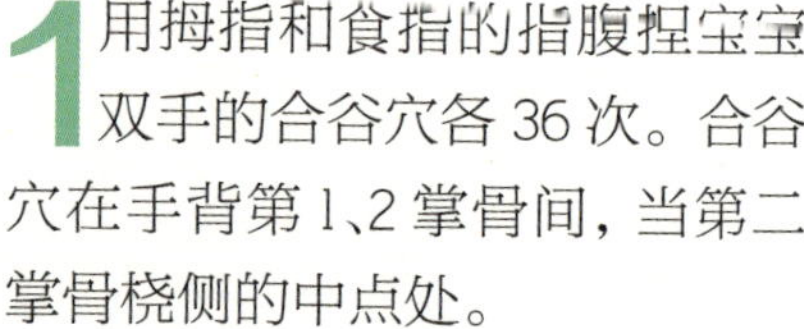
1 用拇指和食指的指腹捏宝宝双手的合谷穴各 36 次。合谷穴在手背第 1、2 掌骨间，当第二掌骨桡侧的中点处。

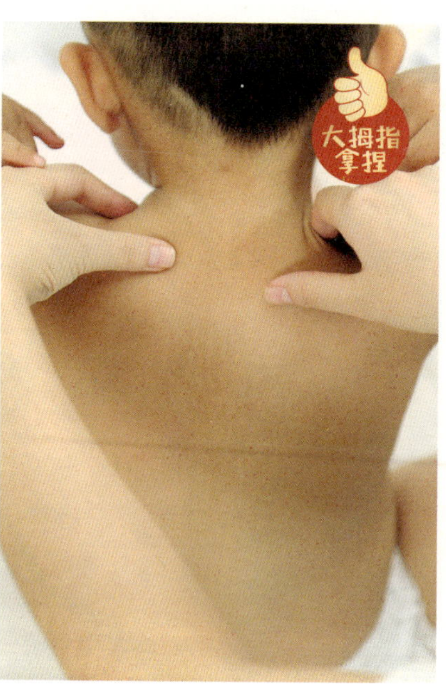

2 宝宝取坐姿，用双手拿捏宝宝肩头的肌肉 10~18 次。

医生手记

YISHENGSHOUJI

在平时给宝宝的食物中，要注意尽量避免不易消化的食物，宝宝的胃还很小，消化吸收能力弱，是要小心呵护的。不要给宝宝随便吃冷饮，或大量吃零食，尤其是甜食要控制。让宝宝从小养成良好的饮食习惯非常重要。

» 推拿力度

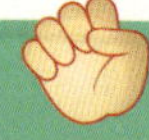

用捏法时，手指要轻巧灵敏，力量贯注于指端，柔和并渗透。

» 推拿方向

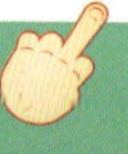

捏——从外往内

揉——顺时针

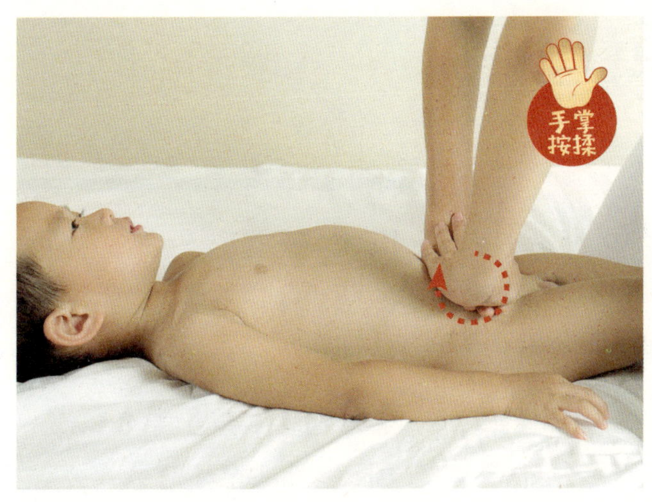

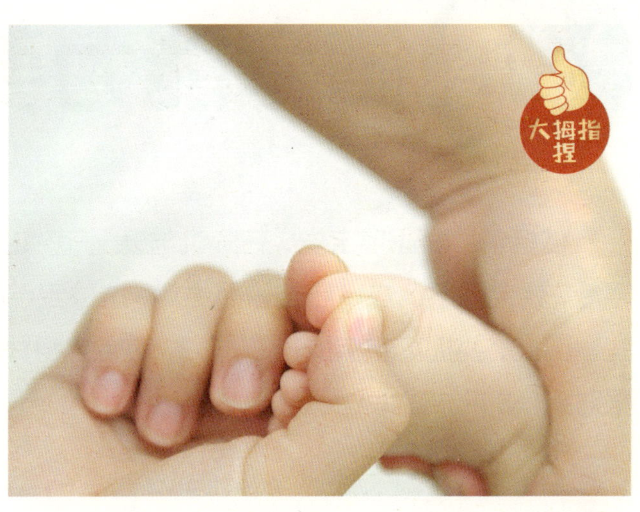

3 宝宝仰卧，妈妈两手掌相叠放在宝宝脐部，以脐部为圆心用手掌顺时针揉动宝宝的中腹和下腹部位。

4 拇指和其余四指相对，分别捏拿宝宝双脚的大都穴36次。大都穴在足大趾本节前下方赤白肉际凹陷处。

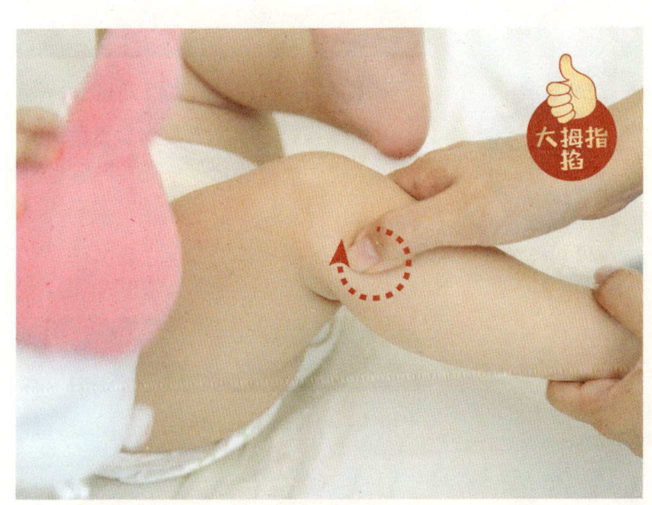

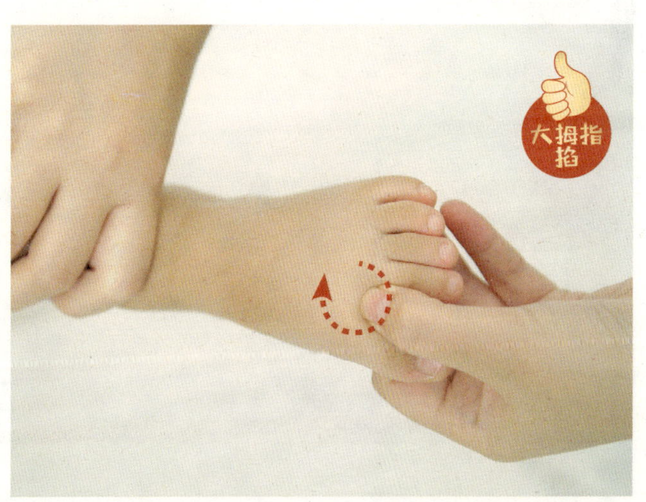

5 用拇指指端掐揉宝宝的足三里穴18次。足三里在外膝眼下3寸，胫骨旁开1寸处。

6 用拇指掐揉宝宝的太冲穴18次。太冲穴位于足背侧，第一、二跖骨结合部之前凹陷处。

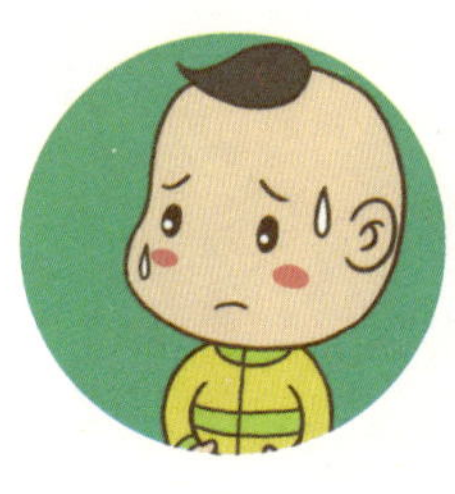

御寒能力要增强

俗话说“要让宝宝安，三分饥与寒”，可如果孩子抵御不了寒冷，就会因不适应冷热交替而生病，这种宝宝的体质就会差一些。因此，要提高宝宝的御寒能力，使宝宝身体的气血充盈，增强对疾病的抵抗力。

揉揉按按，宝宝少生病

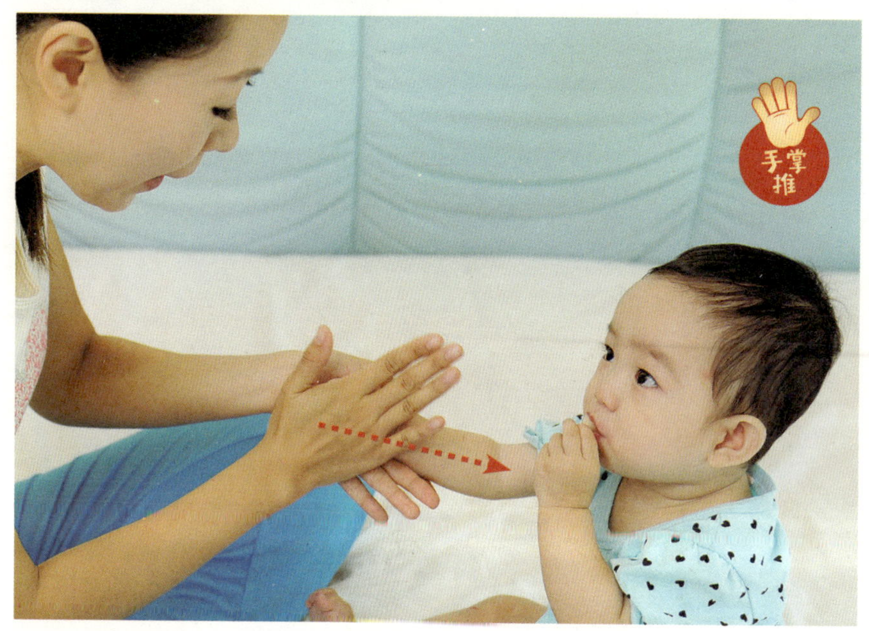

1 一只手握住宝宝的一只手腕，另一只手从宝宝的掌心向上推，一直推到上臂与肩部的交接处，然后从肩外侧向下推至手指，这样重复3次。宝宝的另外一只手臂也做同样的按摩。

医生手记

YISHENGSHOUJI

妈妈们是否知道，宝宝多吃富含维生素A的食物，也可以增强御寒能力。维生素A主要来自于动物肝脏、深绿色蔬菜等食物中。

» 推拿力度

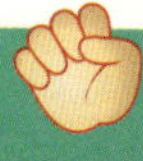

运用推法时，指掌等着力部分要紧贴皮肤，用力要稳，像推面团一样，不要硬压。

» 推拿方向

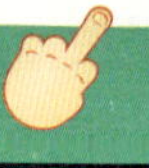

推——从下往上再从上往下

运——顺时针

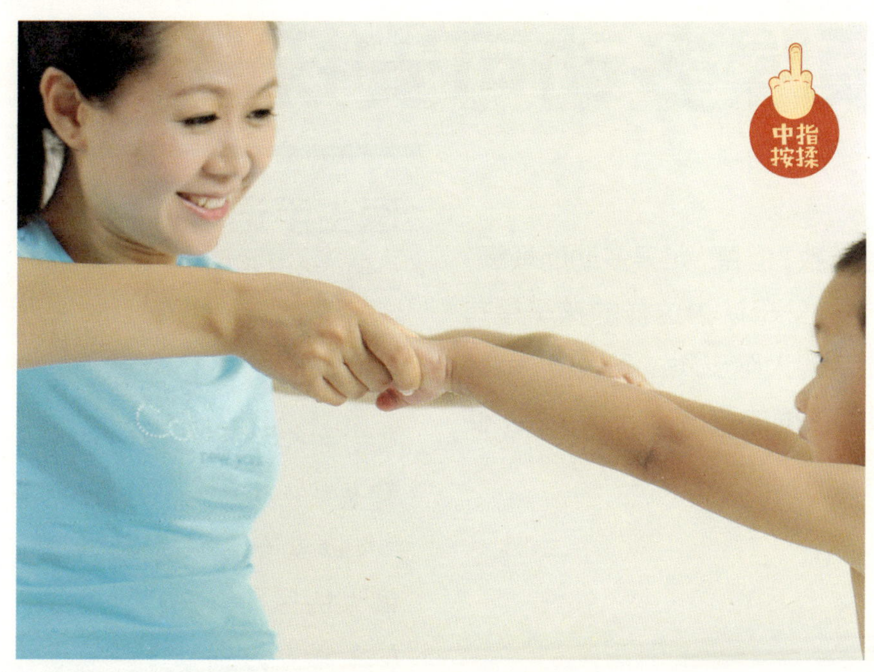

2 让宝宝的双手掌心朝下平放，两手的中指放在宝宝双腕部位的阳池穴上，慢慢按揉3~5分钟。阳池穴在腕背横纹中，当指总伸肌腱的尺侧缘凹陷中。

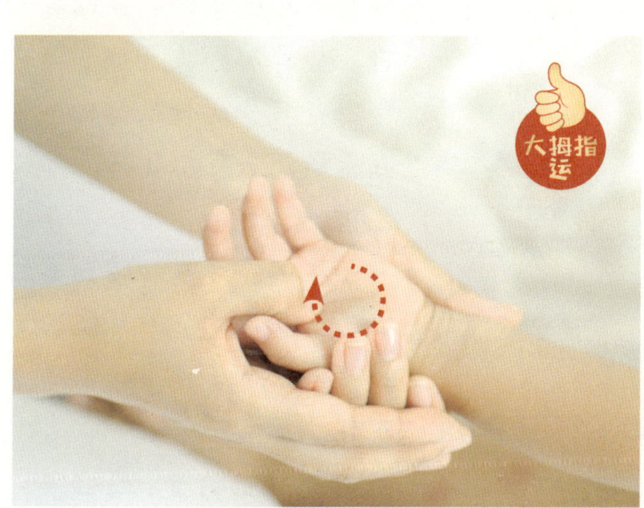

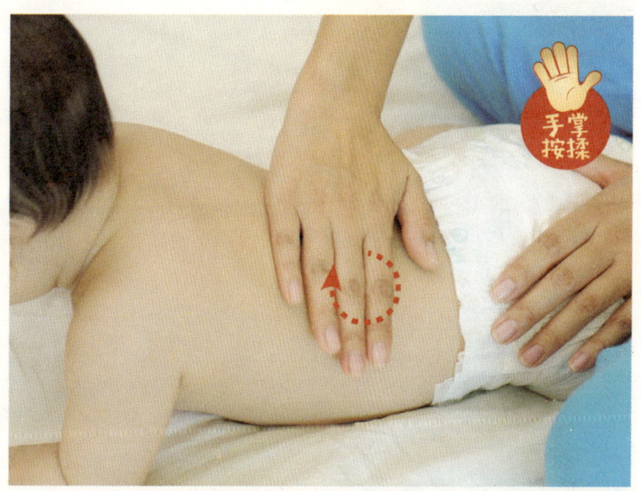

3 运内八卦300次。以掌心（劳宫穴）为圆心，以圆心至中指根横纹内2/3和外1/3交界点为半径，画一个圆，八卦穴即在此圆上。用大拇指以顺时针方向在手心画此圆，即运内八卦。

4 用手掌轻轻按揉宝宝的命门穴约3分钟。命门穴在第二腰椎棘突间。

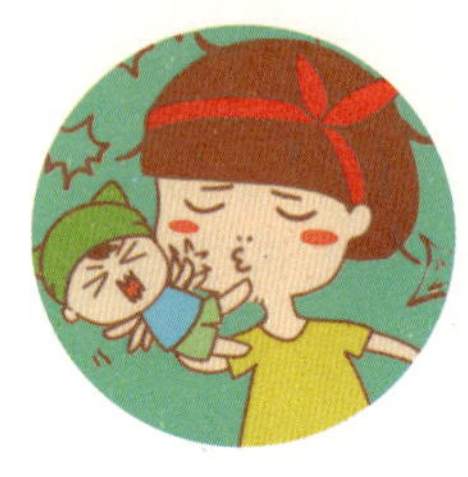

缓解烦躁多动可安抚

宝宝活泼、好动原本就是天性所致，但是，如果多动而烦躁，那么，大家都会觉得不舒服了。有的父母认为这样的孩子是有多动症，其实不是这样的。如果宝宝的大脑皮质过于兴奋，就会造成多动现象的出现。妈妈如果用正确的方法来安抚宝宝，便可以让宝宝的多动现象有所改善。

揉揉按按，宝宝少生病

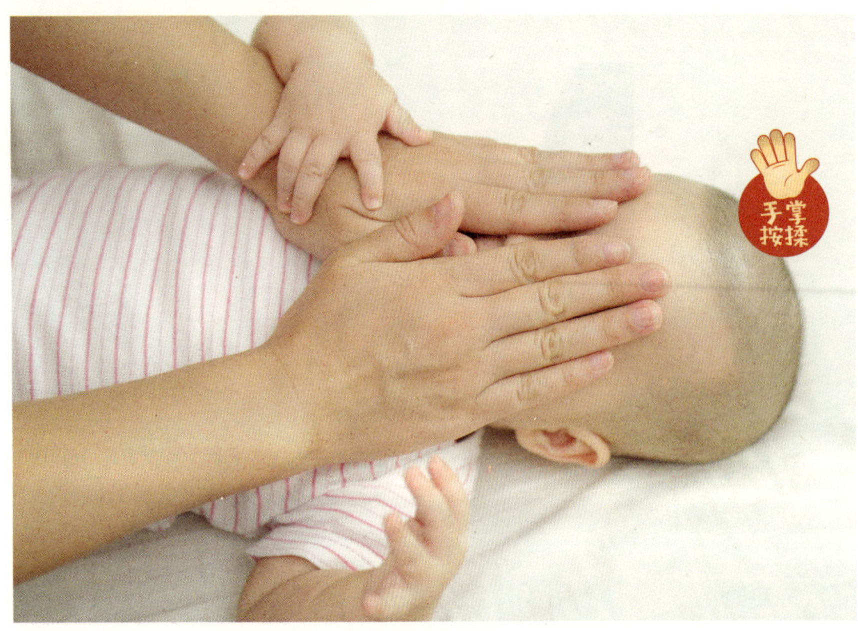

1 宝宝仰卧，搓热双手，然后在宝宝的面部用掌心上上下下地揉搓。力度要由轻到重，时间为 3~5 分钟。

医生手记

YISHENGSHOUJI

多动症与"好动"的区别：活泼好动是儿童的天性，并非所有好动的儿童都是"多动症"。研究发现"多动症"与孩子好动有很大的区别。

1. 注意力方面：好动孩子对感兴趣的事物能聚精会神，还讨厌别人干扰，而多动症孩子玩什么都心不在焉和无法有始有终。

2. 自控力方面：好动孩子在陌生的环境里和特别要求下能约束自己，可以静坐，而多动症孩子根本坐不住，静不下来。

3. 行为活动方面：好动孩子的好动行为一般有原因、有目的，而多动症孩子的行为多具有冲动性，缺乏目的性。

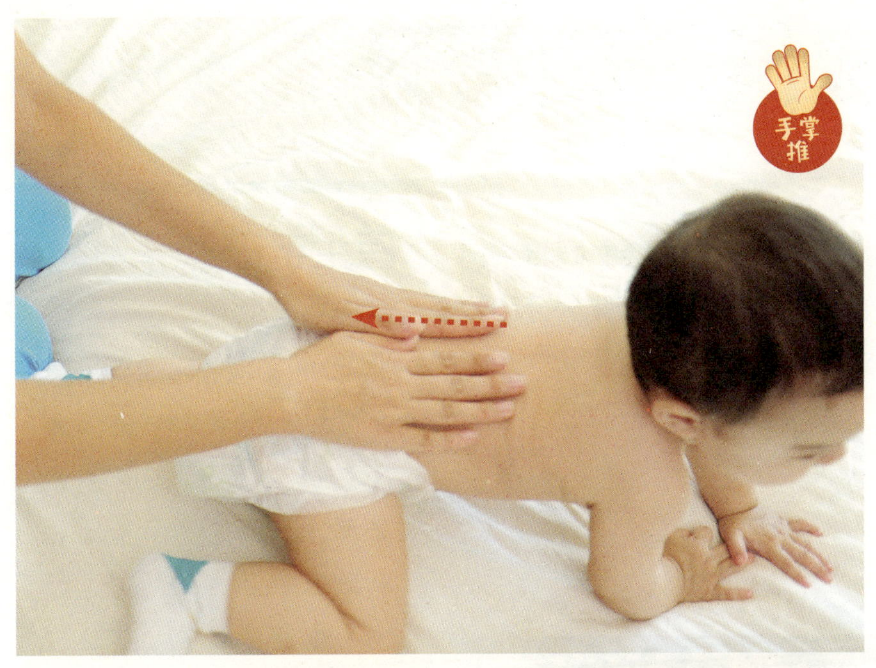

2 搓热双手，然后将双手紧紧按在宝宝的腰眼穴部位，稍微停留片刻再向下推至长强穴处。这样反复做60~100次。腰眼穴位于第四腰椎3~4寸的凹陷处。长强穴位于尾骨端与肛门连线的中点。

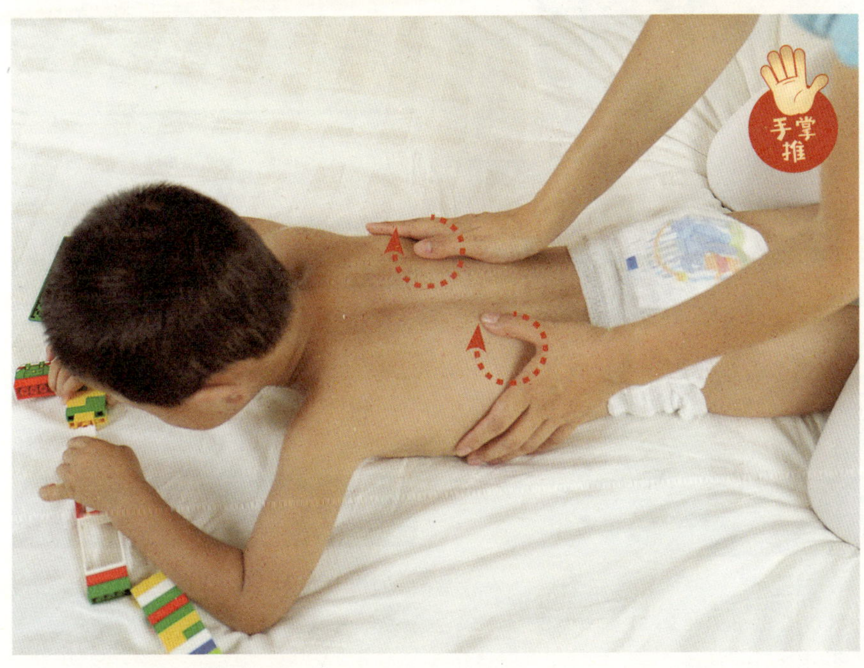

3 双手拇指与四指张开，掌心贴在宝宝腰部，然后用双手顺时针按揉宝宝腰部的两侧3~5分钟。

» **推拿力度** 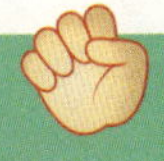

揉搓时掌、腕和缓协调，用力均匀，就像抚摸猫咪一样。

» **推拿方向** 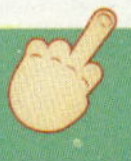

推——从上往下

按揉——顺时针

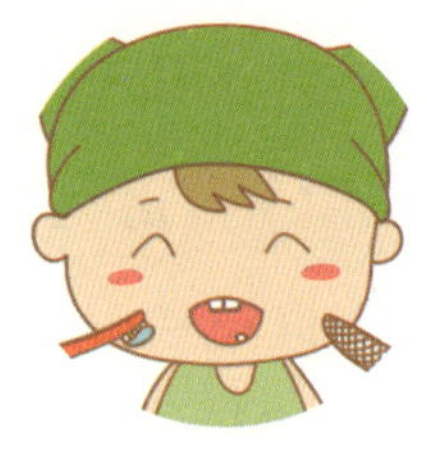

让宝宝长一口好牙

龋齿不仅影响了宝宝的咀嚼和消化能力，还会影响将来恒牙的发育。所以，爱护牙齿要从宝宝的乳牙开始，经常为牙齿做一些按摩，让宝宝的牙齿顺利度过生长期。

揉揉按按，宝宝少生病

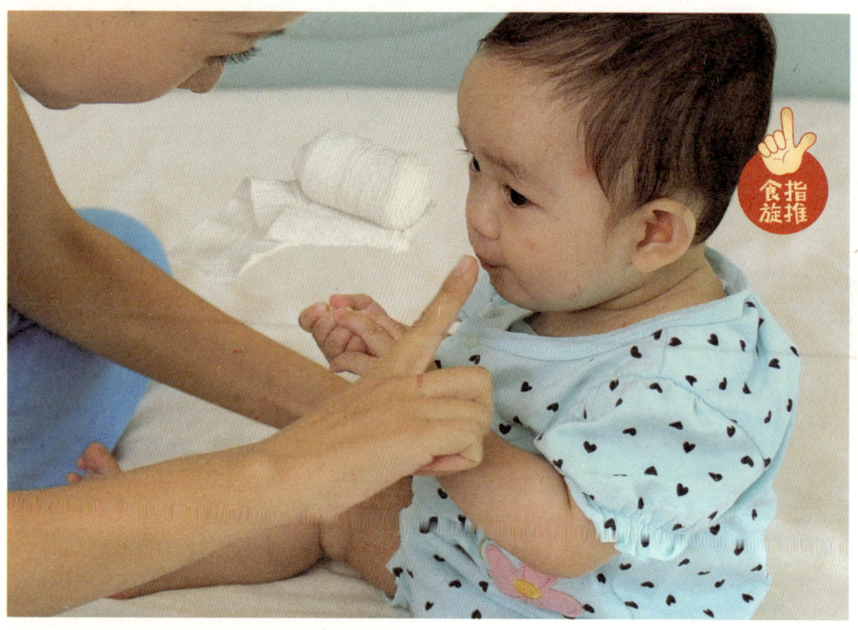

1 把干净的纱布缠在食指上，用凉白开水浸泡缠着纱布的手指，然后轻轻地按摩宝宝的牙龈。上下牙龈都要按摩，可以左右按摩或者旋推按摩，这样操作 2~3 分钟。

医生手记

YISHENGSHOUJI

保护宝宝牙齿的按摩，没有特定的穴位，但所按摩之处都是牙齿周围的部位。有的宝宝可能比较抵触去触碰他的牙齿，妈妈不要急于求成，要让宝宝慢慢接受再进行相关的按摩。

» 推拿力度

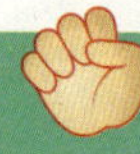

摩法要求掌、腕和缓协调，用力均匀。

» 推拿方向

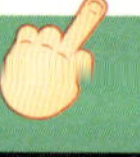

分推——从中间往两边

按——顺时针

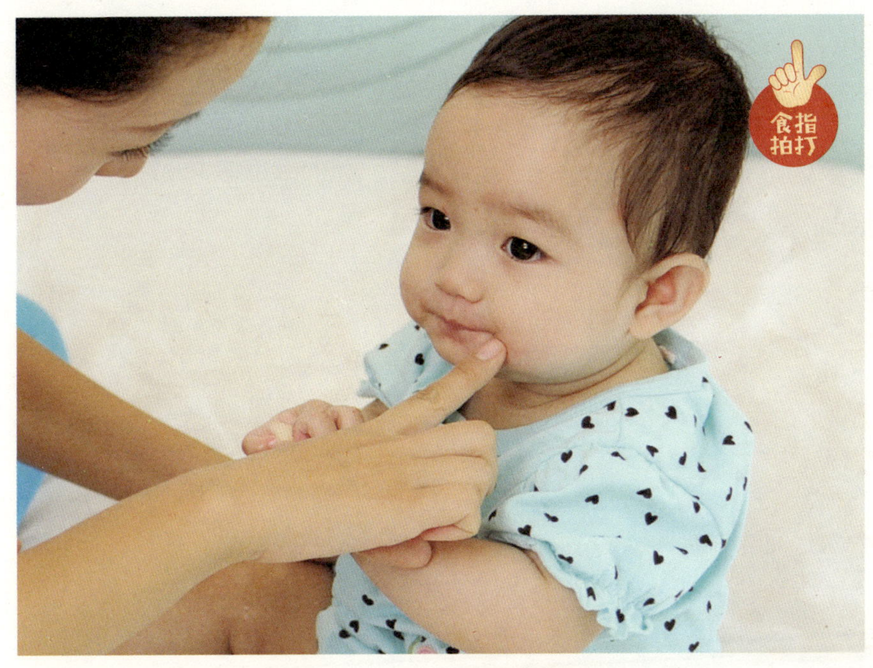

2 用食指的指腹轻轻拍宝宝嘴唇及其周围的皮肤 2~3 分钟。

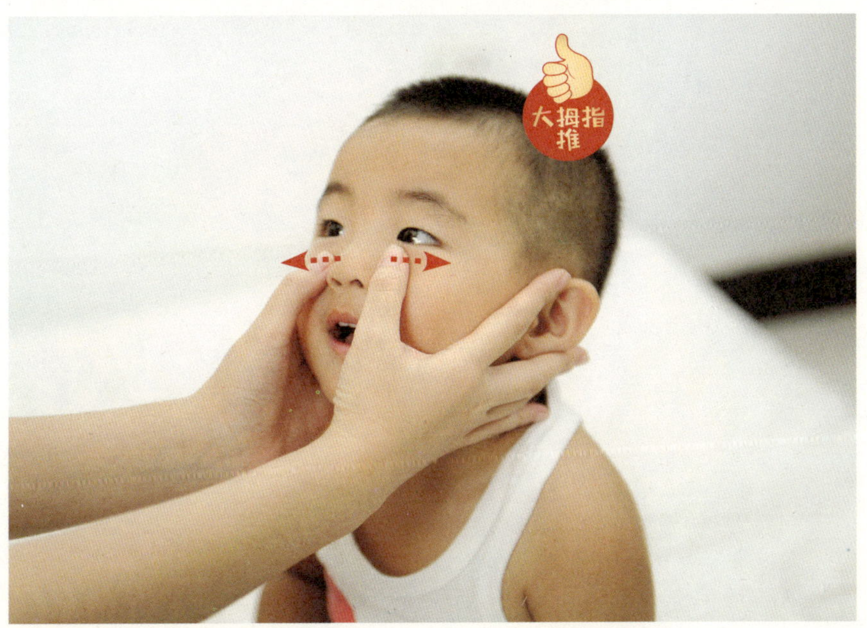

3 用两拇指指腹放在宝宝鼻翼两侧，然后向两侧耳朵方向分推约 1 分钟。

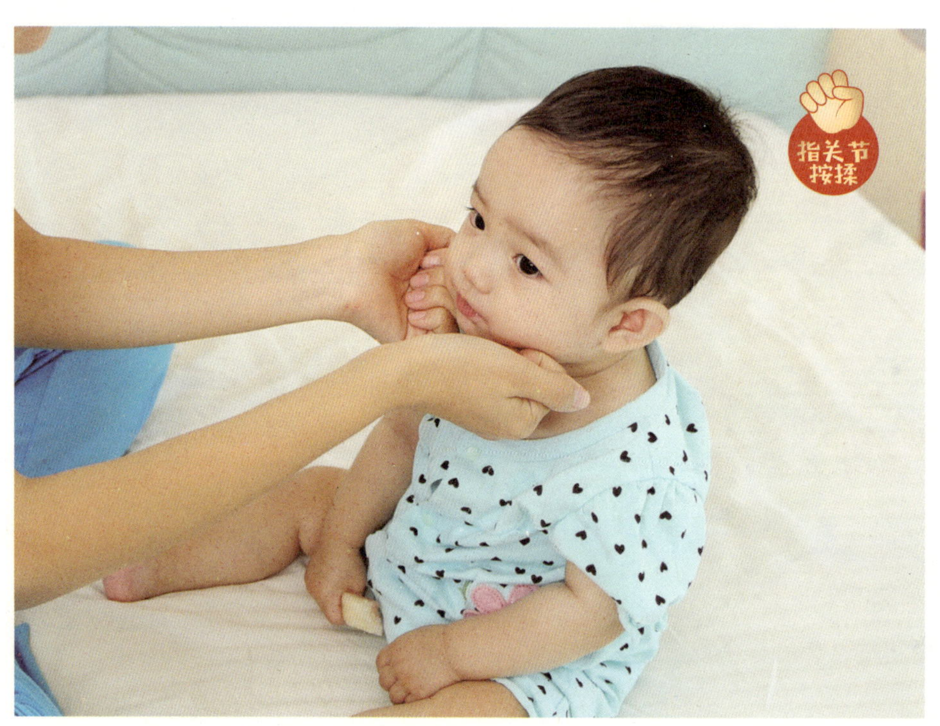

4 将双手握拳，用第二关节的指背面顺时针轻轻按宝宝脸颊下方的部位约 1 分钟。

推拿音乐 – 安妮的仙境

保护宝宝的眼睛

宝宝到一定的年龄，会进入用眼高峰期，如果不注意保护，会影响视力，导致视力下降。其实，这时多半是假性近视，注意眼睛保健，时常推拿，视力便能慢慢好转。

医生手记

YISHENGSHOUJI

平时的饮食对保护孩子的视力也起到很重要的作用，在饮食中尽量多食用一些富含维生素A和维生素C的食物，如胡萝卜，猪肝，猕猴桃一类的食物。

揉揉按按，宝宝少生病

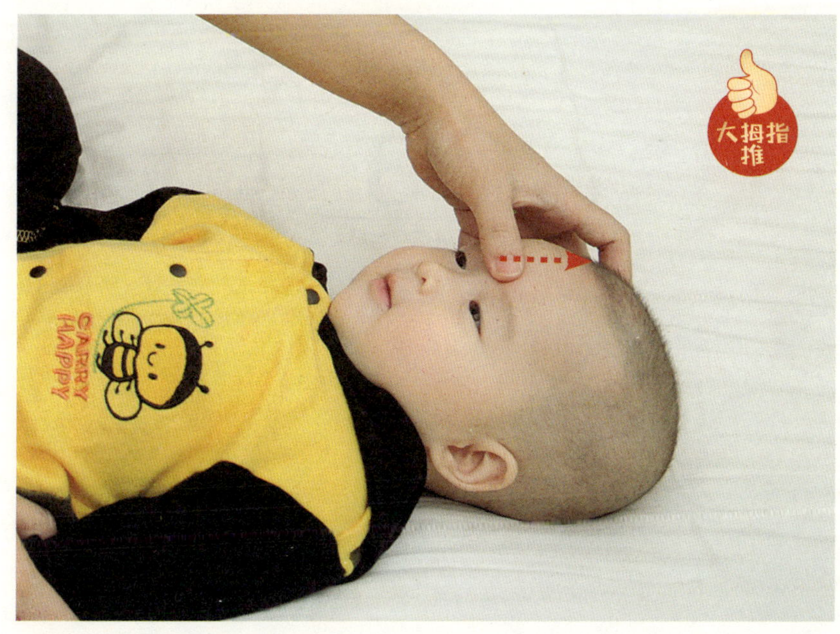

1 开天门 30~50 次。妈妈用两拇指指腹从攒竹穴开始从下向上交替直线推。攒竹穴位于眉头陷中，眶上切迹处。

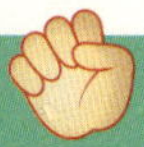

» 推拿力度

运用推法时，指掌等着力部分要紧贴皮肤，用力要稳。

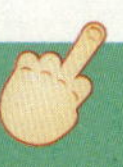

» 推拿方向

推——从下往上、从中间往两边

按揉——顺时针

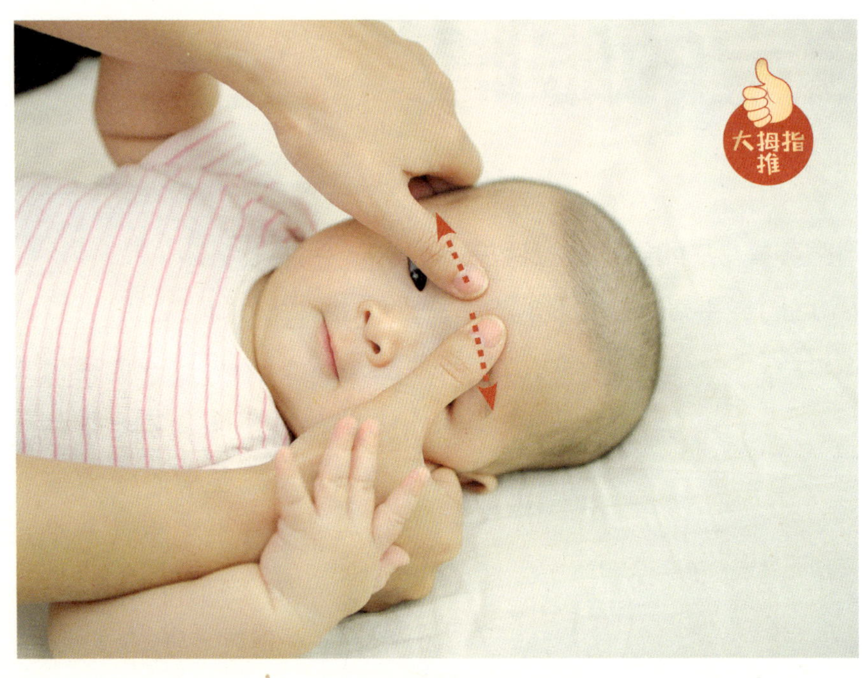

2 分推坎宫穴 30~50 次。宝宝取卧姿，妈妈用两拇指指端分别从两眉头向两眉梢做分推。

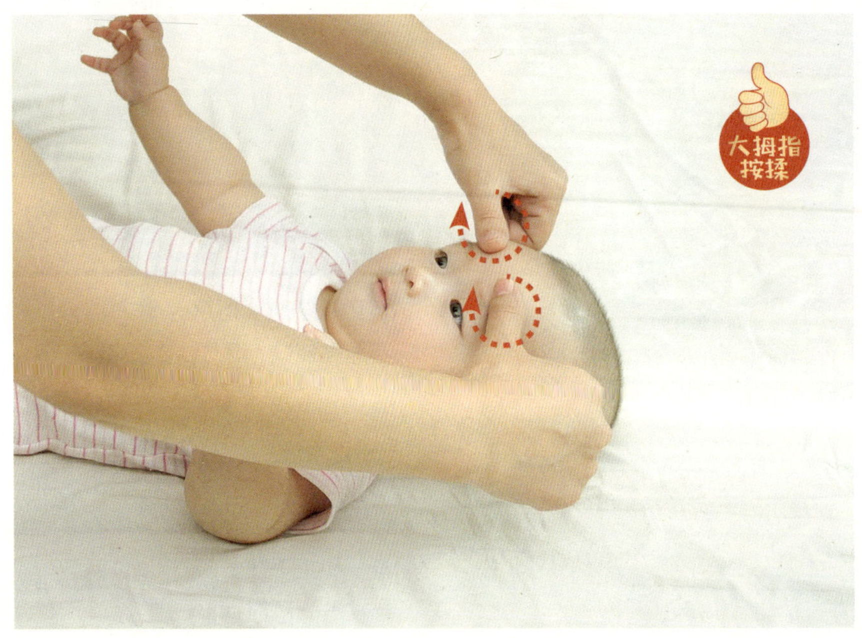

3 宝宝仰卧，妈妈用拇指指腹按压并揉宝宝的阳白穴 50~100 次。阳白穴在瞳孔直上，眉上 1 寸处。

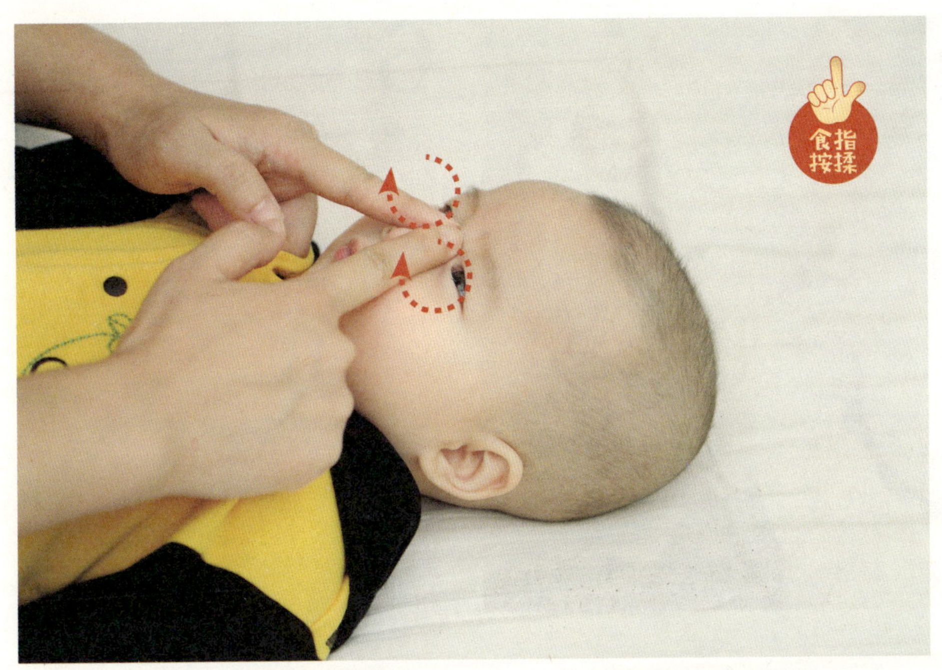

4 宝宝取仰卧或坐姿，妈妈用食指指腹按压并揉宝宝的睛明穴 50~100 次。睛明穴位于目内眦角上方凹陷处。

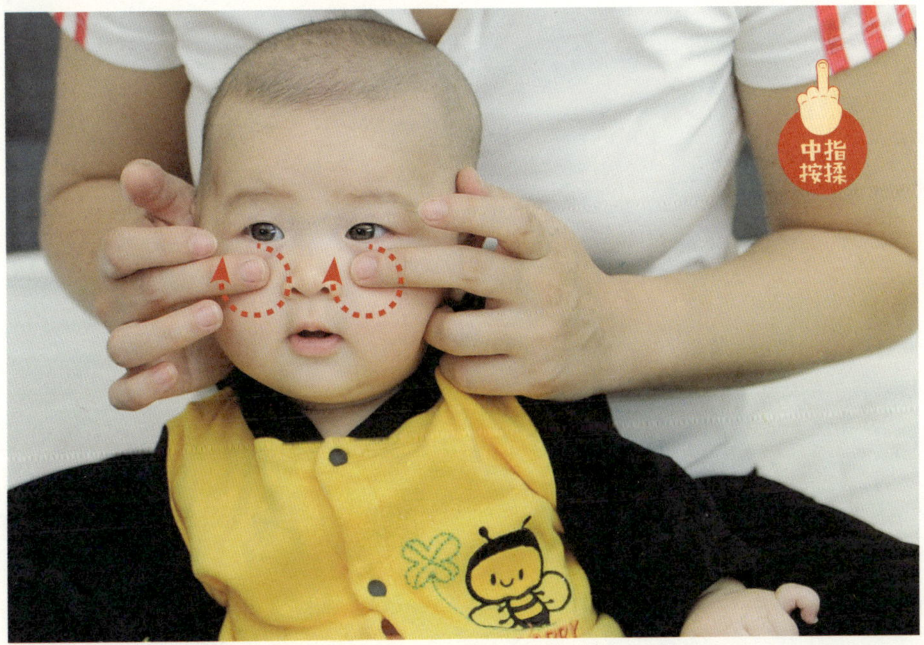

5 宝宝取坐姿，妈妈用中指指端点揉宝宝的四白穴 50~100 次。四白穴位于面部瞳孔直下，眶下孔凹陷中。

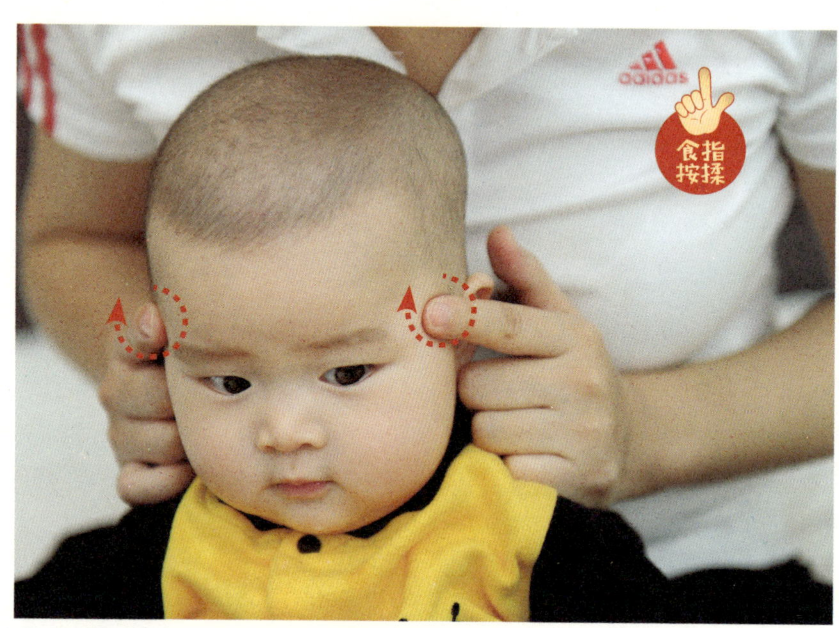

6 揉太阳穴 50~100 次。太阳穴在前额两侧，外眼角延长线的上方，用双手大拇指按住两侧太阳穴，顺时针方向揉，注意力度要轻。

推拿音乐 – 沉醉于风中

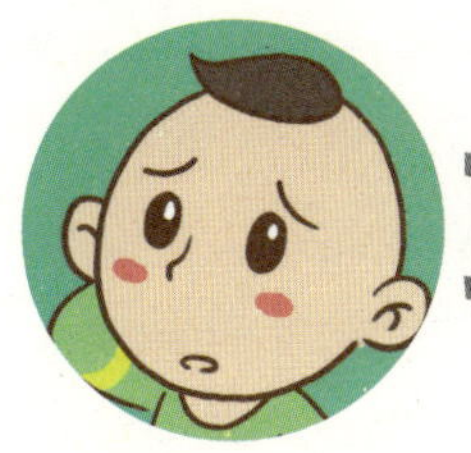

耳朵保健

宝宝从呱呱落地到咿呀学语，听觉在宝宝的语言发育和与他人的交往中起到了重要的作用。因此，耳朵保健是不容忽视的。通过一些耳部的按摩，可以促进听觉器官的健康发育，减少耳朵发炎等问题。

医生手记

YISHENGSHOUJI

耳部保健按摩，手法一定要轻。不要两只手同时按摩，可以两只手交替来做动作。再者就是按摩的时间不能太长，尤其是第一次按摩时间要短，以后每次可以逐步延长时间。

揉揉按按，宝宝少生病

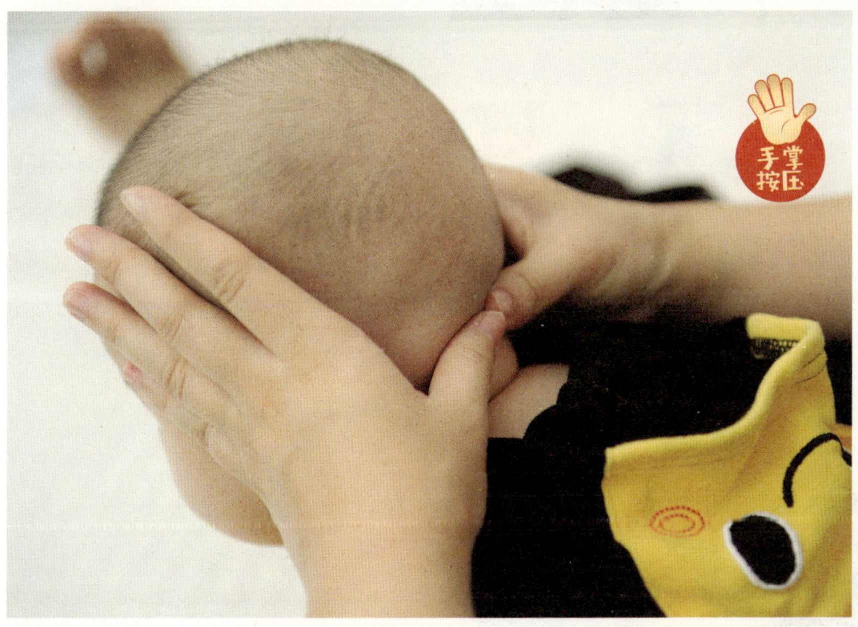

1 宝宝取坐姿，妈妈在宝宝身后，用两手掌心分别按住宝宝两侧的耳孔，大拇指按在枕部，然后双手掌交替一按一松地操作15~30次。

» 推拿力度

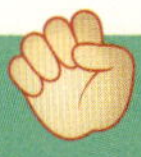

运用推法时，指掌等着力部分要紧贴皮肤，用力要稳。

» 推拿方向

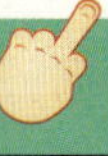

推——从上往下

旋推——顺时针

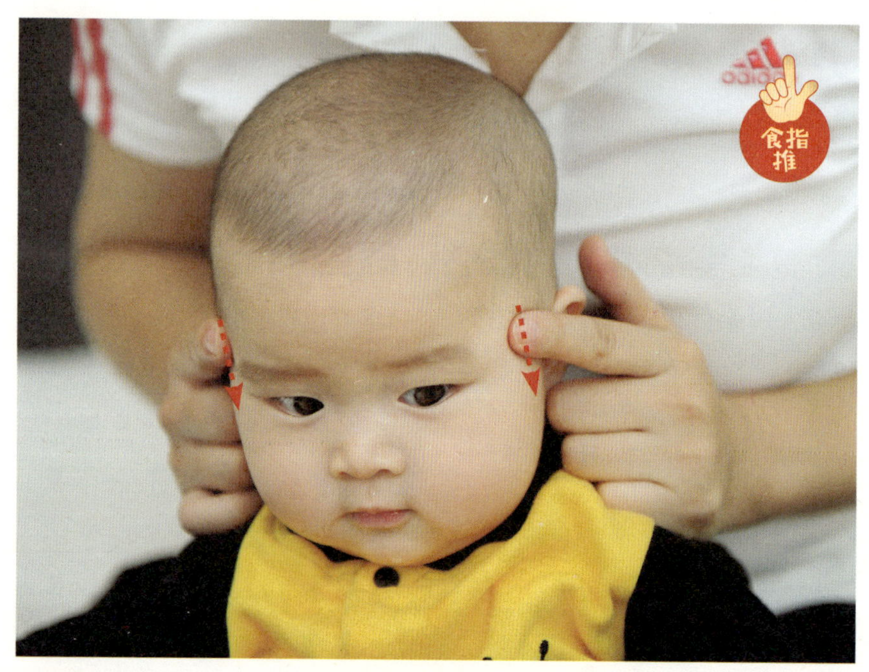

2 两手食指从太阳穴向下推，推到听宫穴和听会穴时分别在这两穴位处按揉约 2 分钟。太阳穴位于前额两侧，外眼角延长线的上方。听宫穴位于面部耳屏前，下颌骨髁状突后方，张口时呈凹陷处。听会穴位于面部耳屏切迹前方，下颌骨髁状突的后缘，张口时呈凹陷处。

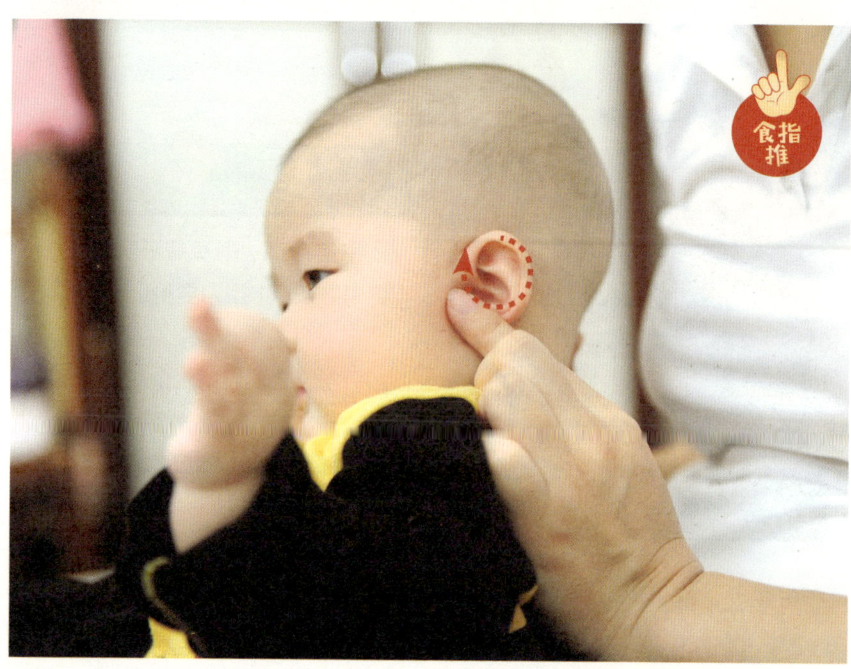

3 用食指旋推翳风穴 1~3 分钟。翳风穴位于颈部，耳垂后方，乳突下端前方凹陷中。

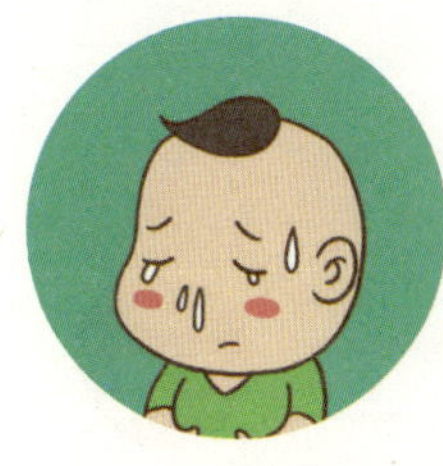

让鼻子更健康

鼻子对于宝宝来说很重要，是宝宝的呼吸门户。鼻子健康，可以抵挡空气中众多的细菌和病毒，避免导致各种疾病。平时适当地给宝宝的鼻子做一些按摩，可以使鼻子的生理功能得到增强，从而提高抗病能力。

揉揉按按，宝宝少生病

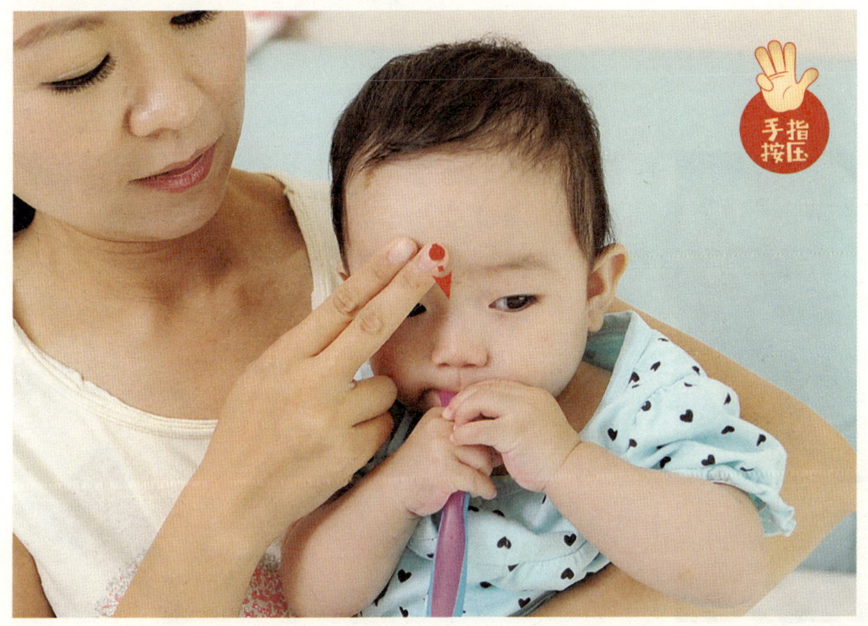

1 用食指和中指指腹从印堂穴到鼻根直线按压 10 次。印堂穴位于额部，两眉头中间。

医生手记

YISHENGSHOUJI

有的家长可能会听到别人说"孩子的宝宝鼻子扁，经常捏捏，鼻子就会长得挺"这样的话，这其实是没有依据的，而且宝宝的鼻腔黏膜娇嫩、血管丰富，常捏孩子的鼻子，会损伤黏膜和血管，降低鼻腔防御功能，从而容易被细菌、病毒侵犯，导致疾病的发生。

» 推拿力度

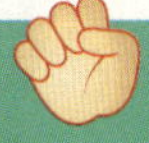

要由轻而重，让宝宝感到一定的压迫感后，再慢慢放松减压。

» 推拿方向

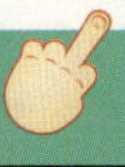

按——从上往下

按揉——顺时针

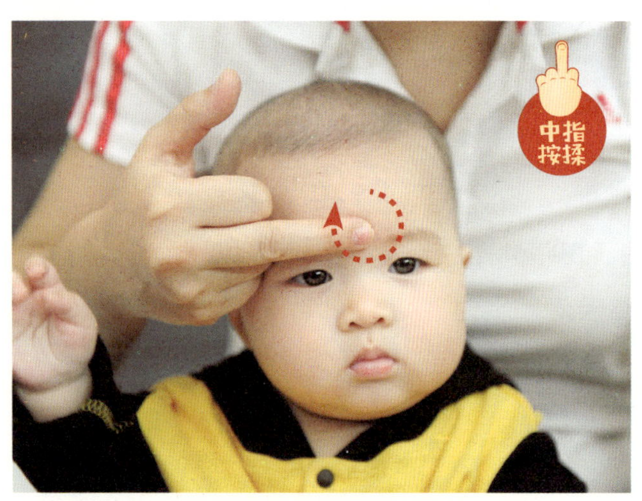

2 用两手的中指交替顺时针按揉印堂穴。印堂穴位于额部，两眉头中间。

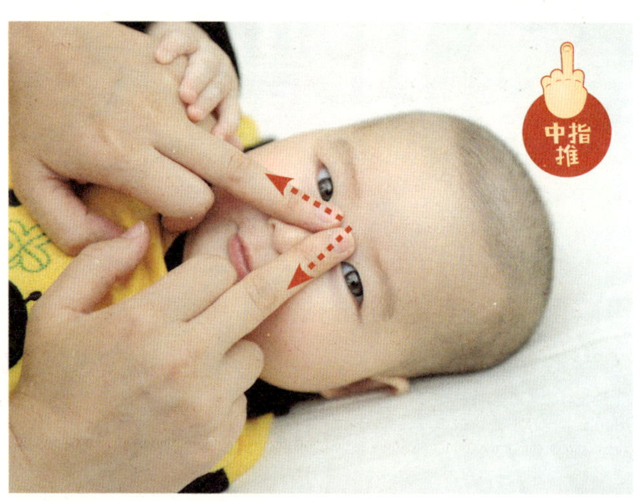

3 用两中指指腹从鼻翼两边向上推至印堂穴，再回推到鼻翼两边，如此反复推数次。印堂穴位于额部，两眉头中间。

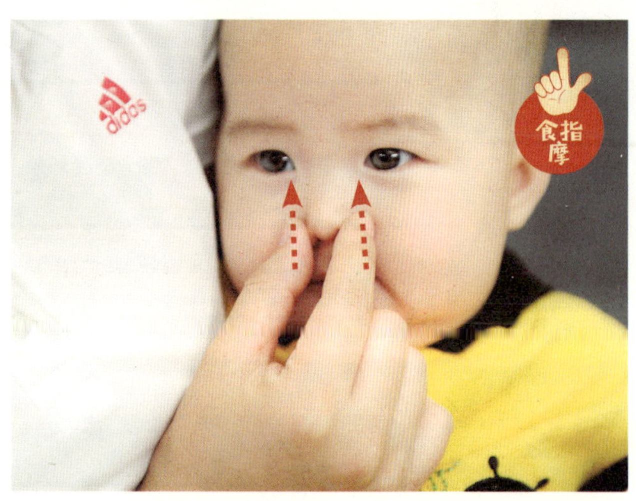

4 用一只手的拇指和食指夹住鼻根部两侧，从上向下摩动 10~15 次。

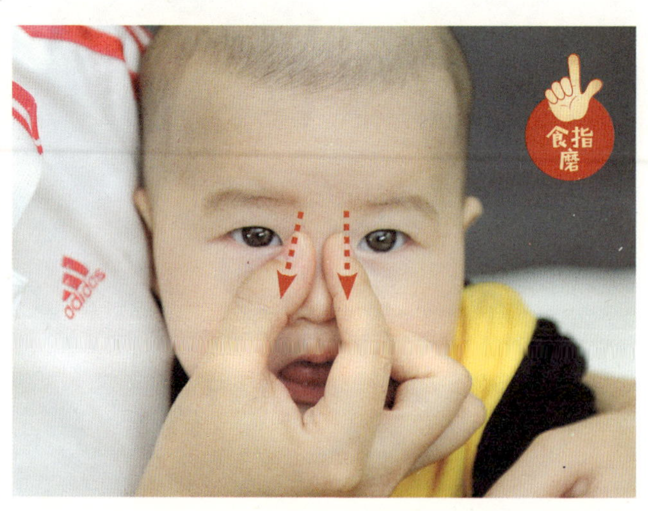

5 用拇指和食指轻轻捏住宝宝的鼻子中隔软骨向下摩动 10 次。

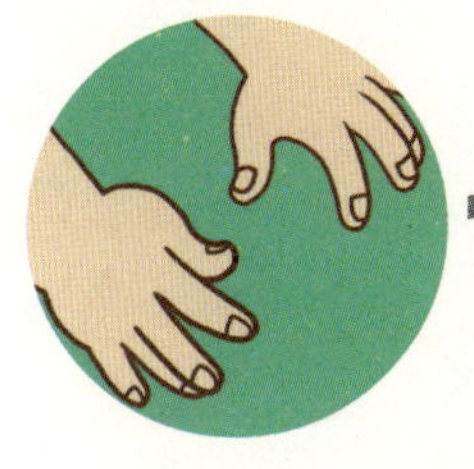

让手指更灵活

俗语有“心灵手巧”，勤动手能够很好地促进宝宝的智力发育。妈妈可以用自己的手经常为宝宝做些刺激宝宝手指灵活性的按摩，同时还要注意适当训练宝宝的手部动作，这样既锻炼了宝宝的抓握能力，又能促进宝宝的智力发育。

揉揉按按，宝宝少生病

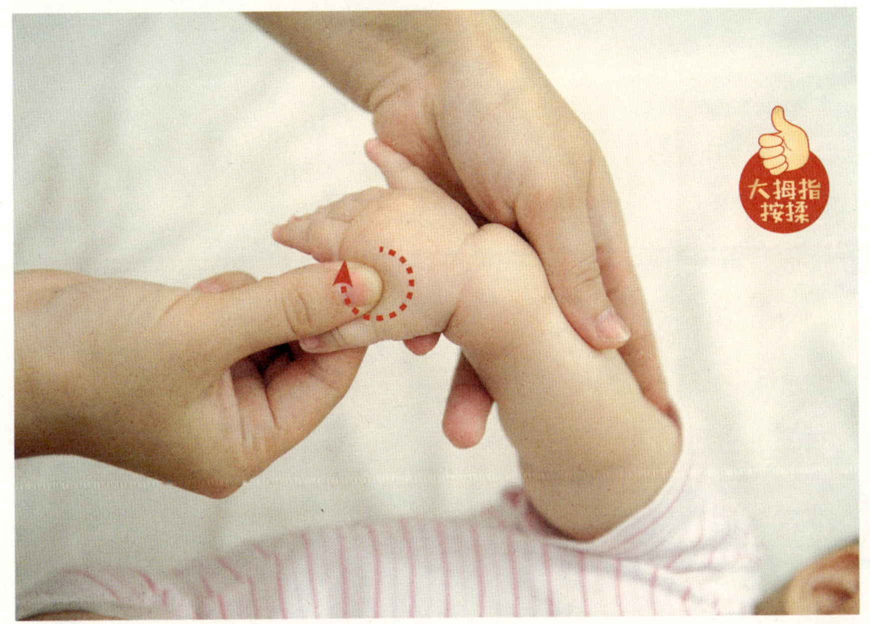

1 用大拇指、食指和中指的指腹按揉宝宝的合谷穴 36 次。合谷穴在手背大拇指和食指的虎口处。

医生手记

YISHENGSHOUJI

宝宝的手指越灵活，对宝宝的智力发育越有好处。除了做一些按摩，还可以为宝宝创造一些提高手指灵活度的机会，让宝宝在游戏中得到锻炼。有的妈妈见到宝宝有撕纸的行为就会加以制止，其实不必如此，有专家认为，宝宝撕纸游戏可以开发智力哟。

» 推拿力度

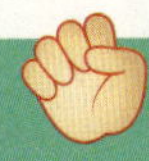

揉动时，按压在皮肤上不要移动，手法要温和，力度不轻不重。

» 推拿方向

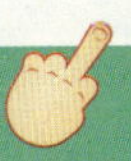

按揉——顺时针

掐——顺时针

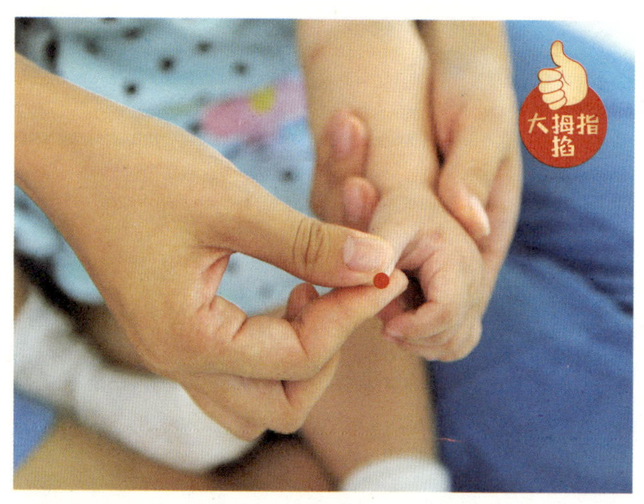

2 用大拇指、食指和中指稍微用力地掐宝宝十指尖的十宣穴 3~5 次。十宣穴位于十根手指尖，距离手指甲与手指内边缘 0.1 寸。

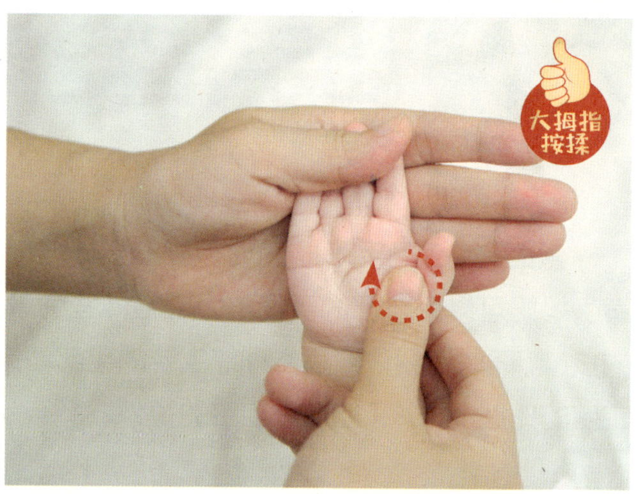

3 用大拇指、食指和中指顺时针掐宝宝的大鱼际 3~5 次。

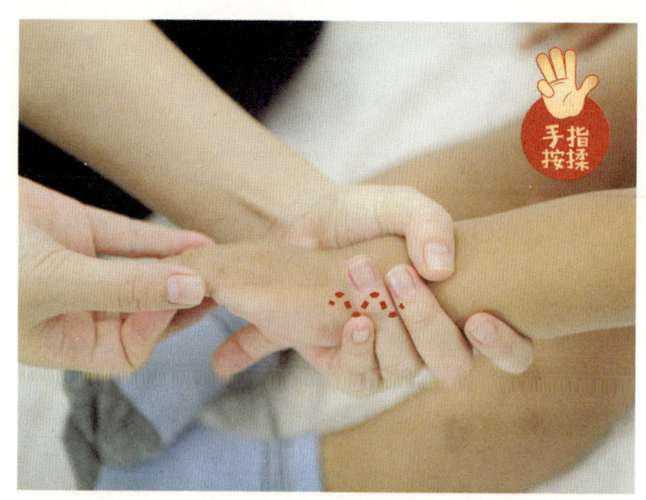

4 一只手握住宝宝的腕关节，另一只手握着宝宝的手掌，然后上下左右地活动腕关节约半分钟。

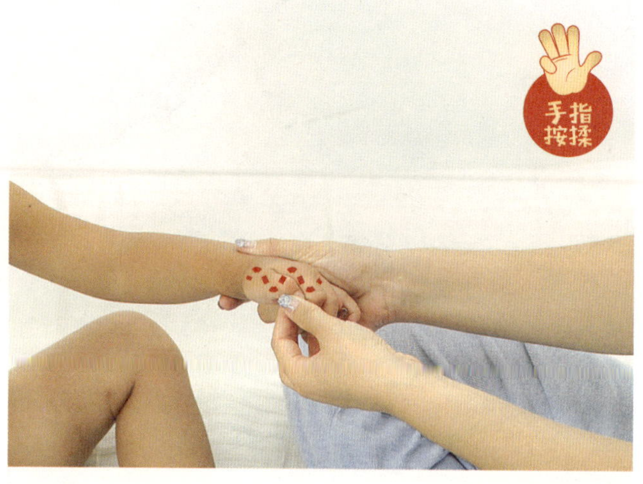

5 一只手握住宝宝的腕关节，另一只手握住宝宝手指的指甲部分轻轻地抖动数次。

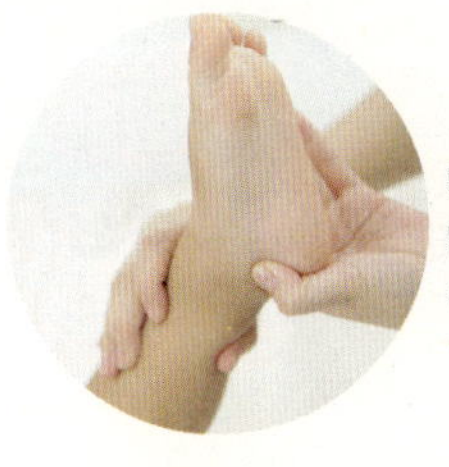

提高双足攀爬能力

对于学步期的宝宝来说，按摩双足有利于缓解宝宝下肢的疲倦感；同时对于促进宝宝双足的抓攀能力也大有好处。宝宝活泼好动是健康的标志，妈妈要通过按摩一些穴位帮助宝宝很好地锻炼双脚。

医生手记

YISHENGSHOUJI

通过加强下肢力量的锻炼，无疑能帮助宝宝在学走路前，让身体做更充足的准备。但是宝宝只有到了学走路的年龄才会开始学走路，加强下肢力量不一定会让宝宝走得更快或更早。

揉揉按按，宝宝少生病

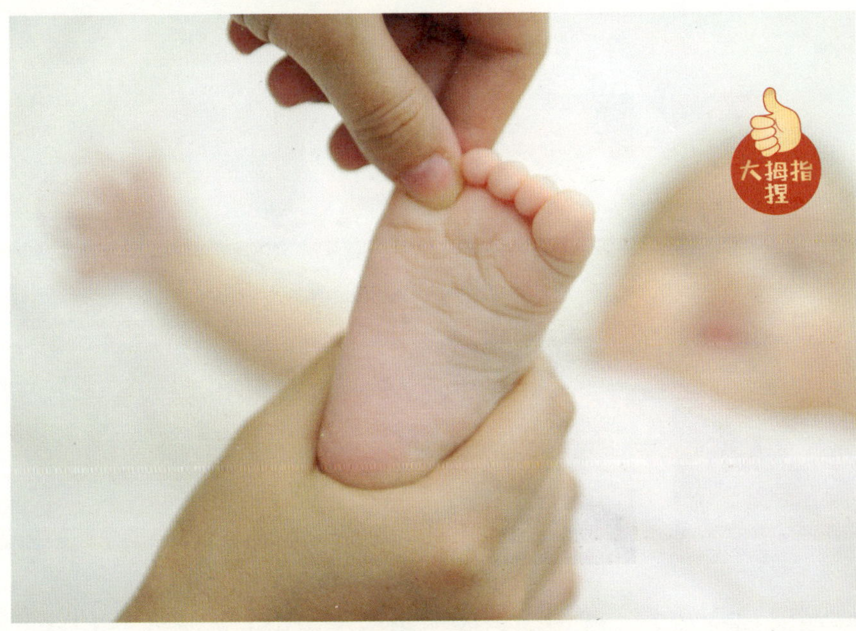

1 用拇指、食指和中指轻轻揉捏宝宝的足趾，十个脚趾都要揉捏。

» 推拿力度

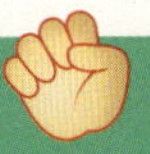

用捏法时，手指要轻巧灵敏，力量贯注于指端，柔和并渗透。

» 推拿方向

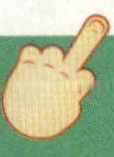

捏——从外往内

按揉——顺时针

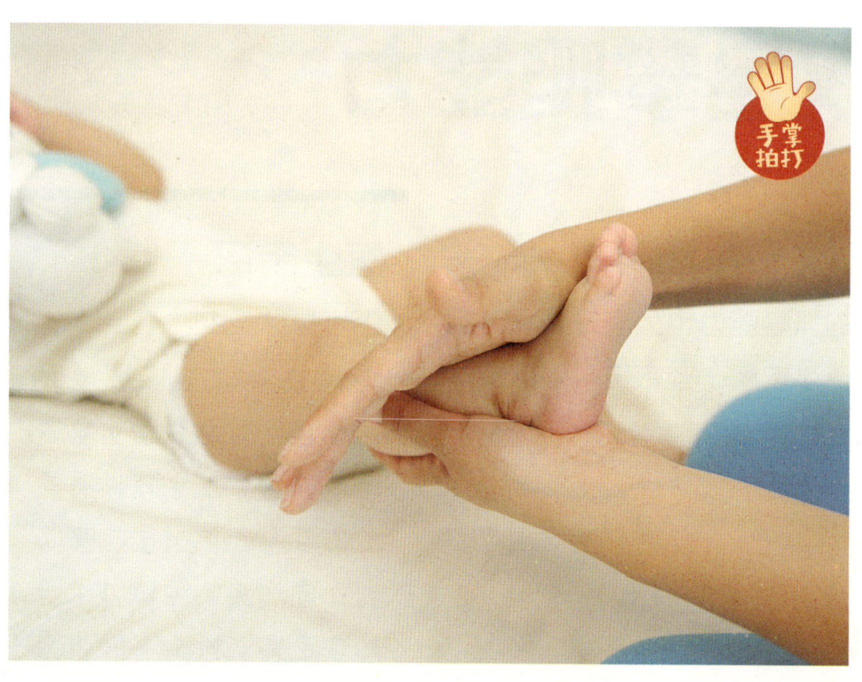

2 用掌根的鱼际从宝宝脚跟拍打至脚趾，然后拍打脚背和踝关节部位。

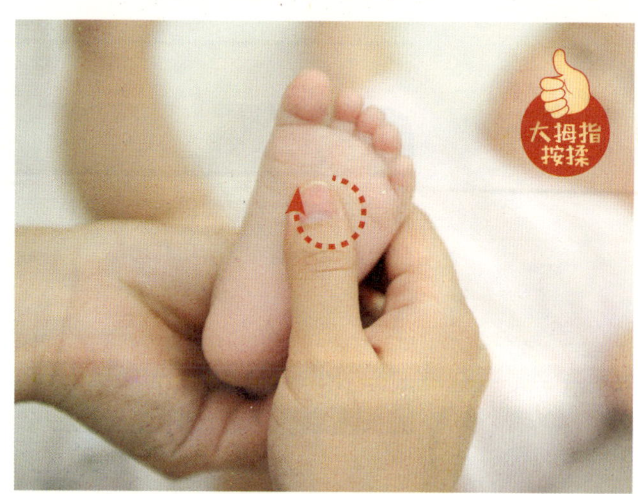

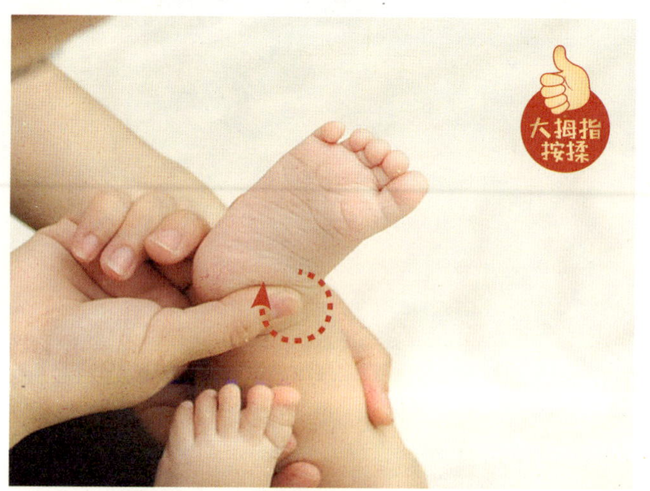

3 用拇指的指腹按揉宝宝的涌泉穴1~3分钟。涌泉穴位于脚掌心前1/3与后2/3交界的凹陷处。

4 用拇指的指腹按揉宝宝的太溪穴1~3分钟。两只脚都要做。太溪穴位于足内侧，内踝后方与脚跟骨筋腱之间的凹陷处。

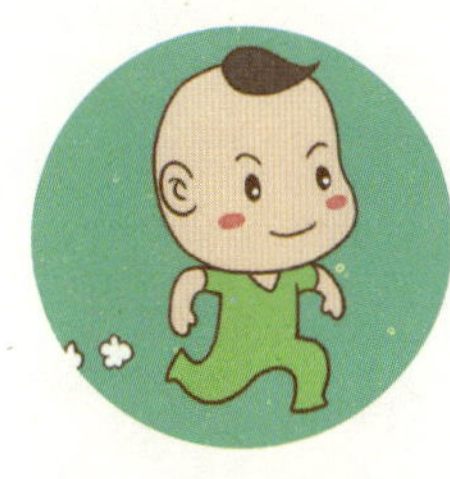

增强身体平衡与协调能力

宝宝的身体随着年龄增长不断地发育完善，良好的平衡和协调能力对于宝宝来说是很重要的。妈妈应该知道，平衡能力是脑发育的象征，直接影响宝宝的行走、跳跃和跑步等一些肢体动作。而按摩能够刺激神经中枢和各种器官的灵敏度，从而增强宝宝身体的平衡和协调能力。

揉揉按按，宝宝少生病

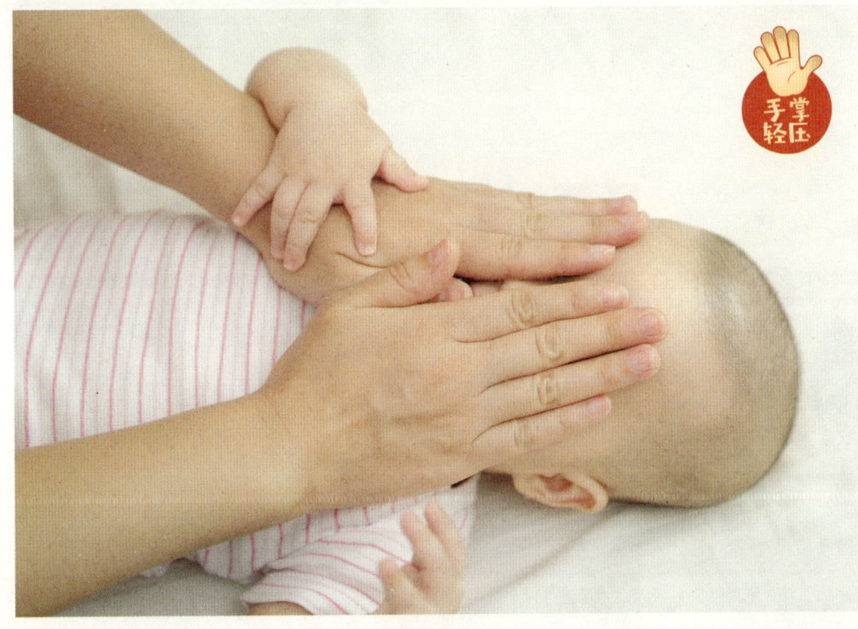

1 将双手搓热，然后分别压在宝宝的双眼上；等到手心凉了再搓热，再压在双眼上，就这样重复相同的动作，让宝宝全身达到放松的状态为止。

医生手记

YISHENGSHOUJI

让孩子拍皮球也是训练平衡力与协调能力的不错方法，拍皮球时，球会上下运动，必须要拍到一定的位置，并且要在适当的时机和固定的频率，才能怕皮球拍好。这种运动不仅能培养孩子的手部控制力，还能培养孩子的专注力。

» 推拿力度

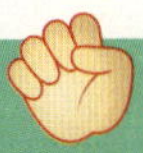

要由轻而重，让宝宝感到一定的压迫感后，再慢慢放松减压。

» 推拿方向

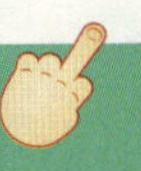

推——从上往下

按揉——顺时针

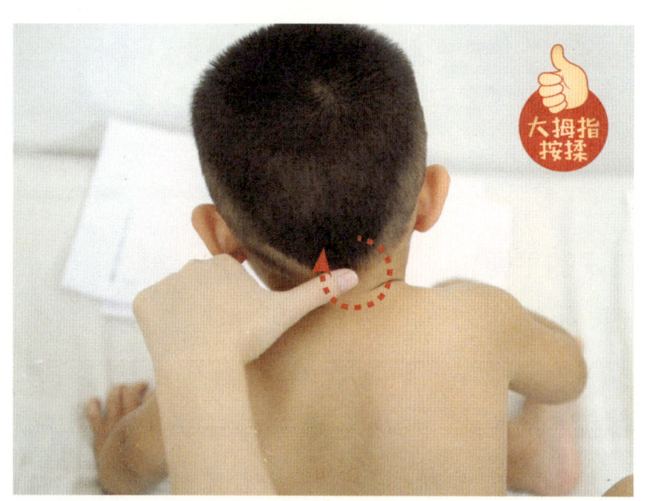

2 用双手的拇指轻轻按在天柱穴上，按揉 2~3 分钟。天柱穴位于后发际正中旁开 1.3 寸。

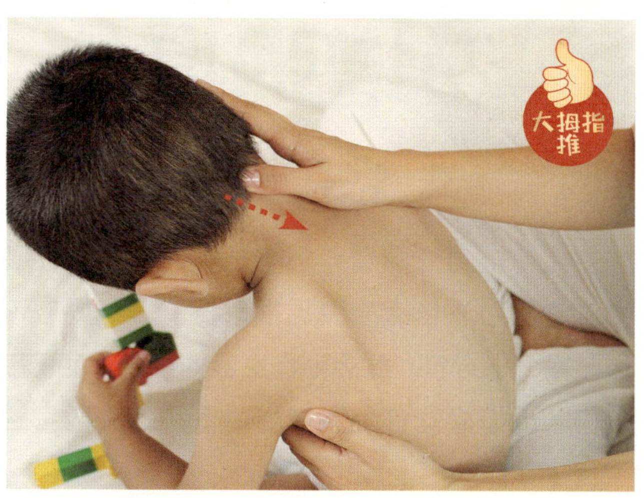

3 用拇指从宝宝的天柱穴向下慢慢推到大椎穴。天柱穴位于后发际正中旁开 1.3 寸。大椎穴位于第七颈椎棘突下凹陷中。

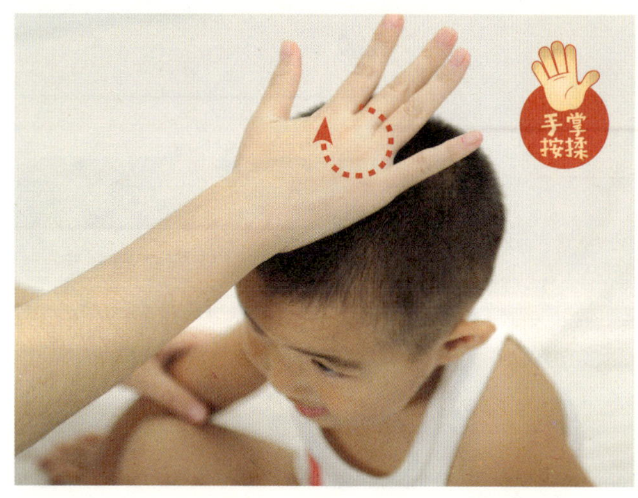

4 用掌心轻轻地按揉宝宝头顶的百会穴。百会穴位于头顶正中，两耳尖连线中点。

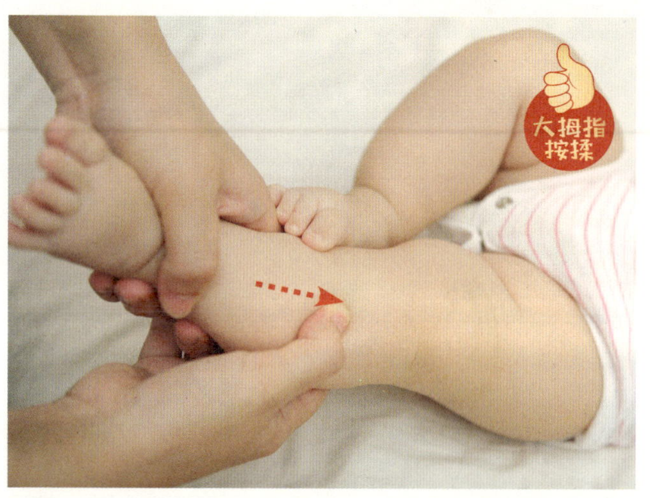

5 从宝宝踝关节开始沿着小腿一直按摩到膝盖后面部位。

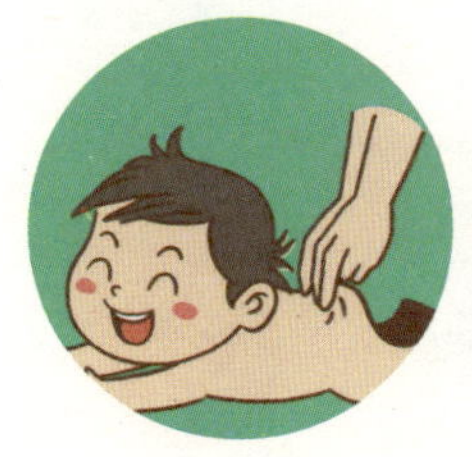

脊柱保健按摩

宝宝的脊柱在生长发育的过程中，有时会因为不正确的坐姿而出现脊柱侧弯，或是双肩不对称等，这些都会给宝宝的生理和心理健康带来或多或少的影响。对于父母来说，要让宝宝从小养成良好的习惯，坐姿要正确，避免脊柱变形。除此之外，妈妈还可以为宝宝的脊柱做一些保健按摩。

医生手记

YISHENGSHOUJI

随着宝宝年龄的增长，慢慢开始学习、读书，坐姿要正确，防止因坐姿而导致脊柱弯曲。可以为宝宝选择一款合适的床垫，有利于宝宝脊柱的生长发育。平时让宝宝坚持锻炼，比如，游泳就有益于脊柱的健康。在饮食上，妈妈要让宝宝摄入富含蛋白质和钙的食物，以保证脊柱的健康。

揉揉按按，宝宝少生病

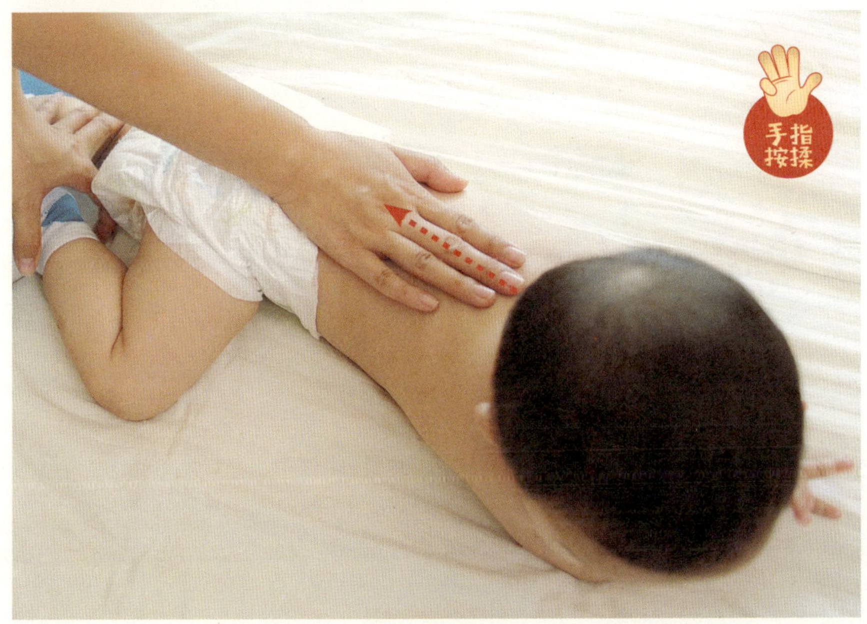

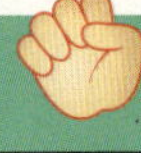

1 宝宝俯卧，用全掌推宝宝的脊柱 1~3 分钟。

» 推拿力度

运用推法时，指掌等着力部分要紧贴皮肤，用力要稳。

» 推拿方向

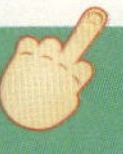

推——从上往下

揉——顺时针

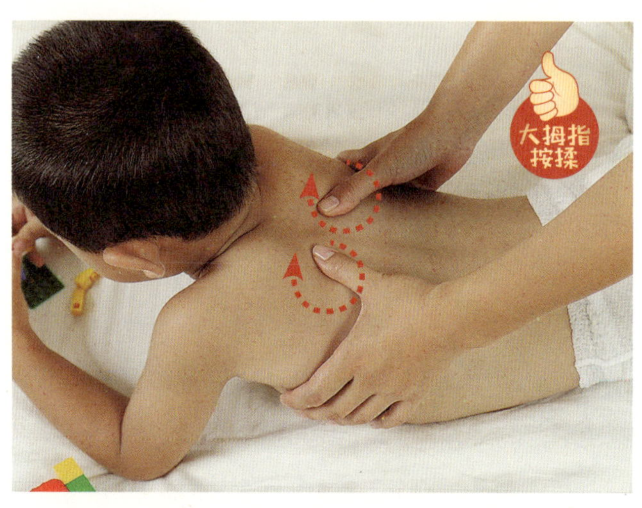

2 用两拇指按揉宝宝背部的肺俞穴 2 分钟。肺俞穴位于背部，在第三胸椎棘突下旁开 1.5 寸处。

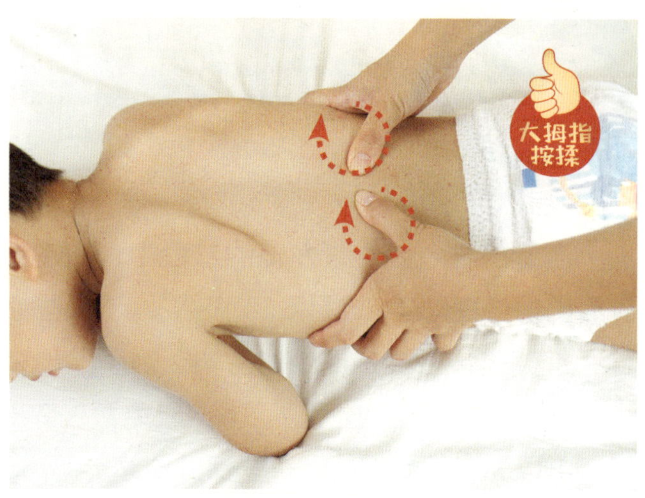

3 用两拇指按揉宝宝背部的脾俞穴 2 分钟。脾俞位于第十一胸椎棘突下，旁开 1.5 寸。

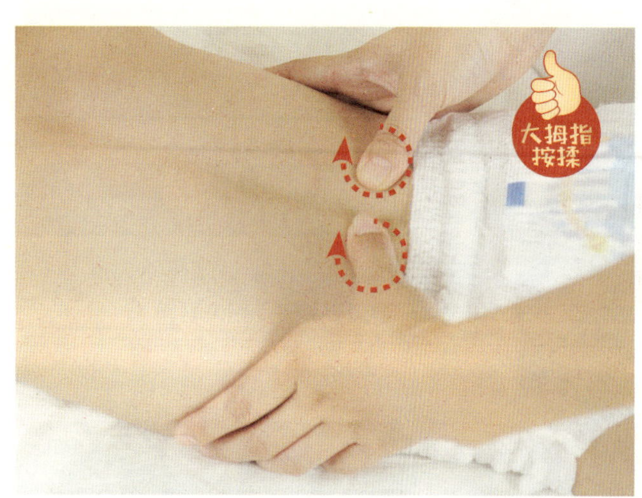

4 用两拇指按揉宝宝背部的肾俞穴 2 分钟。肾俞在第二腰椎棘突下，旁开 1.5 寸。

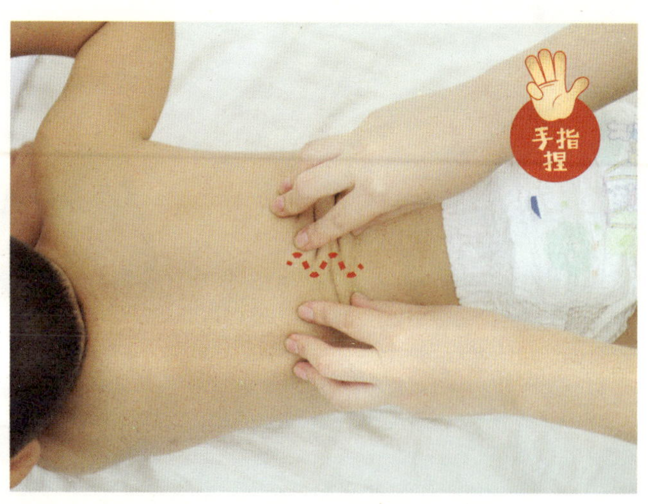

5 用五手指由宝宝的腰骶部向上至颈部，捏脊 3 遍。

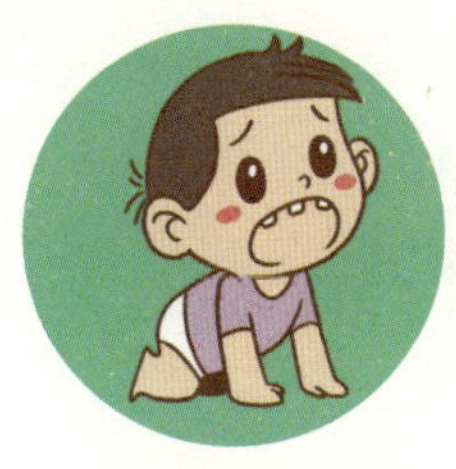

增强肌肉耐受力

宝宝的体格发育很大程度上表现为骨骼的生长，肌肉的发育，如发育尚未成熟，其耐受力比较弱。对于宝宝来说，尚不能通过大量的运动锻炼来增强耐受力。但妈妈可以通过一些按摩手法来代替剧烈运动，起到增强肌肉耐受力的效果。

医生手记

YISHENGSHOUJI

家长要注意孩子的肌肉尚未发育成熟，耐受力有限，不能进行大运动量的、长时间的高强度训练。

揉揉按按，宝宝少生病

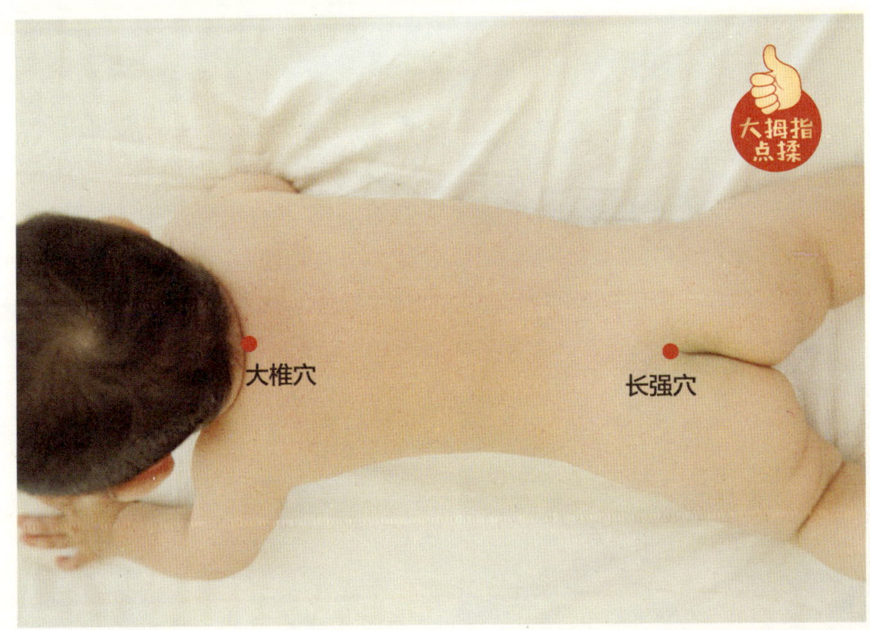

1 宝宝呈俯卧姿势，妈妈用拇指从大椎穴点揉直至长强穴约3分钟。大椎穴位于后背的正中线上，第七颈椎下的凹陷中。长强穴位于尾骨端与肛门连线的中点处。

» 推拿力度

要由轻而重，让宝宝感到一定的压迫感后，再慢慢放松减压。

» 推拿方向

拿捏——从上往下

揉摩——顺时针

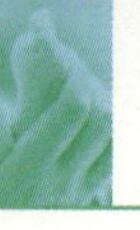

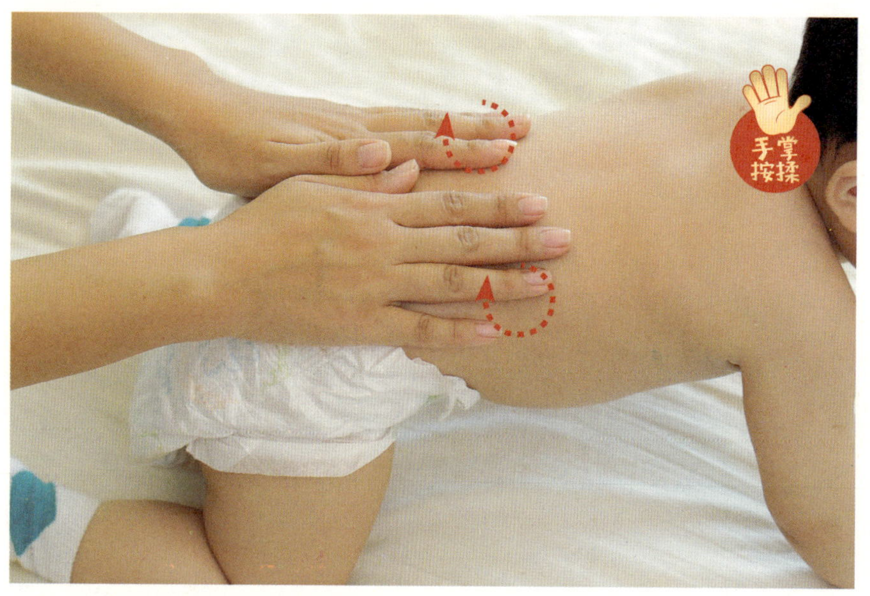

2 用位于手掌的大鱼际在脊椎两侧的肌肉上来回揉摩约 3 分钟。

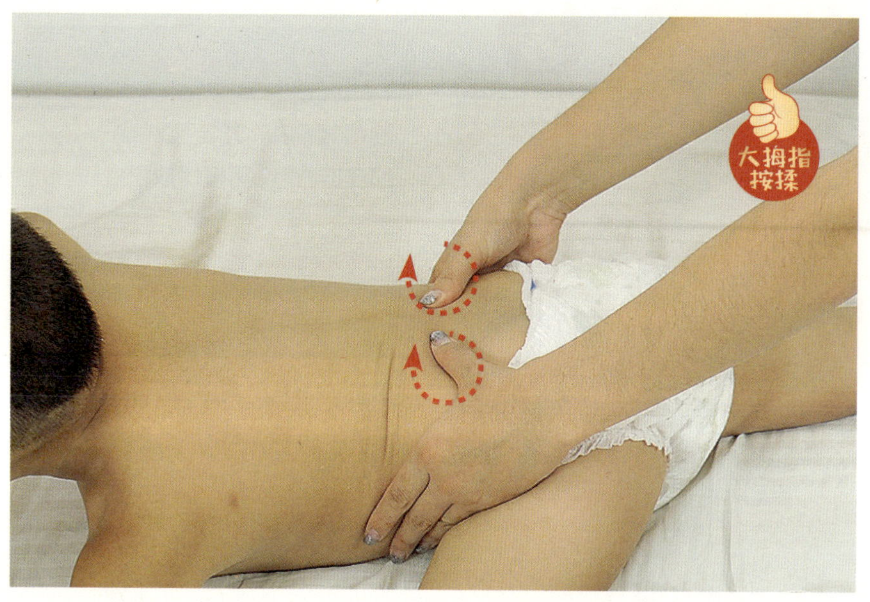

3 用拇指在宝宝的腰骶部位反复按揉 3~5 分钟，并用空掌叩敲宝宝的腰骶部位 50 下。

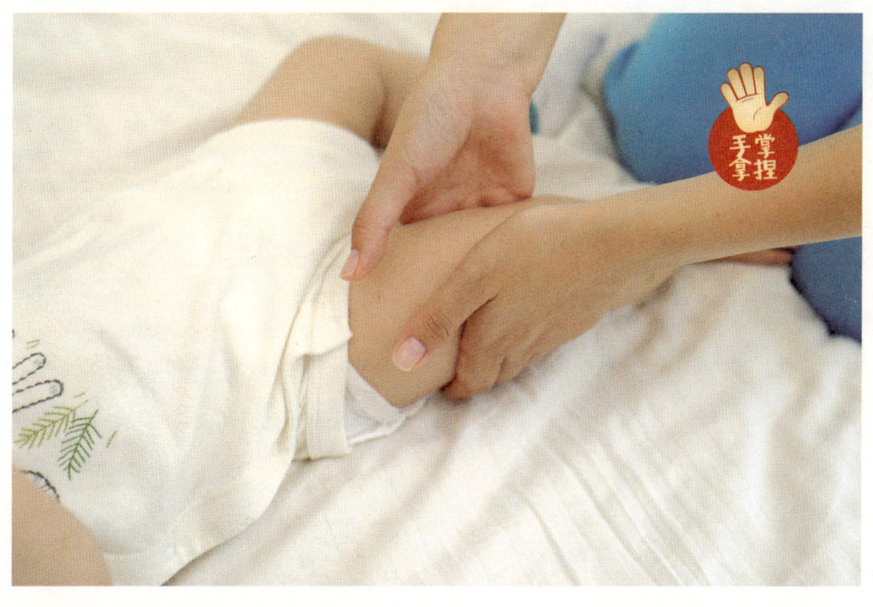

4 拿捏宝宝的四肢部位。注意下肢的重点穴位是梁丘穴、足三里穴、委中穴、承山穴和解溪穴，上肢的重点穴位是肩髃穴、曲池穴和合谷穴。力度要从轻到重，这样反复操作3~5分钟。梁丘穴位于髌底外侧端的连线上，髌底上2寸。足三里穴位于小腿外侧，犊鼻下3寸。委中穴位于腘横纹中点。承山穴位于小腿后侧，当微微施力竖起脚尖，小腿后侧肌肉浮起的尾端。解溪穴位于足背与小腿交界处的横放中央凹陷中。肩髃穴位于肩部三角机上，臂外展，当肩峰前下方凹陷处。曲池穴位于肘横纹外侧端，屈肘尺泽与肱骨外上踝连线中点。合谷穴位于第1、2掌骨间，第三掌骨桡侧中点处。

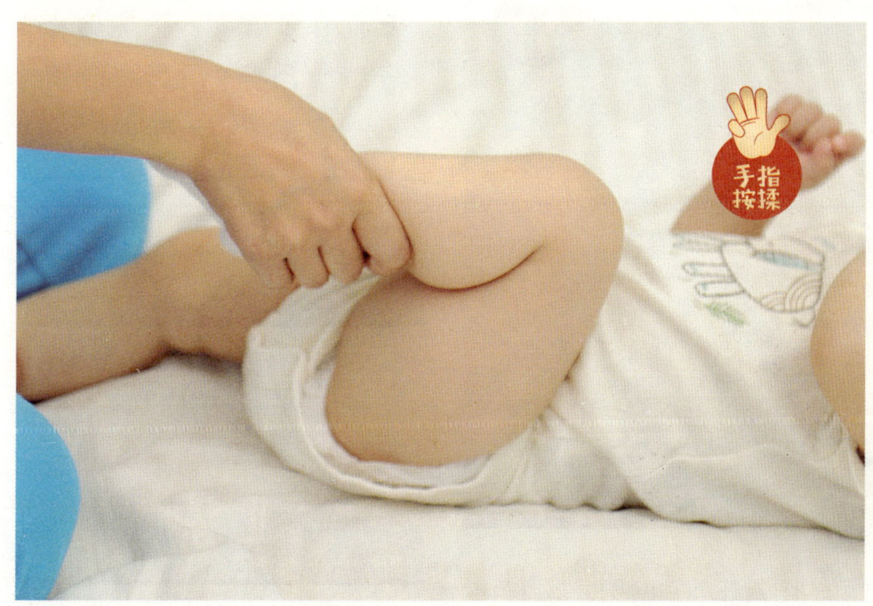

5 可以给宝宝做肢体的屈伸动作，分别是肘关节、腕关节、髋关节、膝关节和踝关节的屈伸动作，时间大约3分钟。

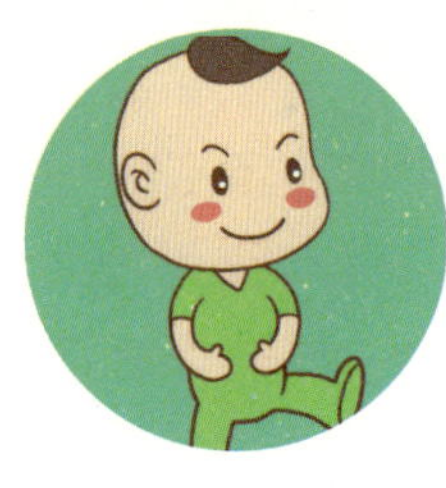

强健体魄的按摩

宝宝的抵抗能力差，很容易生病，疾病后康复又是一个需要时间的过程。对于妈妈来说，预防宝宝生病就显得尤为重要了。而预防的主要任务就是要让宝宝拥有一个强健的体魄，这样，宝宝的抵御病毒的能力也会逐渐增强。

揉揉按按，宝宝少生病

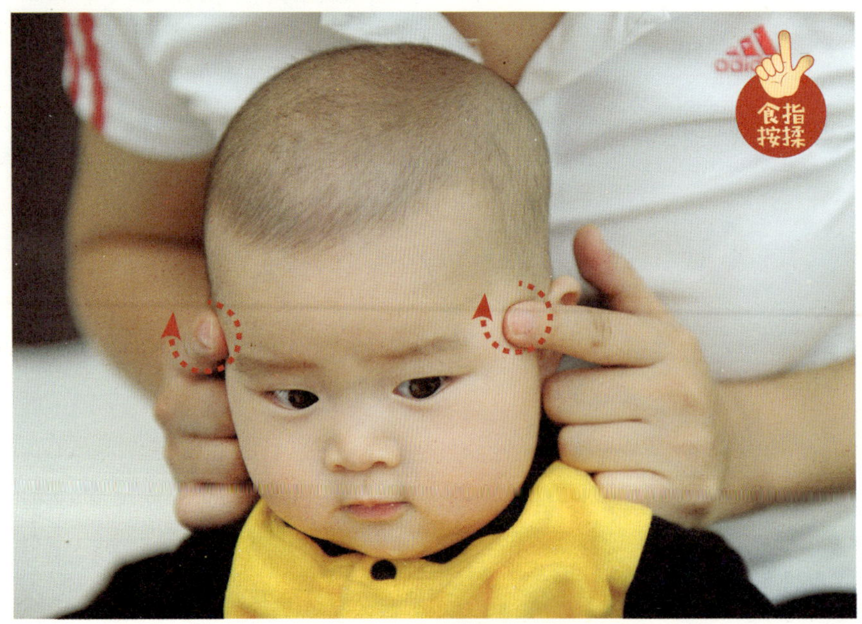

1 宝宝取坐姿，揉太阳穴50~100次。太阳穴在前额两侧，外眼角延长线的上方，用双手大拇指按住两侧太阳穴，顺时针方向揉，注意力度要轻。

医生手记

YISHENGSHOUJI

如何让孩子拥有强健的体魄？目前一些家长有两大误区，一是过度喂养，二是过度保健。中医里讲，"若要小儿安，三分饥与寒"。其实，只要按照科学的喂养方式，孩子不偏食，就能保证营养。不要给孩子随便用药，用药不当反而会伤孩子的元气。

» 推拿力度

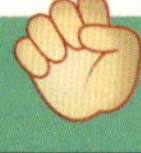

揉动时，按压在皮肤上不要移动，手法要温和，力度不轻不重。

» 推拿方向

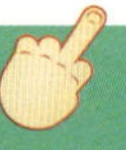

揉——顺时针

摩——顺时针

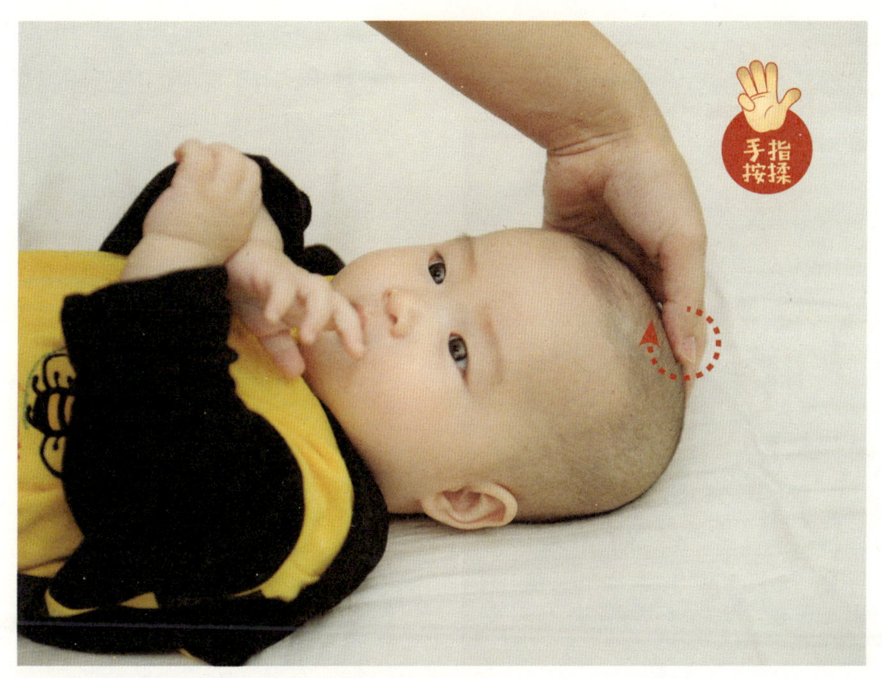

2 用拇指指腹按揉宝宝头顶的百会穴 50~100 次。百会穴位于头顶正中，两耳尖连线的中点。

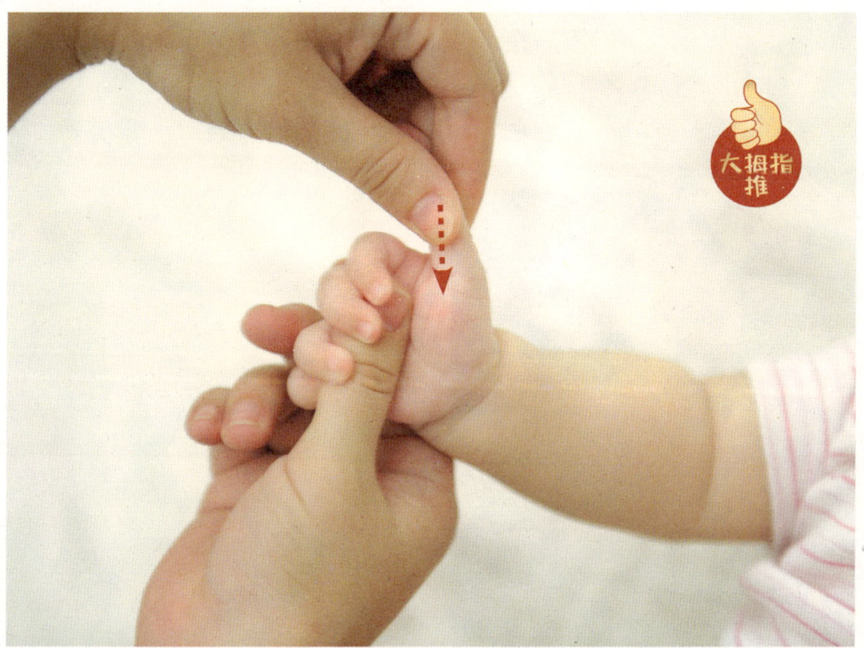

3 补脾经 50~100 次。用一只手握着宝宝的手，用另一只手拇指从宝宝拇指指尖向指根方向直线推动。

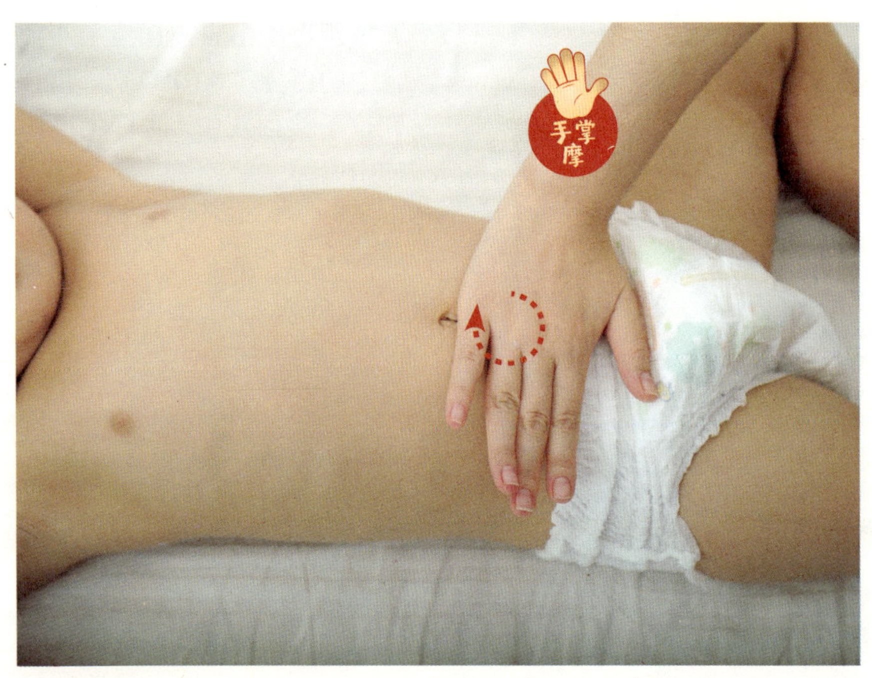

4 宝宝仰卧，妈妈搓热双手，用手掌给宝宝顺时针摩腹3分钟。

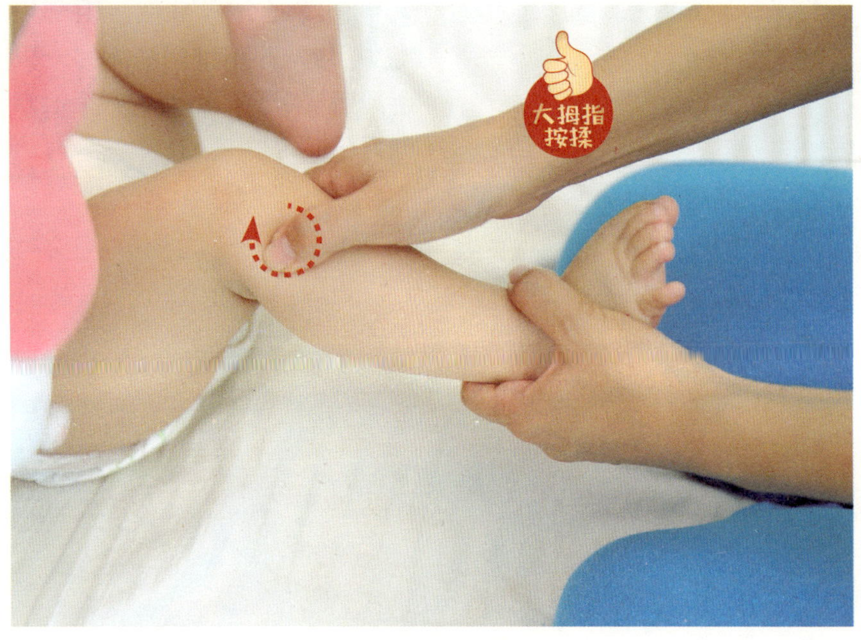

5 用拇指按揉宝宝的足三里穴2~3分钟。足三里在外膝眼下3寸，胫骨旁开1寸处。

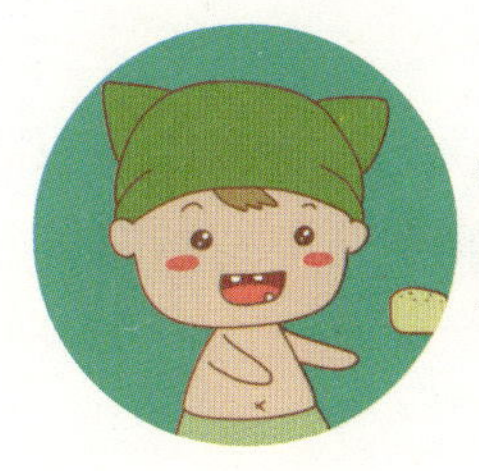

改善宝宝厌食

宝宝偶尔一次拒绝吃饭，可能是父母喂的东西他不喜欢，也可能是别的食物吃饱了。如果接连几顿都是如此，可能是宝宝厌食了。这时有的父母会不死心地追着宝宝满屋子喂饭，想着只要饭进了肚子里就万事大吉。殊不知，这样会进一步加重宝宝的脾胃负担。找到厌食原因，从根源上改善脾胃虚弱，才能解决问题哦。

医生手记

YISHENGSHOUJI

宝宝厌食的原因主要有，饮食无规律，无固定进食时间，进食时间延长或缩短，正常的胃肠消化规律被打乱；运动不足，代谢减少，胃肠道消化功能得不到强化；睡眠不足，影响食欲和消化功能。

揉揉按按，宝宝少生病

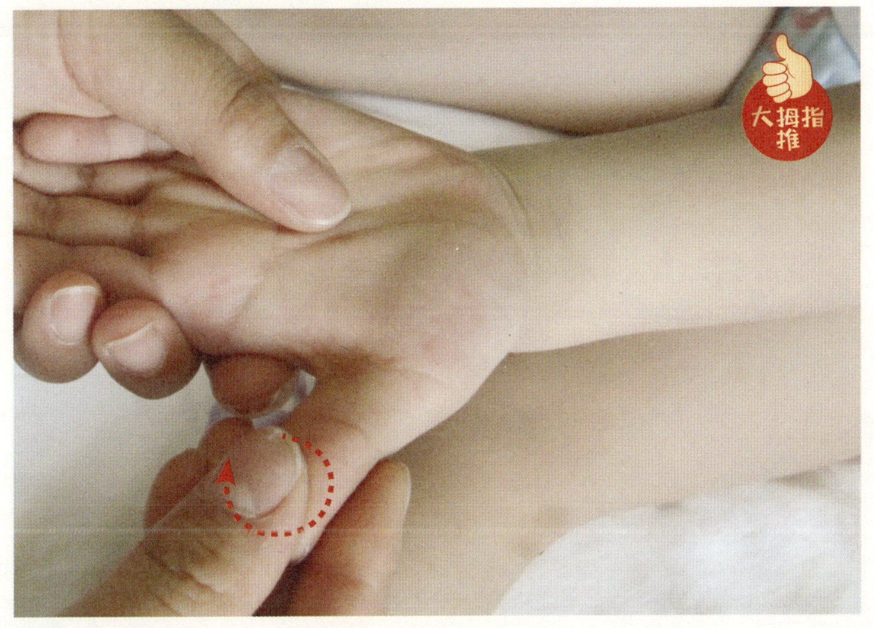

1 补脾经200下。脾经位于拇指末节螺纹面。用拇指端按顺时针方向旋推为补脾经。

» 推拿力度

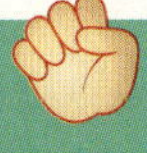

旋推时指掌等着力部分要紧贴皮肤，用力要稳，像推面团一样。

» 推拿方向

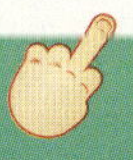

补—顺时针

运—顺时针

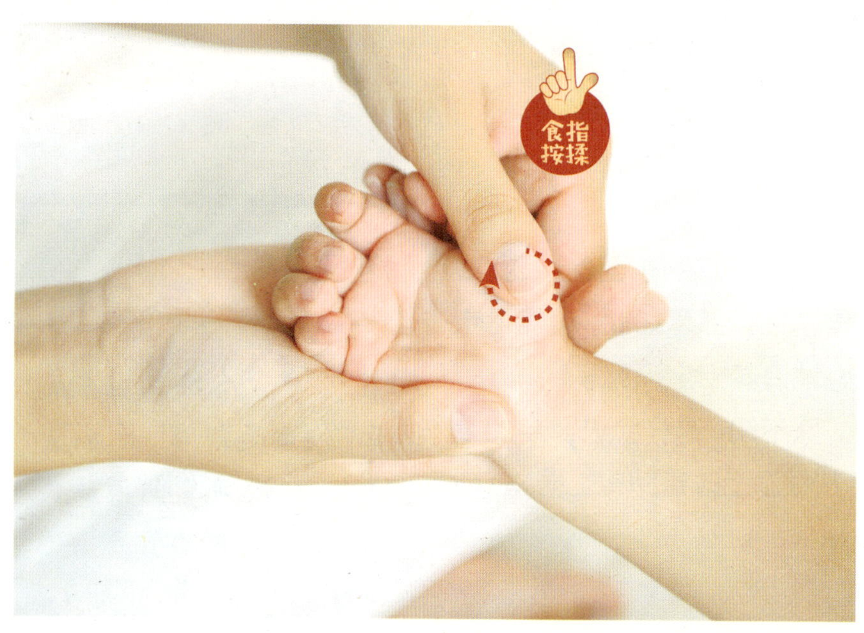

2 揉板门 100 下。板门在手掌的大鱼际处，用拇指轻轻按揉。

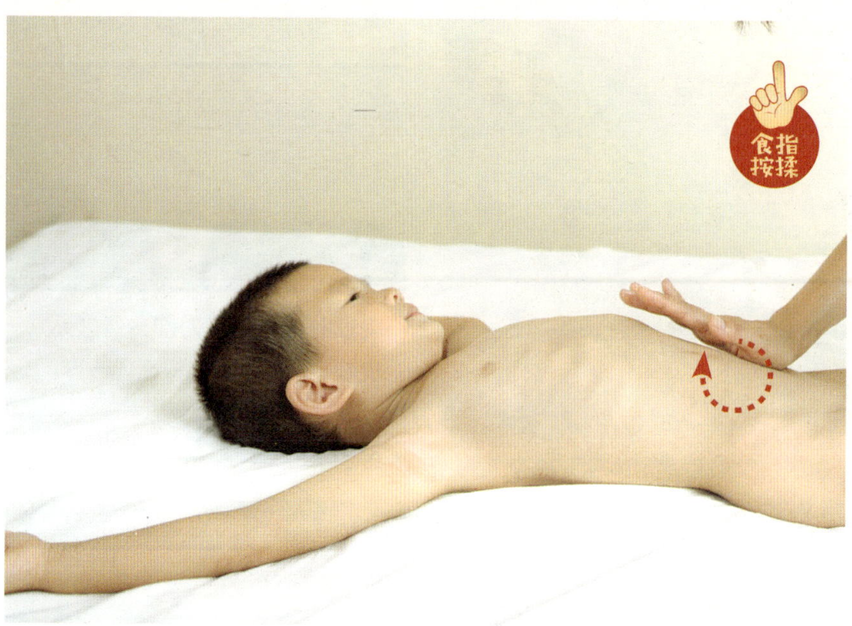

3 摩腹 3 分钟。宝宝仰卧，妈妈用掌心在宝宝的腹部做顺时针方向按摩。

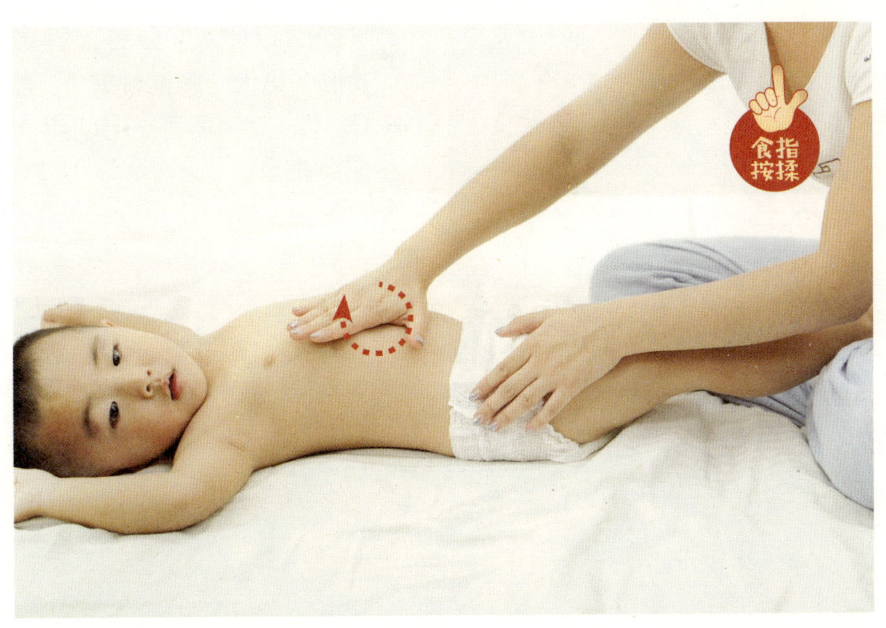

4 用掌心按揉中脘穴 2 分钟，称揉中脘。中脘在脐上 4 寸，剑突与脐连线的中点处。

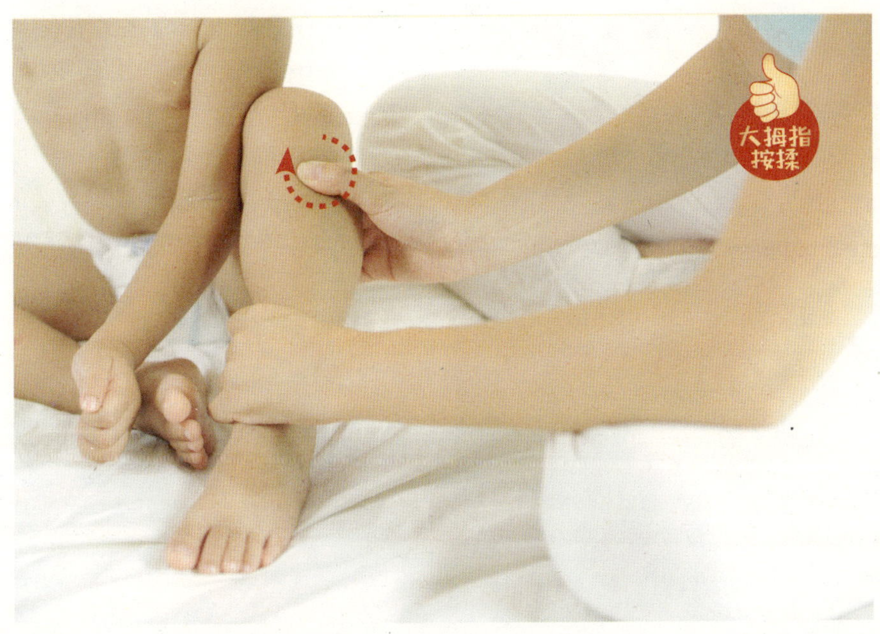

5 用拇指端按揉足三里 2 分钟。足三里在外膝眼下 3 寸，胫骨旁开 1 寸处。

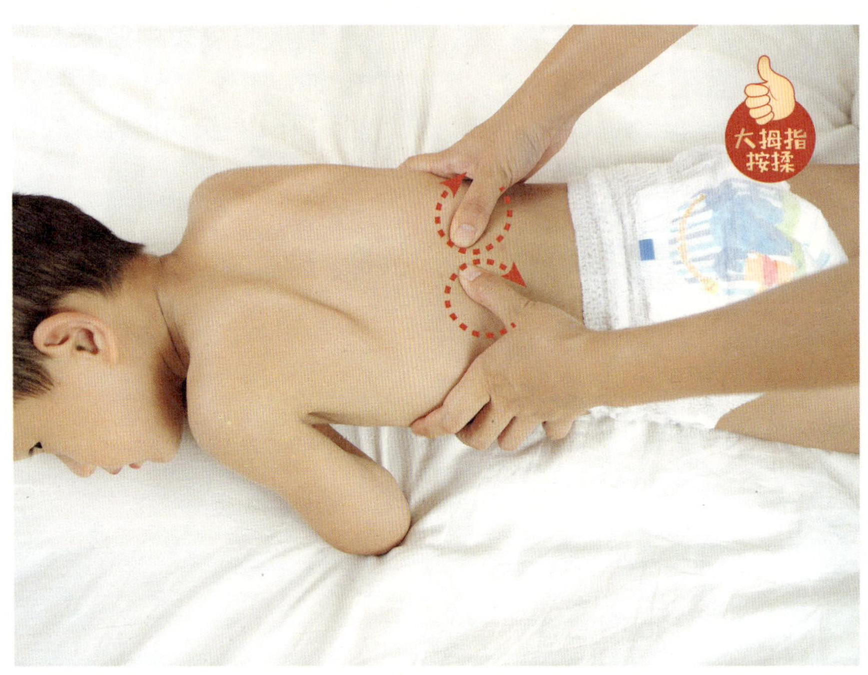

6 按揉脾俞穴 2 分钟。脾俞位于第十一胸椎棘突下，旁开 1.5 寸。宝宝俯卧，用两手大拇指按揉。

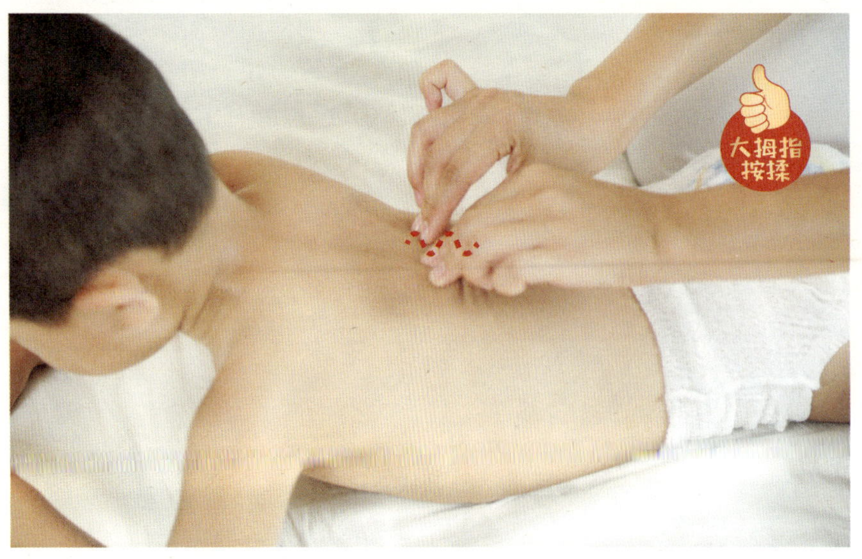

7 捏脊 5 遍。捏脊就是用双手拇指和食指作捏物状手形，自腰骶部开始，沿脊柱交替向前捏捻皮肤；每向前捏捻三下，用力向上提一下，至大椎穴为止。

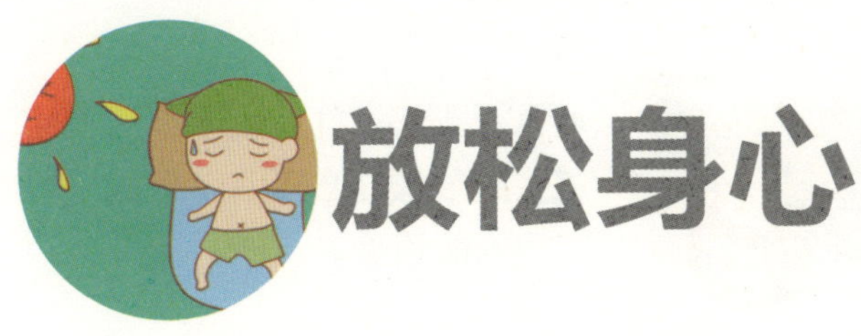

放松身心

宝宝虽小，但也需要适当地放松身心。对于宝宝来说，放松身心最好的方法就是按摩宝宝的屁股。宝宝还在妈妈肚子里的时候，小屁股都在感受妈妈温柔的抚摸，出生后更是如此，每天都愿享受妈妈双手慈爱的呵护，所以，当妈妈双手放在宝宝的屁股上时，宝宝会感到舒服放松而安静。

医生手记

YISHENGSHOUJI

在为宝宝做放松身心的按摩时，放一些舒缓、优美的音乐会有更好的效果，优美的音乐犹如一股清泉涌人心田，对紧张、急躁的负面情绪具有积极调整的作用。当孩子用整个身心去感知那些舒缓、优美的音乐时，他的心情会变得豁然开朗，身体也会得到最大的放松。

揉揉按按，宝宝少生病

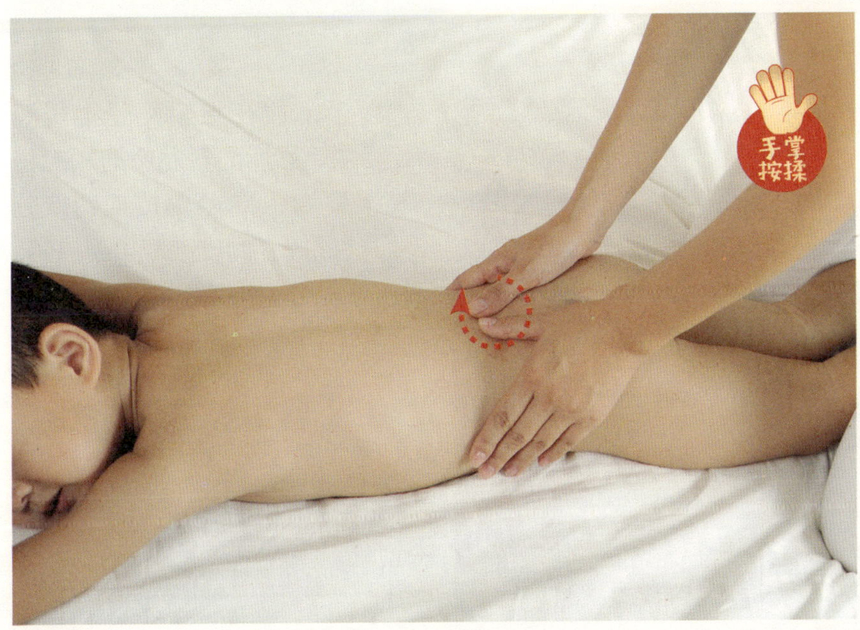

1 宝宝俯卧，妈妈用手掌心以螺旋状从宝宝的屁股按揉到大腿根处，注意力度要适中，这样反复按揉 6~10 次。

» 推拿力度

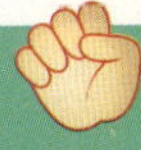

揉动时，按压在皮肤上不要移动，手法要温和，力度不轻不重。

» 推拿方向

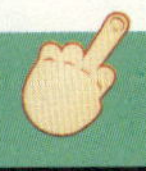

按揉——顺时针

揉捏——从上往下

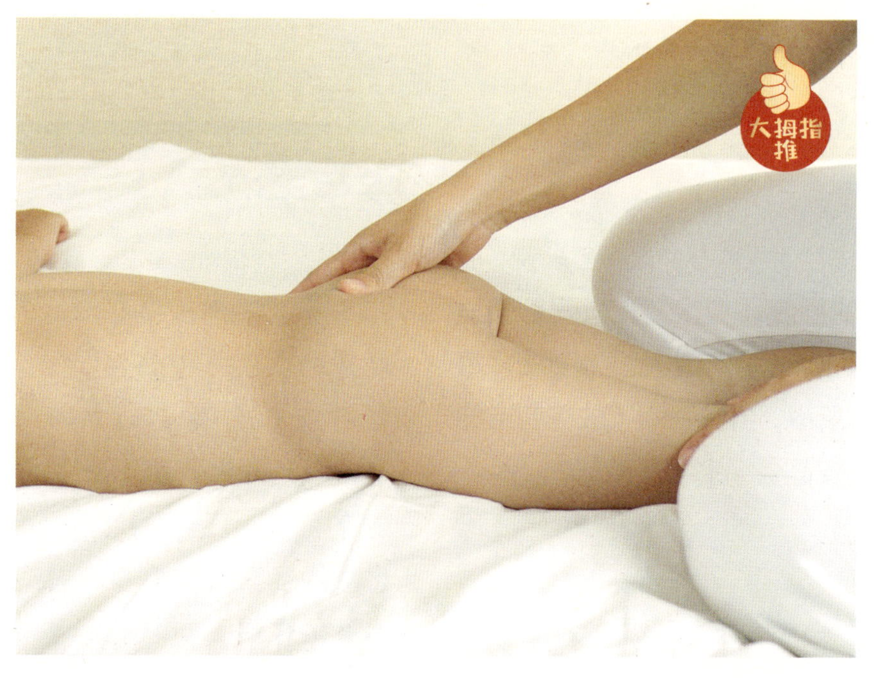

2 用拇指、食指和中指揉捏宝宝屁股上的肌肉，可以一直揉捏到骶骨处。

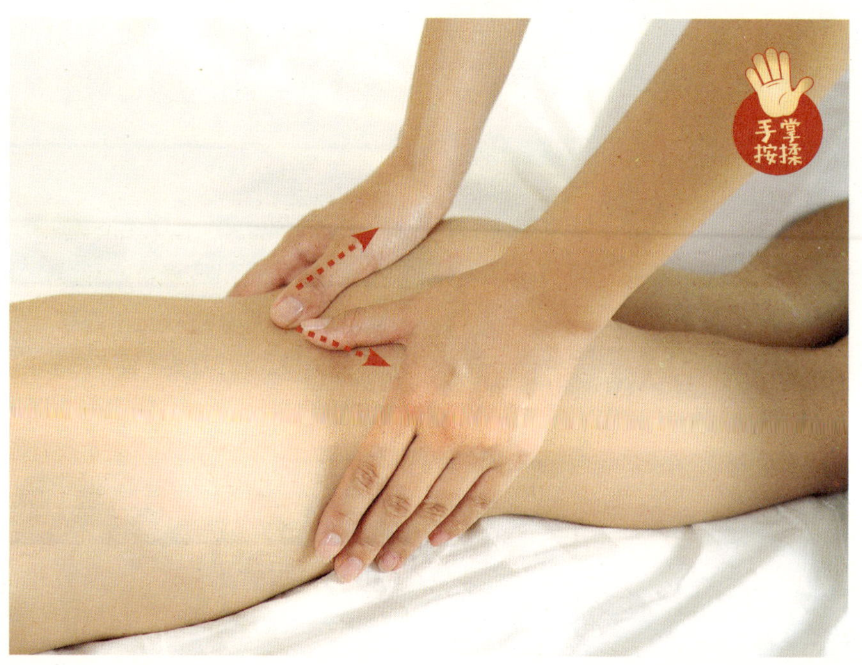

3 手掌放在宝宝屁股上最高处，然后沿着屁股的轮廓将双手呈扇形向两侧按揉约 5 分钟，让屁股上的皮肤产生温热感。

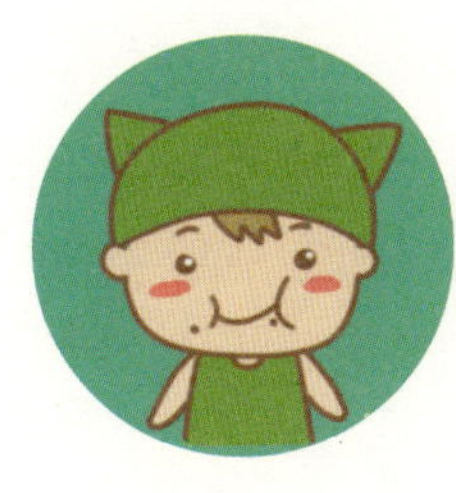

增强免疫力

宝宝身体娇嫩，对外界气候、环境的适应能力很弱，稍微不留意，宝宝就会生病，通常情况下，呼吸道疾病居多。针对宝宝的这一特点，为宝宝做一些保健按摩，有助于宝宝提高身体的抵抗能力，能够预防宝宝的一些常见病。

医生手记

YISHENGSHOUJI

运动和锻炼是增强孩子免疫力的良好途径，无论是哪个年龄段的孩子，不论在什么季节，都应该鼓励孩子多参加运动，增强体质。另外，运动可以加快孩子体内循环，增强食欲，并有助于睡眠。

揉揉按按，宝宝少生病

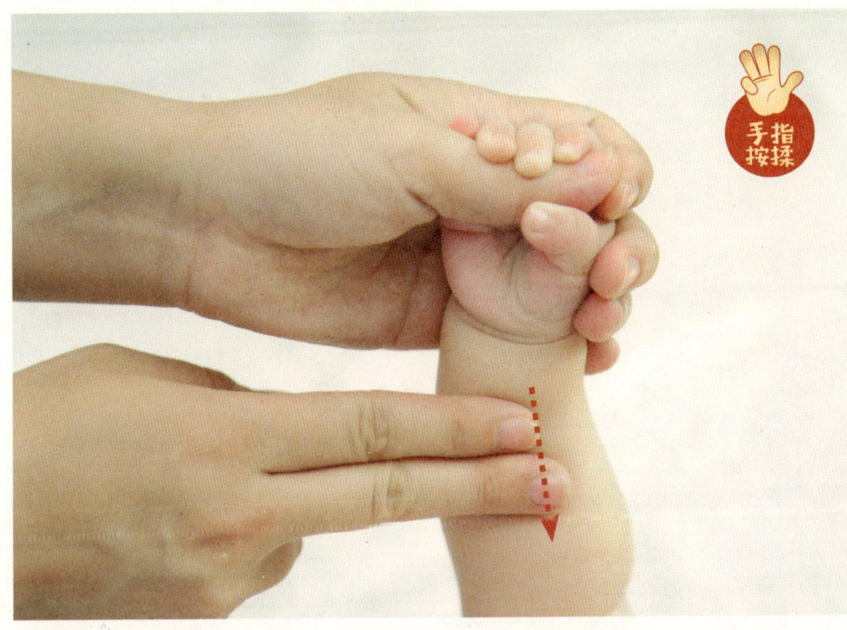

1 推三关，推 50~100 次。三关穴位于前臂外侧缘，自腕横纹至肘横纹成一直线。用食指和中指，从手腕推向手肘就是推三关。

» 推拿力度

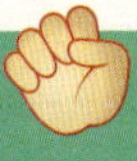

运用推法时，指掌等着力部分要紧贴皮肤，用力要稳。

» 推拿方向

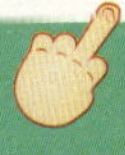

摩——顺时针

运——顺时针

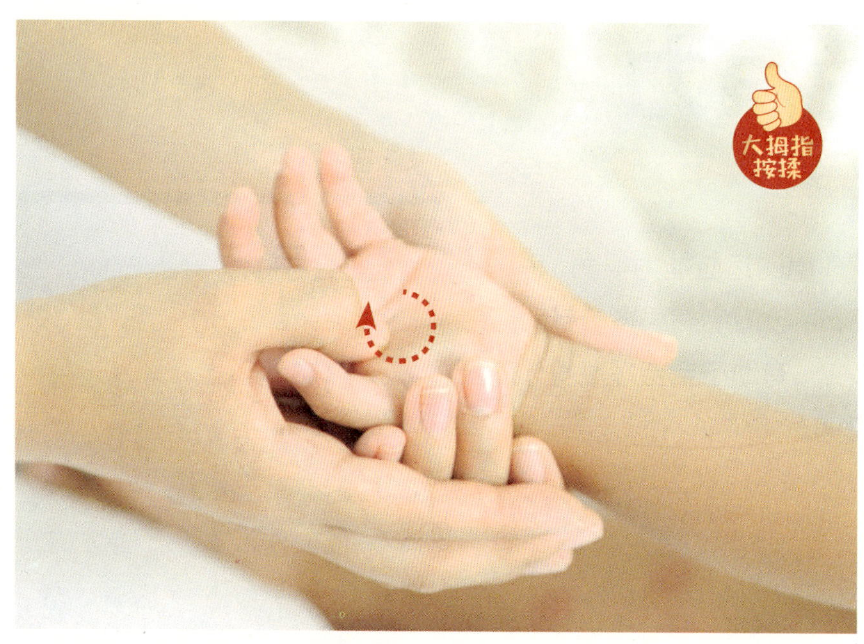

2 运内八卦。以宝宝手掌心为圆心，妈妈用拇指在宝宝掌心上运内八卦，就是做圆周运动50~100次。

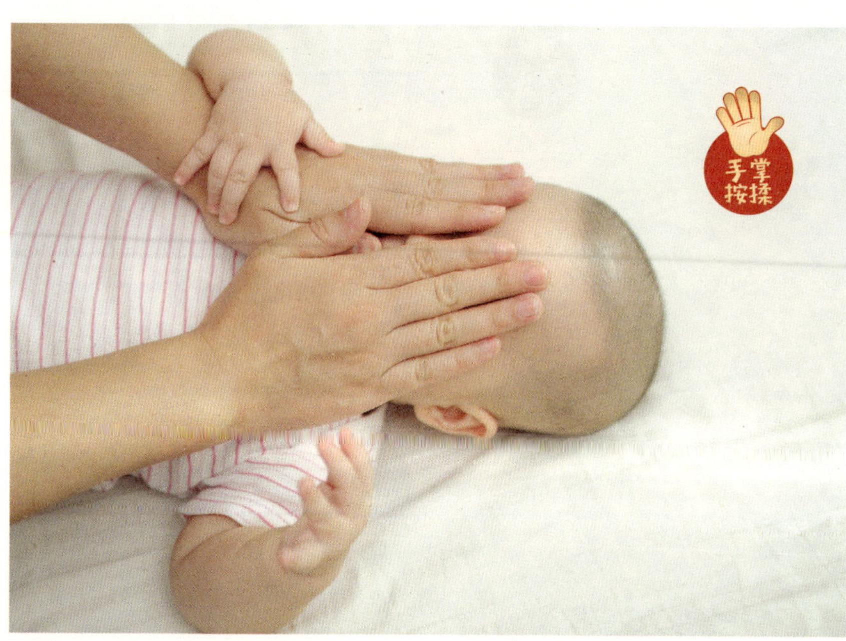

3 将两手搓热，然后用双手覆盖在宝宝面部并抹动3~5次。

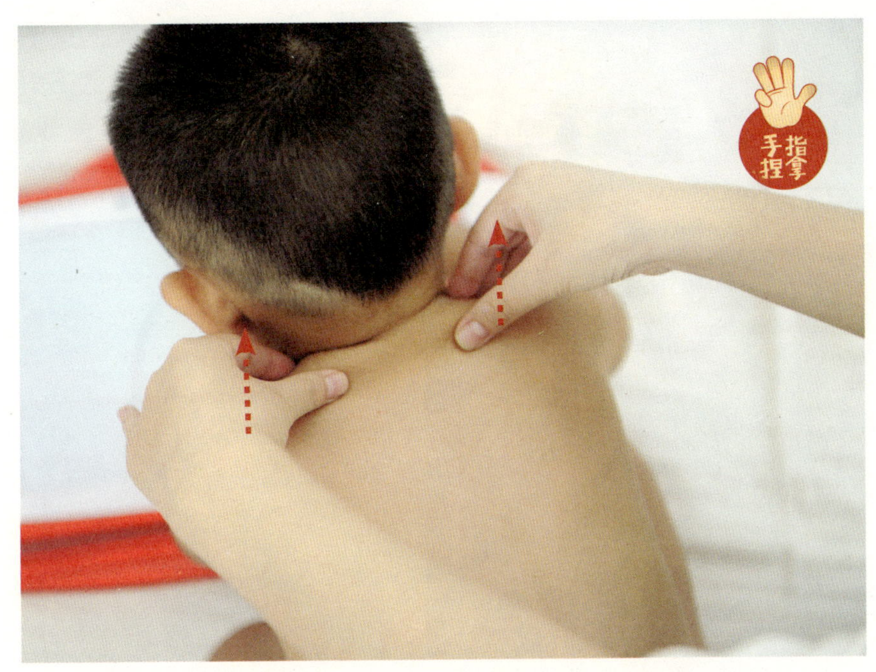

4 用拇指、食指和中指对称用力提拿宝宝两侧的肩井穴3~5次。肩井穴位于大椎与肩峰端连线的中点上。

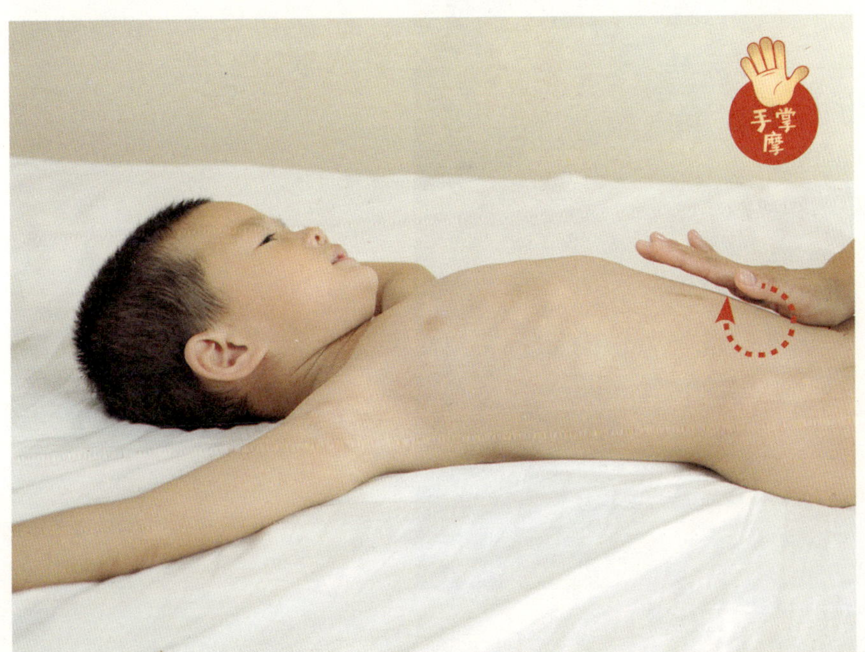

5 宝宝仰卧，妈妈用手掌给宝宝顺时针摩腹3~5分钟。

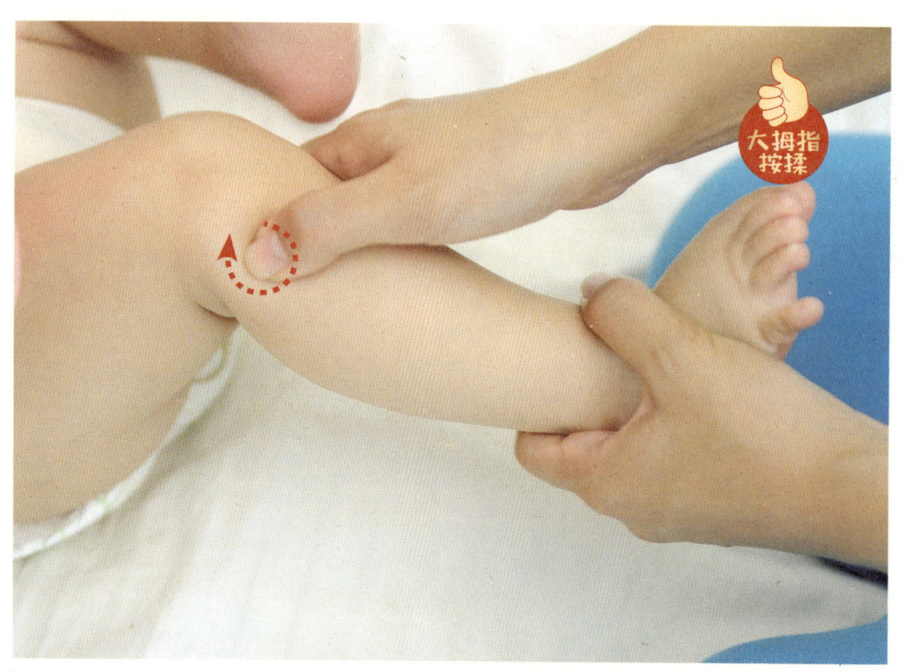

6 用拇指按揉宝宝的足三里穴3~5分钟。足三里在外膝眼下3寸，胫骨旁开1寸处。

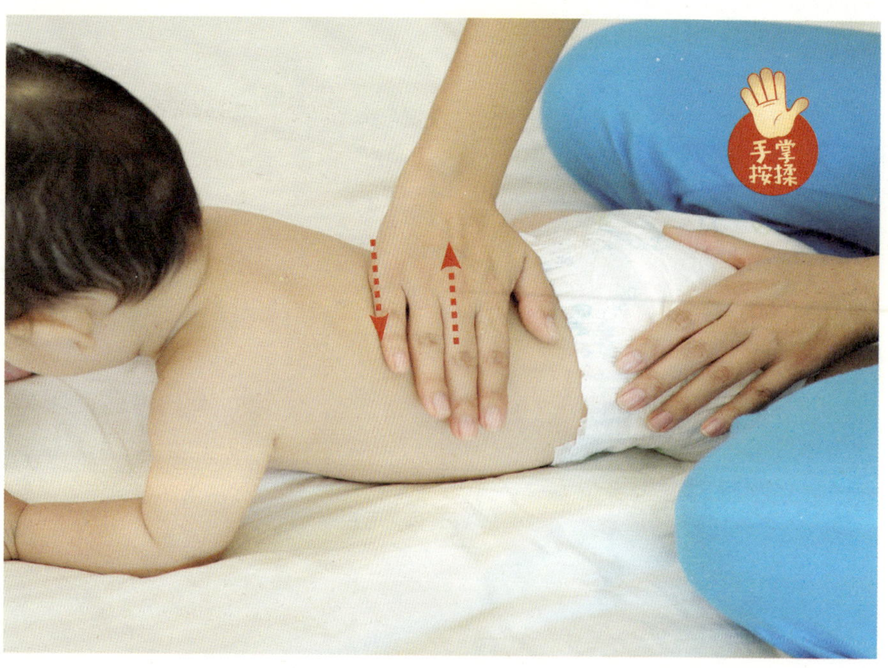

7 宝宝俯卧，妈妈用全手掌横擦宝宝的腰骶部，以皮肤微热为度。

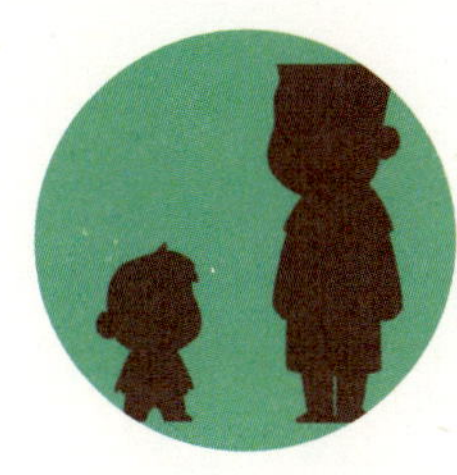

身高和后天也有关系

一个人的身高会受到遗传因素的影响，但也会和后天的营养、锻炼有关系。从出生开始，妈妈应注意宝宝的营养需求，多让宝宝参加户外运动，再辅以按摩手法的刺激，在增强体质的同时对增长身高也有好处。

医生手记

YISHENGSHOUJI

睡眠是影响宝宝长高最重要的因素之一。睡眠的时候生长激素的分泌是很高的，有关研究结果表明，晚上22点到凌晨1~2点钟，这个时间生长激素分泌量是最高的。所以孩子一夜安睡，生长激素分泌达到高峰，并持续一段时间非常重要。

揉揉按按，宝宝少生病

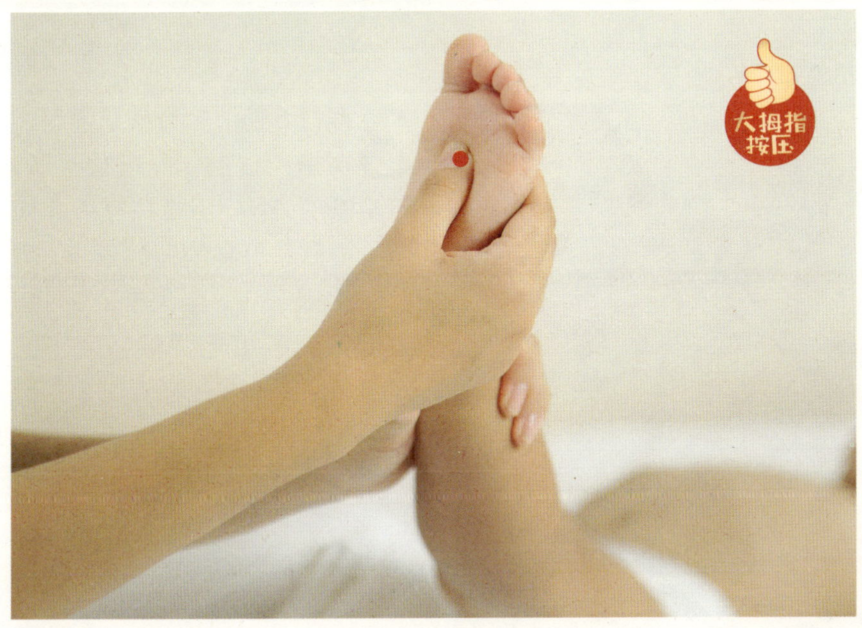

1 用拇指指端按压宝宝的涌泉穴约 1 分钟。涌泉穴位于脚掌心前 1/3 与后 2/3 交界的凹陷处。

» 推拿力度

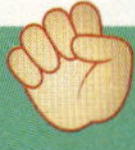

要由轻而重，让宝宝感到一定的压迫感后，再慢慢放松减压。

» 推拿方向

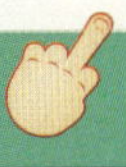

按揉—顺时针

捏—从下往上

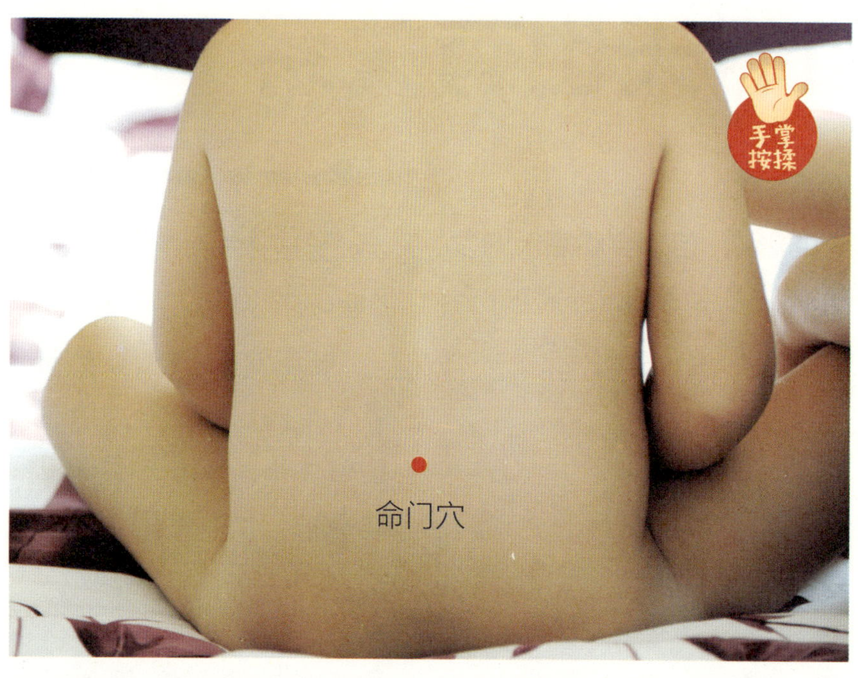

2 用手掌按揉宝宝后背的命门穴约 3 分钟。命门穴位于第二腰椎棘突下凹陷中。

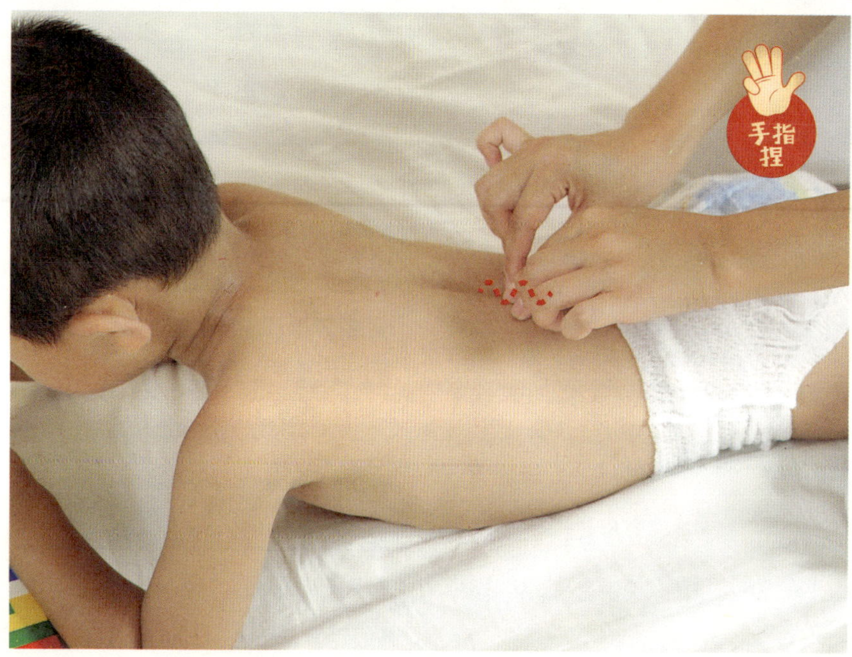

3 捏脊 5 遍。捏脊就是用双手拇指和食指作捏物状手形，自腰骶部开始，沿脊柱交替向前捏捻皮肤；每向前捏捻三下，用力向上提一下，至大椎穴为止。大椎穴位于第七颈椎棘突下凹陷中。

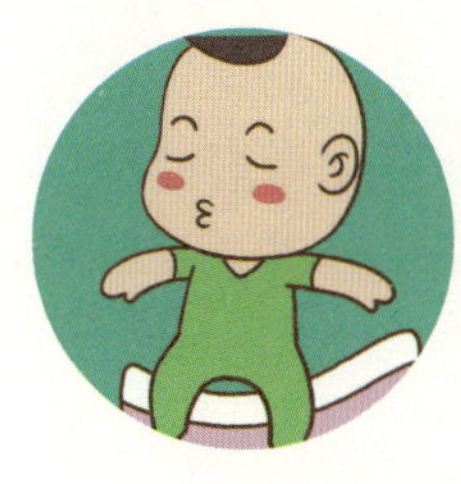

远离感冒的困扰

宝宝身体抵抗力比较差，很容易受到外界气候变化的影响而感冒。宝宝感冒一般会发热、头痛、鼻塞、打喷嚏、流鼻涕等。一方面，宝宝平时要养成良好的饮食习惯，多活动，多晒太阳；另一方面，妈妈也可以给宝宝做一些按摩，来帮助宝宝增强体质。

揉揉按按，宝宝少生病

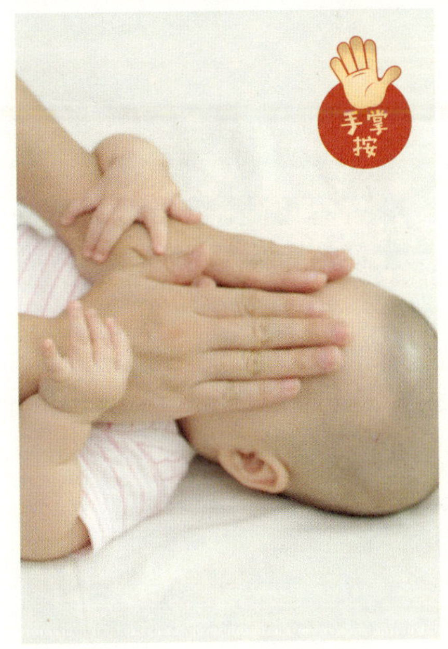

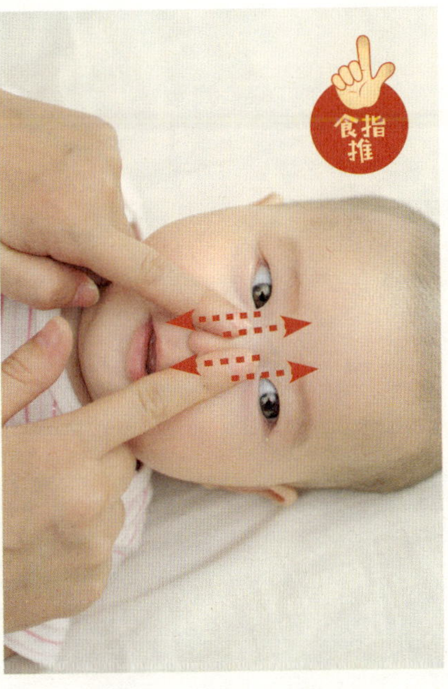

1 两只手掌相对快速搓擦，发热为止，用搓得发热的手按在宝宝的前额上，然后分别顺时针、逆时针方向抚摩面部各50次，以宝宝面部微红有温热感为宜。

2 用两手食指在宝宝鼻翼两侧快速上下推擦，用力不要过重，以局部产生热感为度。

医生手记

YISHENGSHOUJI

感冒是宝宝最常患的呼吸道疾病，宝宝在感冒期间，身体不适，会造成宝宝脾气烦躁，食欲欠佳。虽然常见，但一定不能够轻视，妈妈要仔细护理宝宝，避免并发症的发生。

» 推拿力度

搓法是双掌着力，双手交替快速用力搓，搓动时双手动作频率要一致。

» 推拿方向

搓擦——上下来回

横擦——左右来回

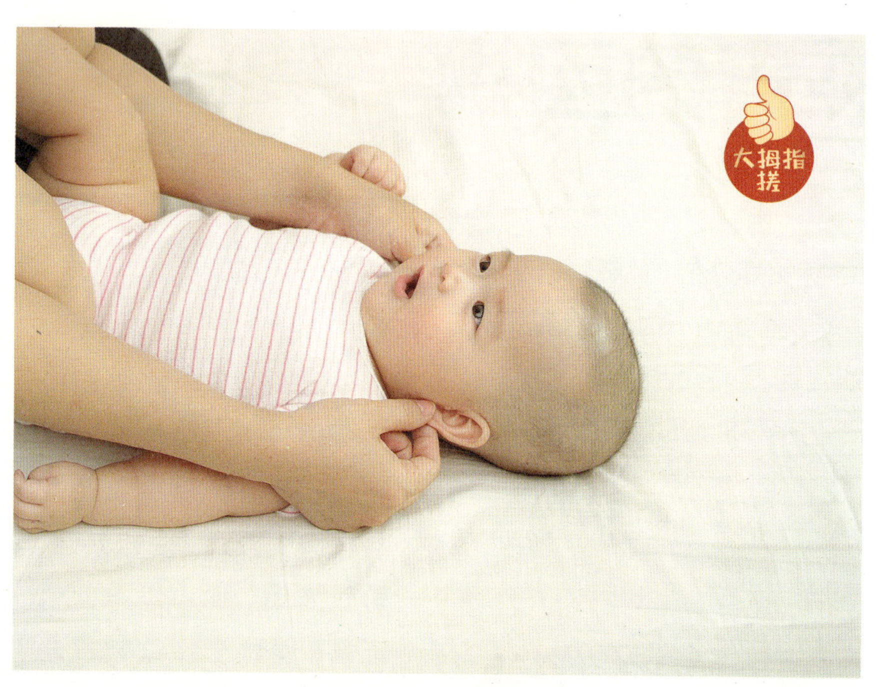

3 用两手的拇指和食指揉搓宝宝两耳垂1~3分钟，以耳垂发红、发热为宜。

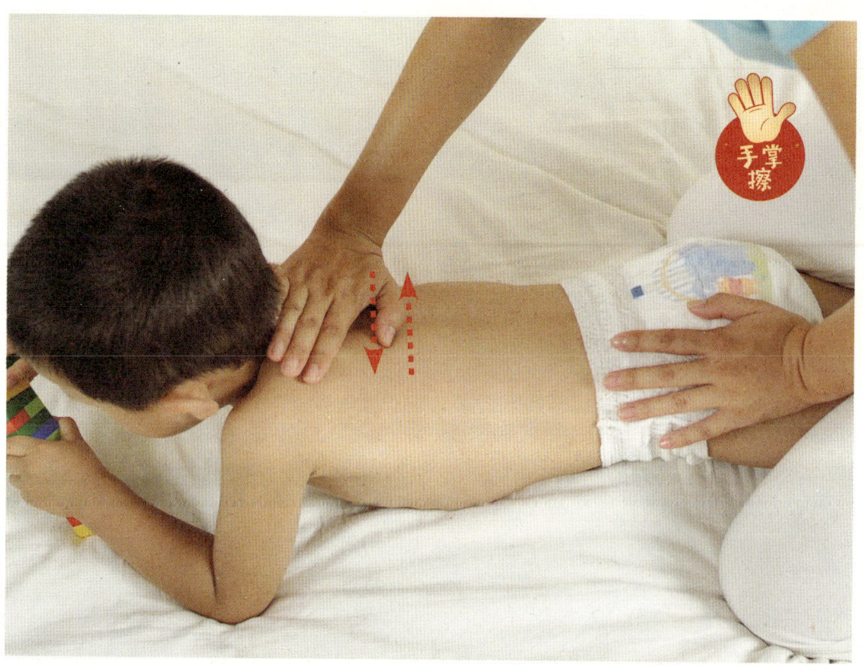

4 宝宝俯卧，妈妈用全手掌横擦宝宝肩背部，以透热为度。

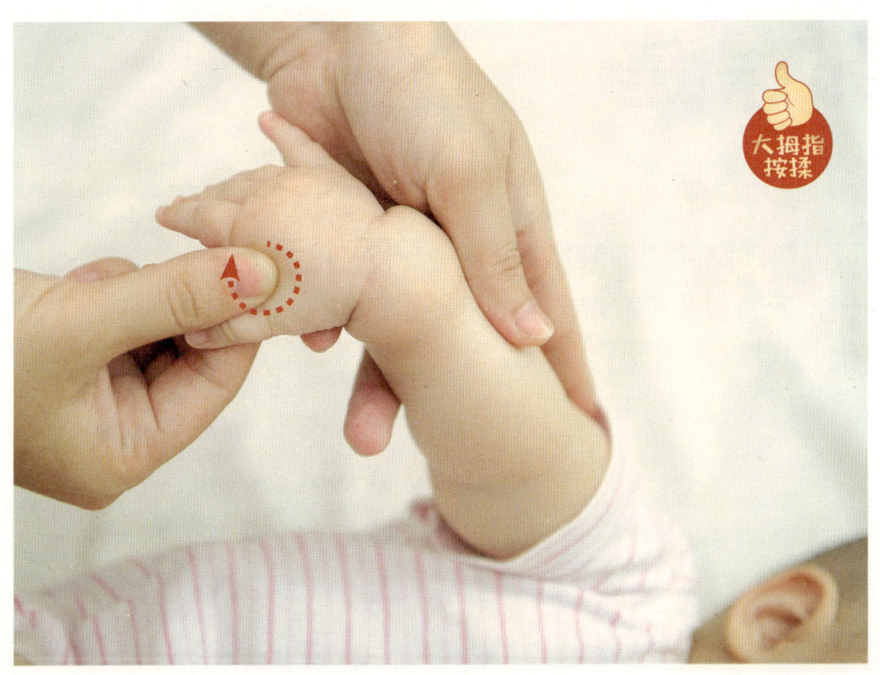

5 用大拇指按揉合谷穴 50 次，称揉合谷。合谷穴在手背大拇指和食指的虎口处。

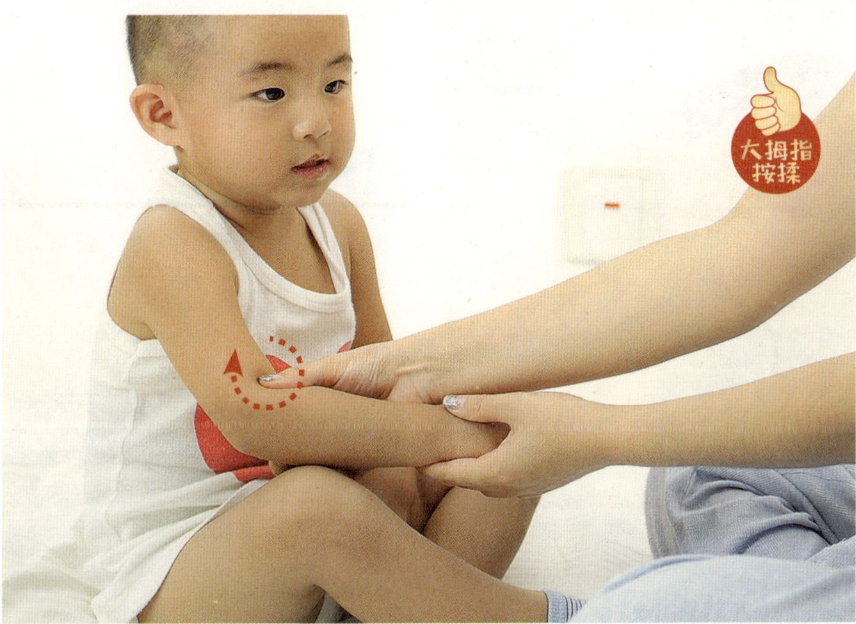

6 按揉曲池穴 50 次。屈肘时，肘横纹外侧端的凹陷处就是曲池穴。可让宝宝弯曲手肘，用大拇指按揉曲池穴。

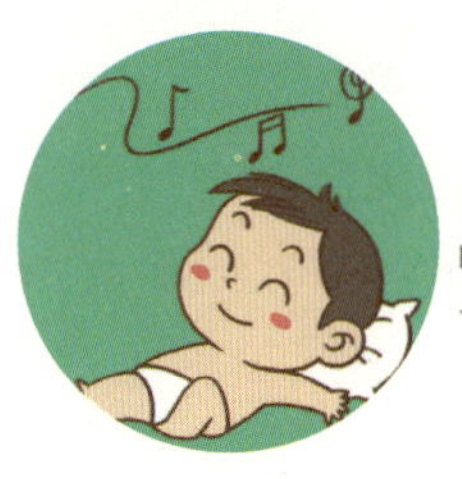

头面部保健

给宝宝做一些头面部按摩，可以增强脑部的血液循环，还可以调节宝宝的大脑皮质，增强记忆，同时有助于改善宝宝的发质。头部按摩会起到让宝宝放松的效果。

医生手记

YISHENGSHOUJI

为宝宝做头部推拿的时间可选在每天临睡前，轻轻地揉按耳廓、后颈、眼眶四周、额部、太阳穴和整个发的根部，用力要均匀、轻柔，让宝宝感到舒服，还有一定的助眠作用。

揉揉按按，宝宝少生病

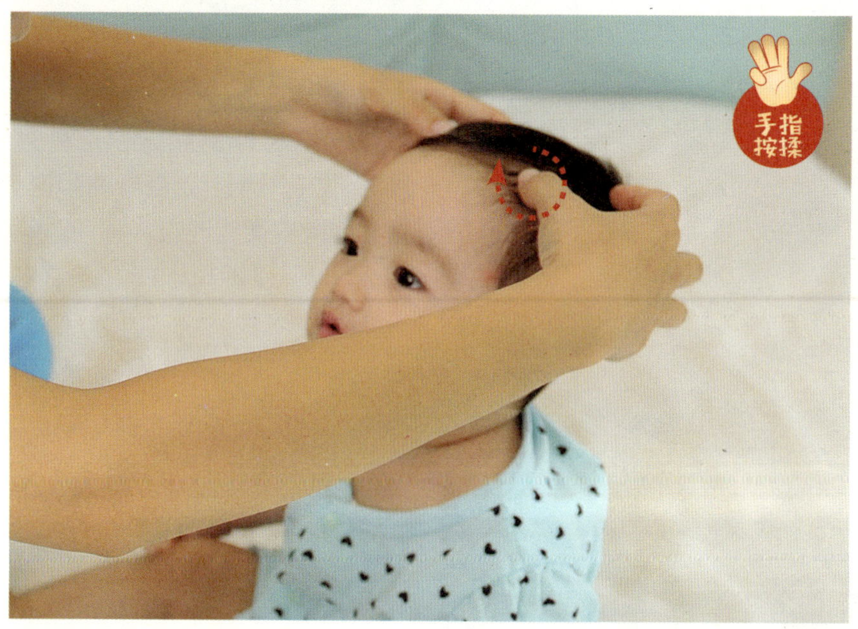

1 宝宝取坐姿或仰卧，妈妈十指指腹用力紧贴着宝宝的头皮，揉动的时候要带动发根一起，尽量不要发生摩擦。轻揉1分钟。

» 推拿力度

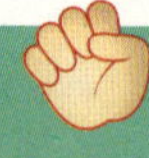

揉动时，按压在皮肤上不要移动，手法要温和，力度不轻不重。

» 推拿方向

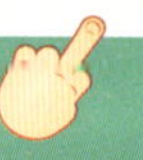

揉——顺时针

捏——从外往里

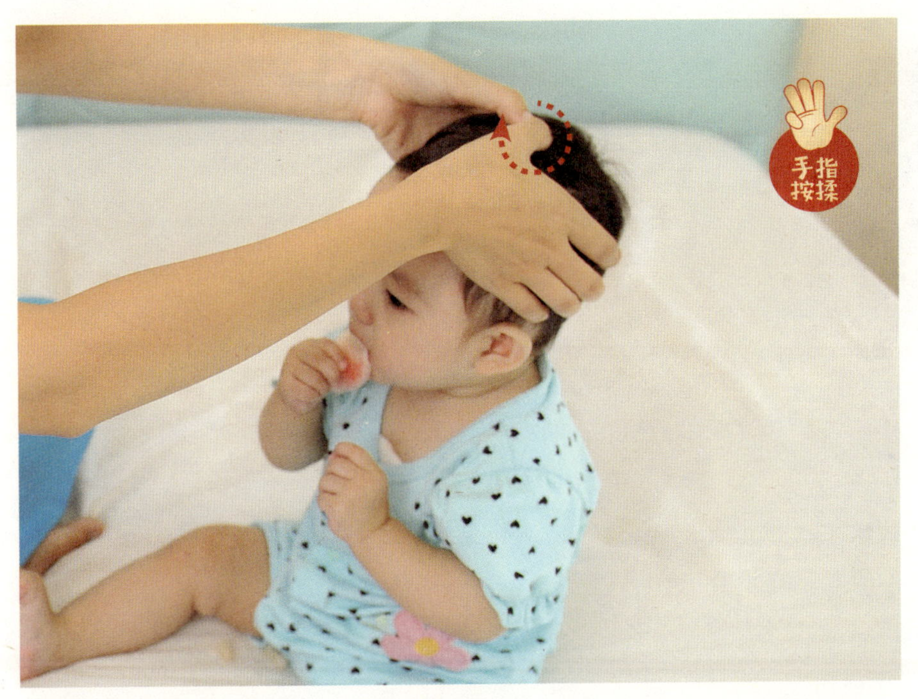

2 双手拇指和其余四指张开，将两大拇指按在宝宝头顶的百会穴处，四指自然分放在宝宝头部两侧，拇指按揉百会穴 3~5 次。百会穴位于头顶正中，两耳尖连线的中点。

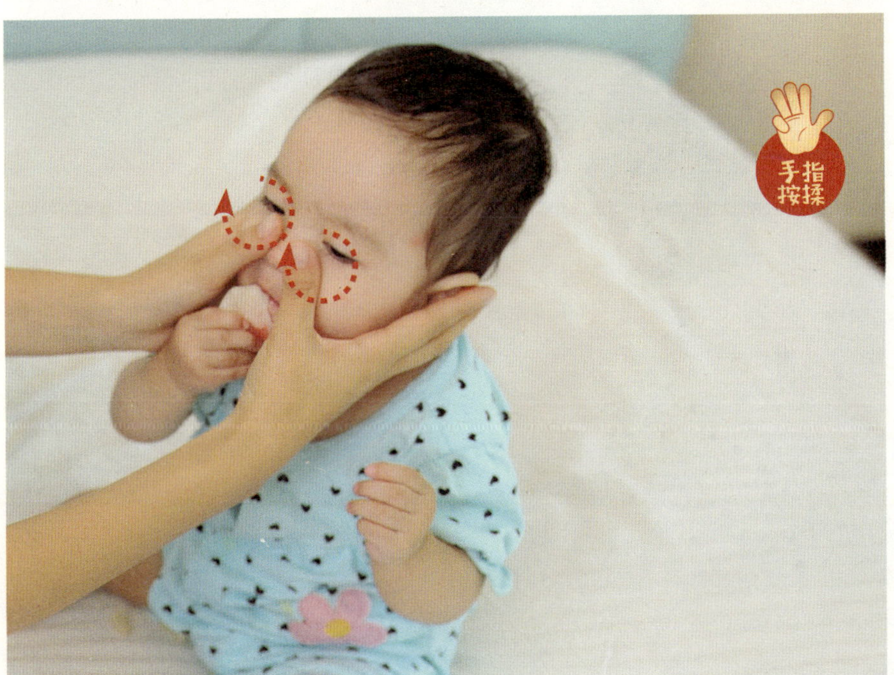

3 先用拇指在宝宝的眼眶周围按揉，再用拇指和食指轻揉宝宝眼眶周围。分别按揉 1 分钟。可以改善眼部供血，预防近视。

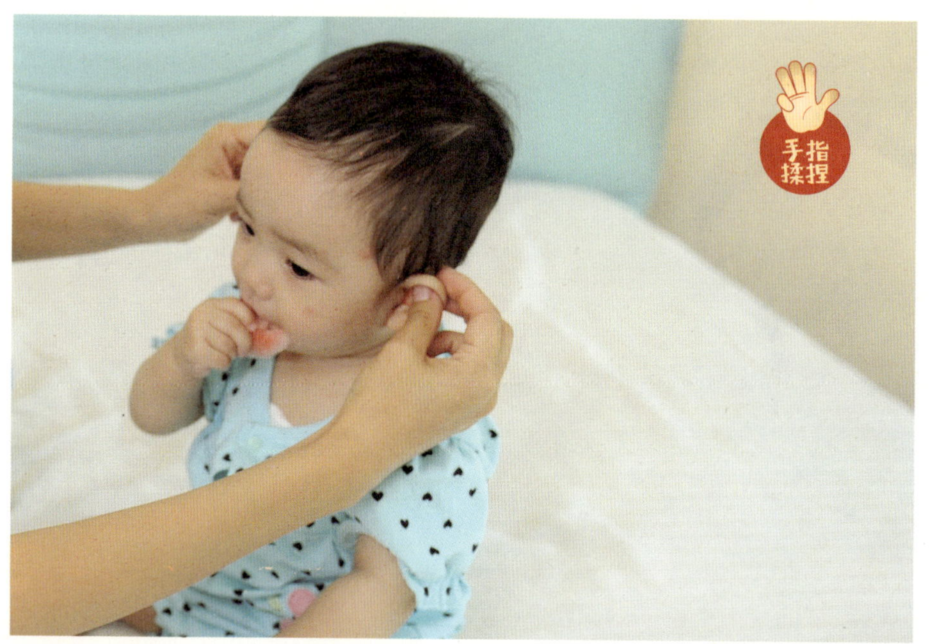

4 拇指与食指、中指配合，三手指一起揉捏宝宝的耳廓，有胀热感为宜。

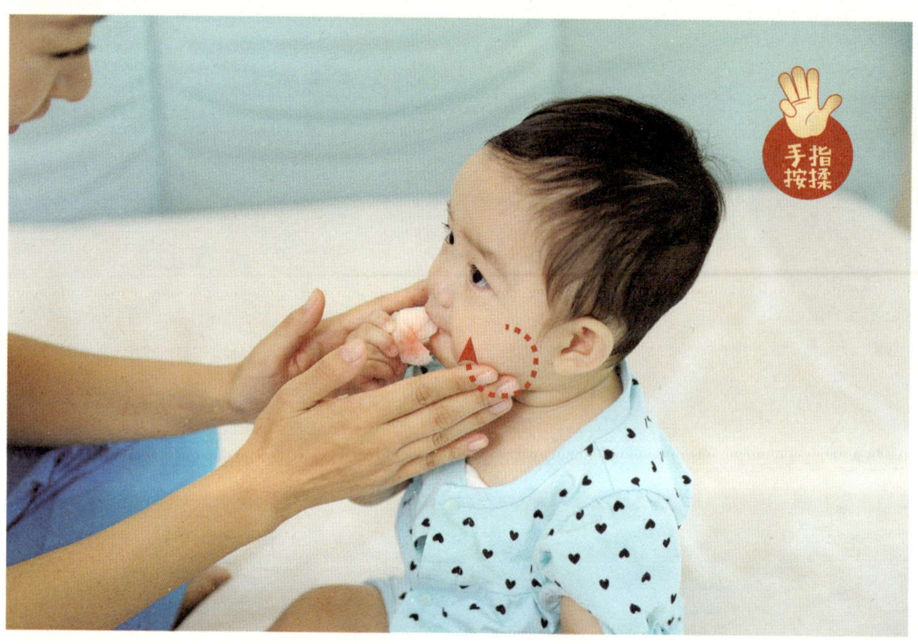

5 将手指并拢，用手指指腹由里向外轻揉宝宝的脸颊约 1 分钟。

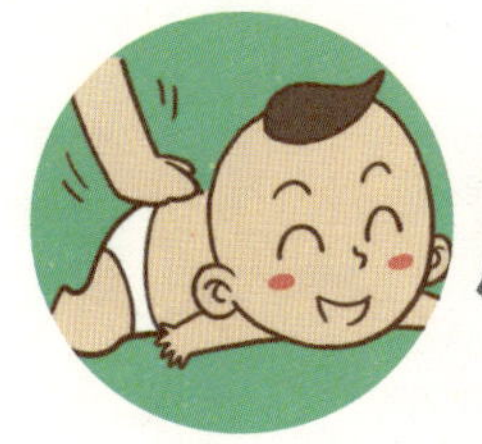

肩关节保健

肩关节是人体活动范围最大的一个关节，例如，肩关节随时可以外展 90 度，或上举 180 度等。正是因为肩关节的活动范围大，所以很容易损伤。在日常生活中，一方面，要注意防止意外以免损伤肩关节，另一方面，妈妈可以通过一些按摩方法来对宝宝的肩关节进行保健。

医生手记

YISHENGSHOUJI

宝宝的身体娇小，妈妈平日里要格外注意避免意外发生，例如，不要为了逗宝宝高兴而拉着宝宝的手臂转圈，这样很容易造成关节脱臼。妈妈还可以设计一些和肩关节运动有关的游戏，陪宝宝一起玩，玩的同时宝宝也得到了很好的锻炼。

揉揉按按，宝宝少生病

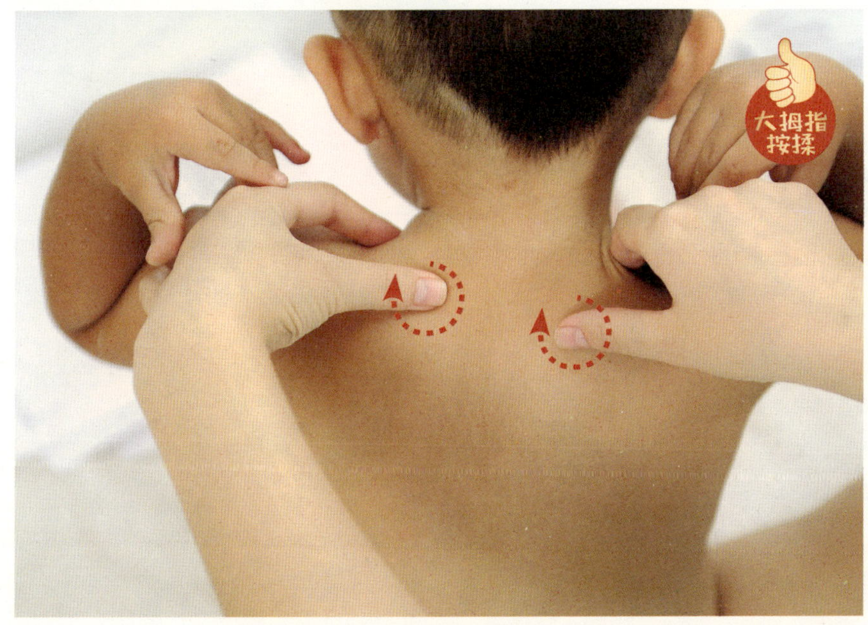

1 宝宝取坐姿，妈妈用拇指点揉宝宝的肩井穴 1~3 分钟。肩井穴位于大椎与肩峰端连线的中点上。

» 推拿力度

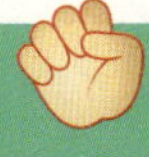

揉动时，按压在皮肤上不要移动，手法要温和，力度不轻不重。

» 推拿方向

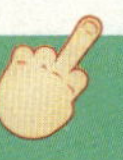

按揉——顺时针

点揉——顺时针

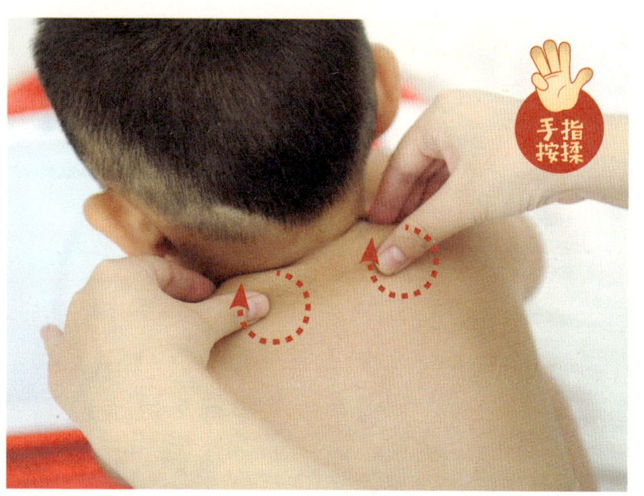

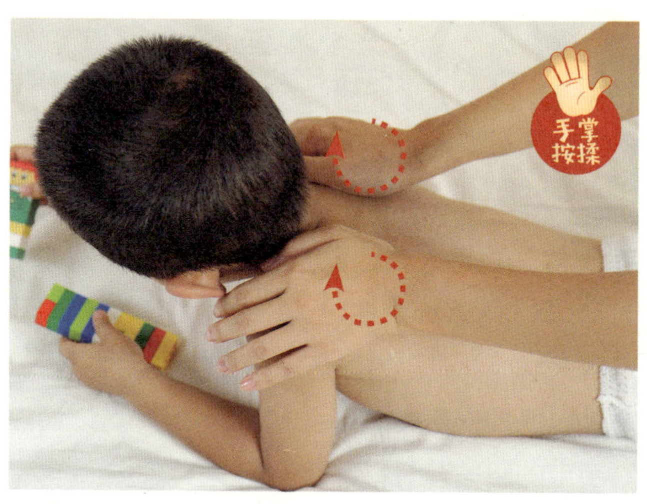

2 宝宝取坐姿，妈妈拿揉宝宝的上臂，拿捏并按揉宝宝肩胛部肌肉 1~3 分钟。

3 宝宝俯卧或取坐姿，妈妈用两掌心按揉宝宝肩上大筋的天宗穴部位 1~3 分钟。天宗穴位于肩胛区，肩胛冈中点与肩胛骨下角连线上 1/3 与 2/3 交点凹陷中，在冈下窝中央冈下肌中。

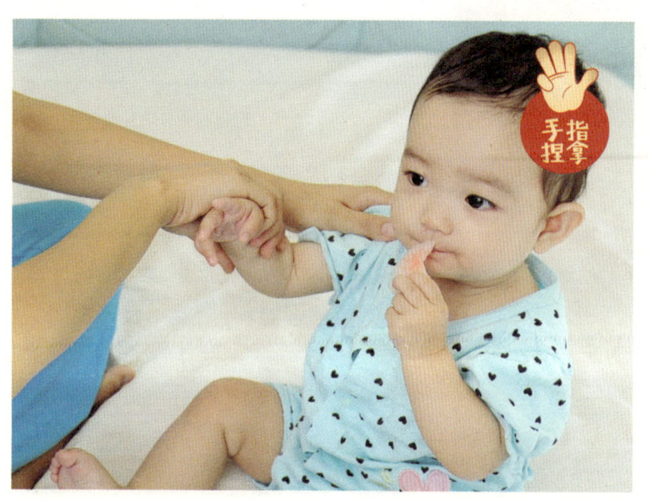

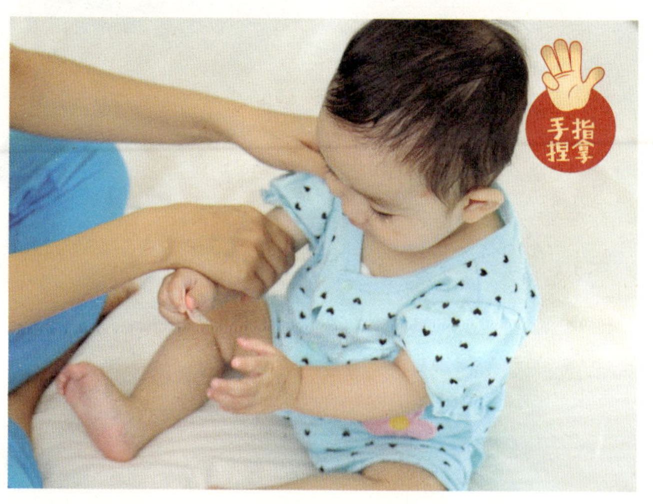

4 使宝宝屈肘，妈妈一只手捏拿宝宝的肩部，另一只手捏拿宝宝的肘关节，并做内旋运动 1 分钟。

5 使宝宝屈肘，妈妈一只手捏拿宝宝肩部，另一只手捏拿宝宝的肘关节，并做外旋运动 1 分钟。

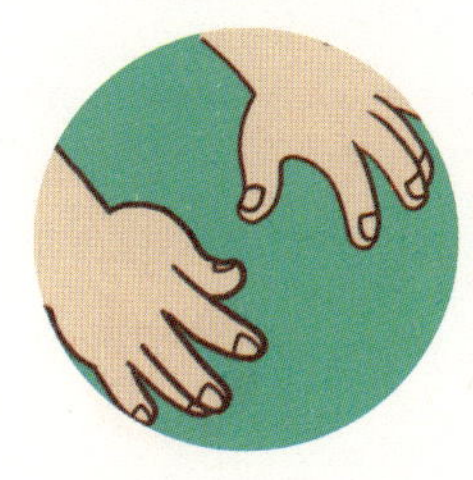

指腕关节保健

指腕关节是人体平时使用最多的关节部位，也很灵活。正因为使用得最多，所以也很容易发生一些意外，平时为宝宝做些保健按摩，使宝宝的手指更加灵活，以防止宝宝的指腕关节受伤。

医生手记

YISHENGSHOUJI

给宝宝做指腕关节按摩时应注意以下几点。

1. 按摩时要密切注意，不要触到使宝宝感到疼痛的地方；
2. 自如地转动宝宝的手腕、手指关节；
3. 不要在关节部位施加压力。

揉揉按按，宝宝少生病

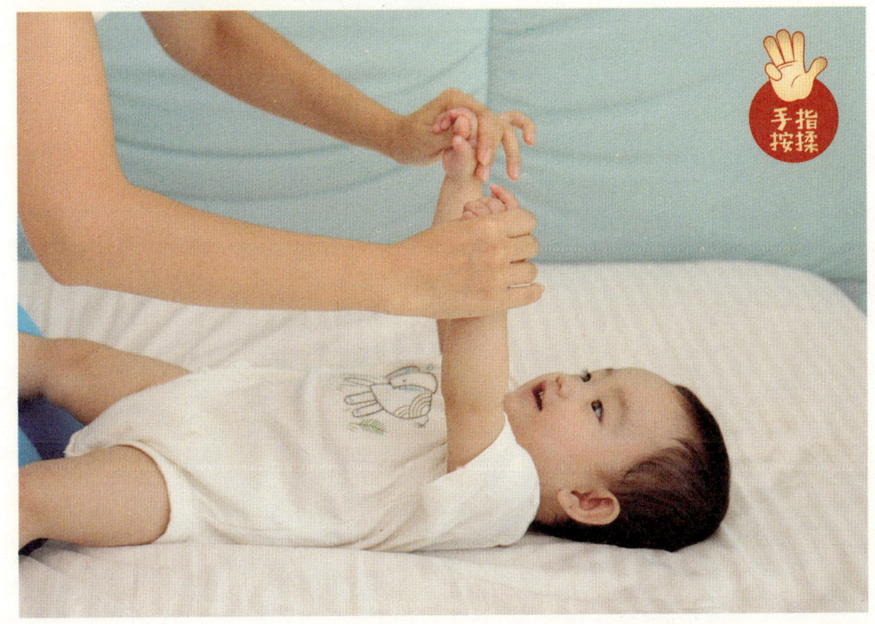

1 两只手配合，拿握着宝宝手指的远端做腕关节的屈伸动作和旋转运动 1~3 分钟。

» 推拿力度

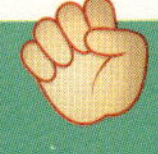

搓动时双掌着力，双手交替快速用力搓，搓动时双手动作频率要一致。

» 推拿方向

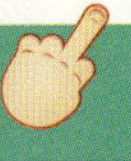

搓——从上往下

揉——顺时针

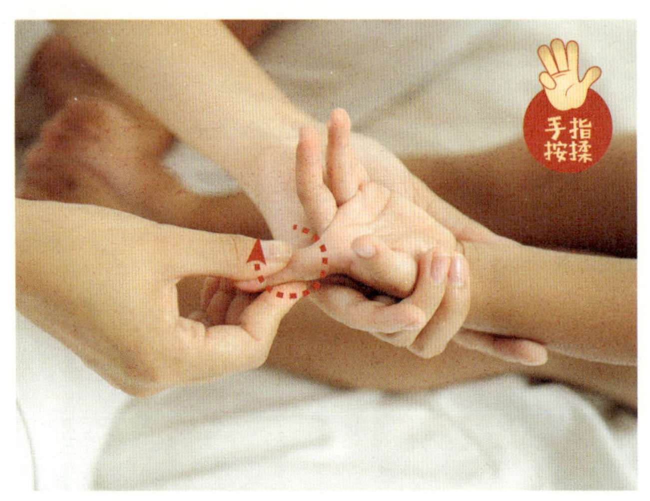

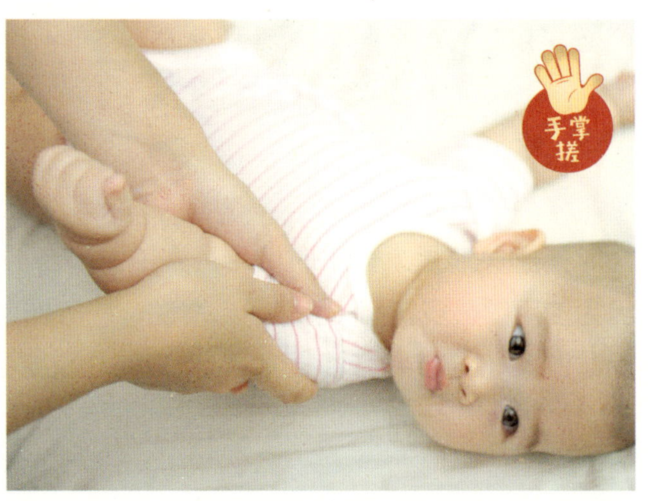

2 用拇指、食指和中指轻揉宝宝的指间关节10遍。

3 用两手夹住宝宝的上肢，稍微快速些从宝宝前臂搓到手部，以皮肤发热为度。

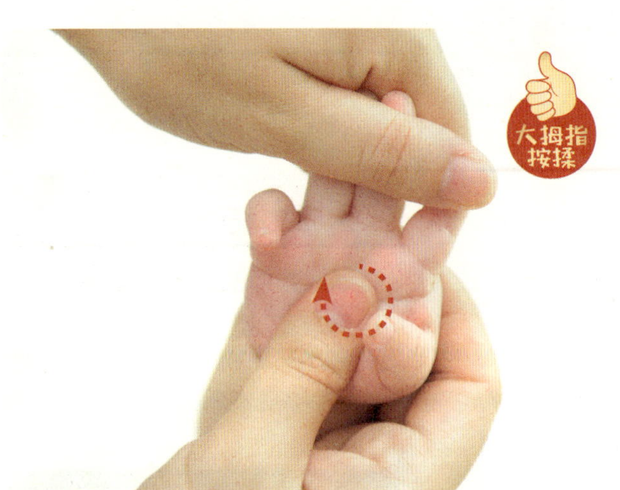

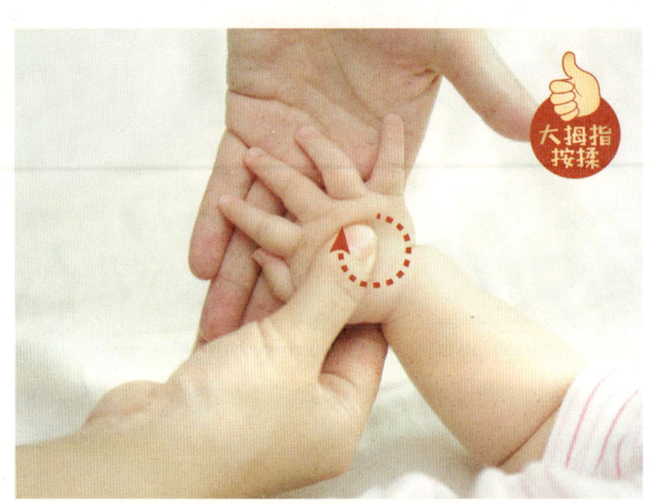

4 点揉宝宝手掌心的内劳宫1~3分钟。内劳宫穴在手心，自然握拳时中指指尖触到的位置。

5 点揉宝宝手背中央的外劳宫1~3分钟。外劳宫学位于手背，第二、三掌骨间，指掌关节后0.5寸凹陷中。

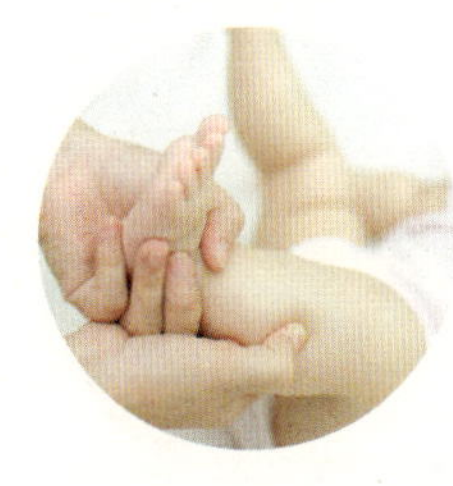

膝关节保健

如果仔细观察会发现，宝宝从学步开始，其实起步就是想跑的，很多宝宝给人的印象好像是不能好好走路，一走就是跑啊跳啊，其实，这正是宝宝的特点。在这个过程中，膝关节是最负重的关节了。宝宝处在生长发育阶段，膝关节相对稳定性差，跑跑跳跳稍有不慎会让膝关节受到损伤。妈妈平时可以在宝宝的膝关节周围做一些保健按摩，来增强膝关节的稳定性和灵活度。

医生手记

YISHENGSHOUJI

膝关节是最主要的负重关节，从宝宝会爬开始，膝关节就担任了艰巨的任务，妈妈要注意不要让宝宝娇嫩的膝关节受到创伤。宝宝活动后，妈妈就可以给宝宝的膝关节做些按摩，帮助宝宝放松，缓解疲劳。

揉揉按按，宝宝少生病

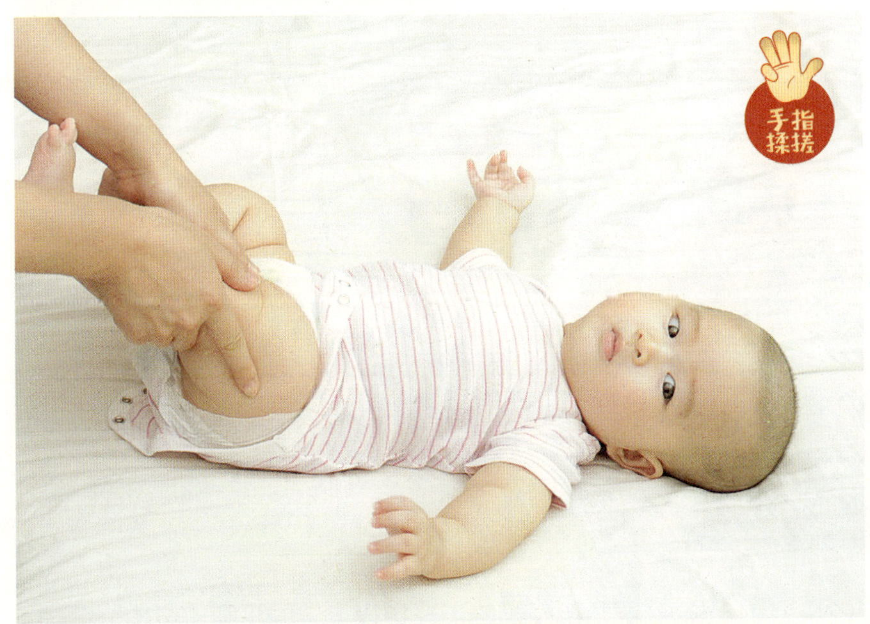

1 用双手在宝宝的膝关节上搓揉，以局部发热为宜。

» 推拿力度

运用搓法时双掌着力，双手交替快速用力搓，搓动时双手动作频率要一致。

» 推拿方向

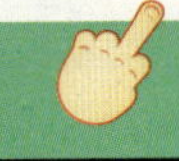

搓揉——左右来回

点揉——顺时针

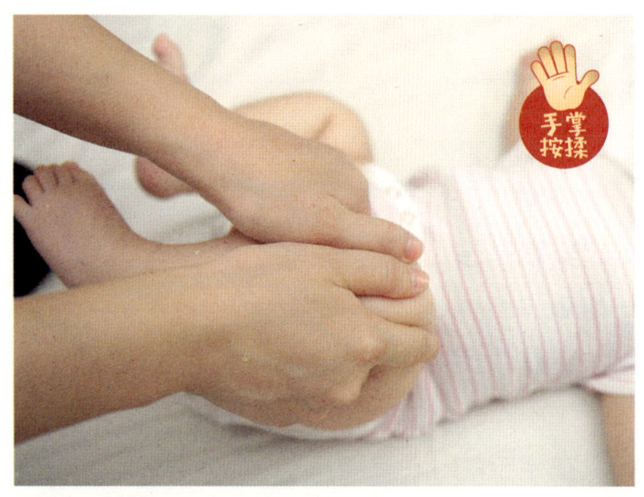

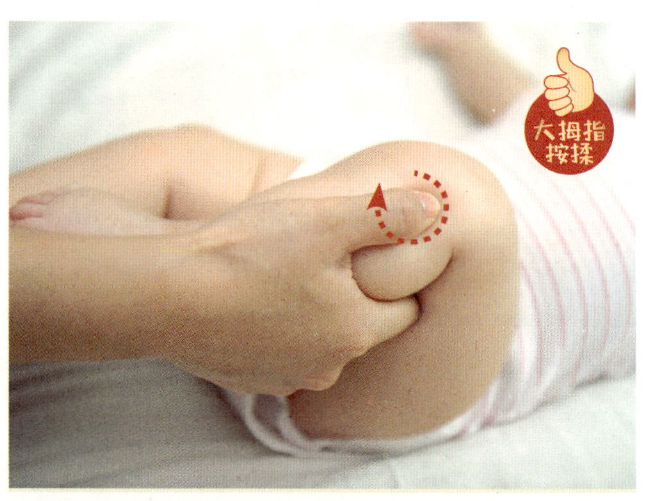

2 用双手抱住宝宝的膝关节部位，然后做抱揉的动作，以局部发热为宜。

3 用拇指点揉宝宝膝下的内、外膝眼穴位各1分钟。内、外膝眼穴位于膝关节伸侧面，髌韧带两侧凹陷中。

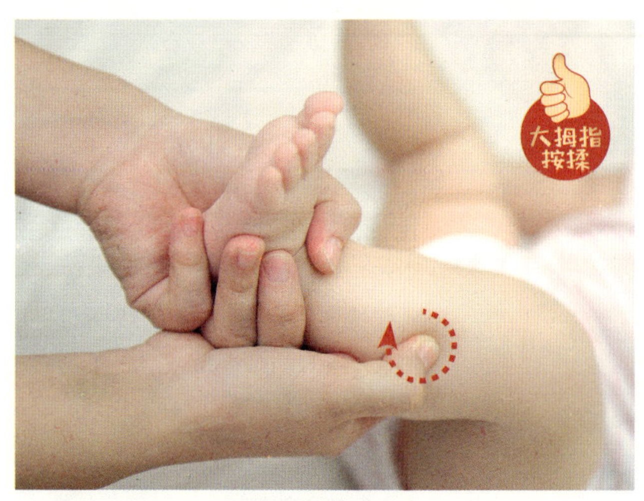

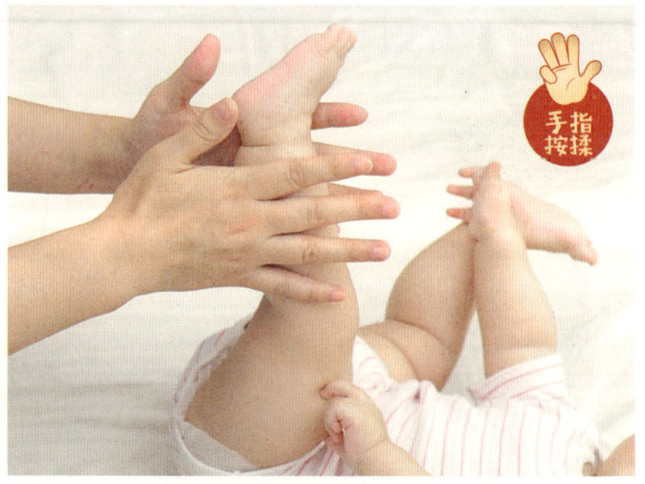

4 用拇指点揉宝宝膝下外侧的阳陵泉穴1~3分钟。阳陵泉穴位于小腿外侧，腓骨头前下方凹陷处。

5 用双手四指轻搓揉宝宝的小腿部肌肉2分钟。

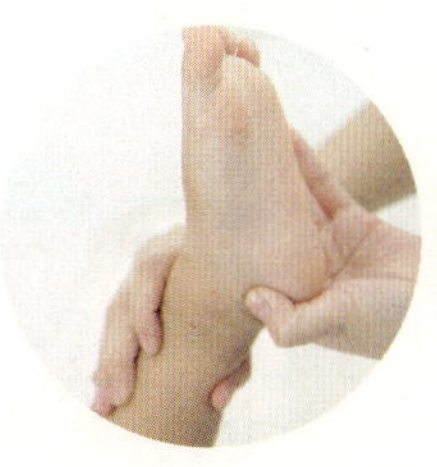

踝关节保健

宝宝的活动量大，而踝关节周围肌肉力量较弱，所以在运动时会不经意让踝关节扭伤。一旦扭伤，关节会肿胀、疼痛，严重的会造成骨折。适当地做些运动或者为踝关节做些保健按摩，可以增加踝关节的柔韧度和灵活性。

揉揉按按，宝宝少生病

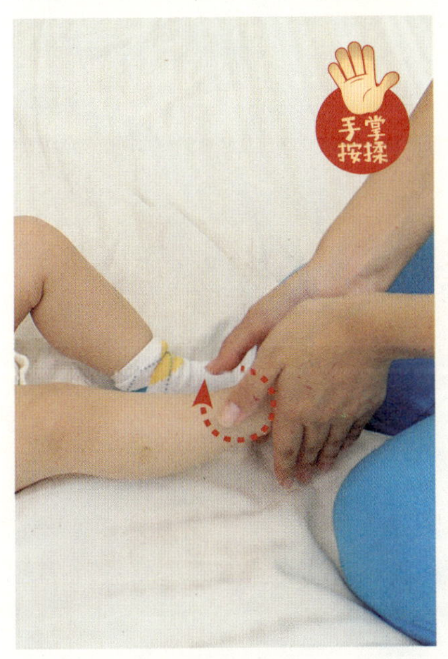

1 用两手掌相对按揉宝宝的内外踝关节 1~3 分钟。

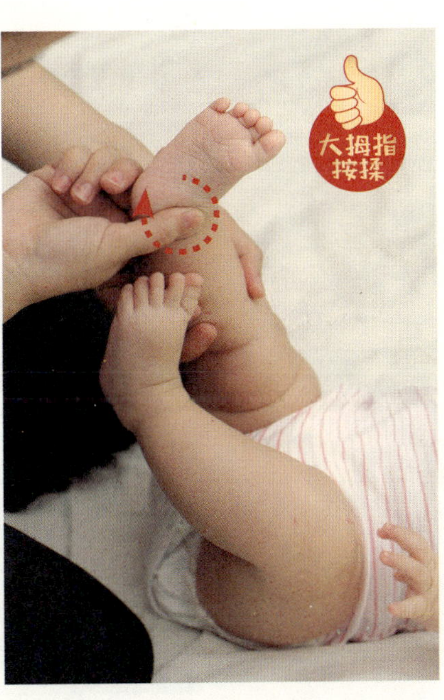

2 双手握着宝宝的脚，用拇指按揉宝宝踝关节 5 分钟。

医生手记

YISHENGSHOUJI

如果宝宝的踝关节不慎扭伤，爸爸妈妈该如何紧急处理呢？

1. 立即脱下鞋子，举起伤脚；

2. 迅速冷敷。用冷水毛巾或冰袋放在伤部。千万不要在冷敷前揉擦或按摩；

3. 如果疼痛剧烈应及时送医处理。

» 推拿力度

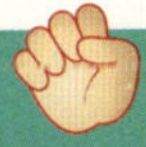

用捏法时，手指要轻巧灵敏，力量贯注于指端，柔和并渗透。

» 推拿方向

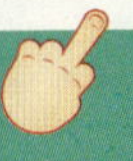

按揉——顺时针

点按——顺时针

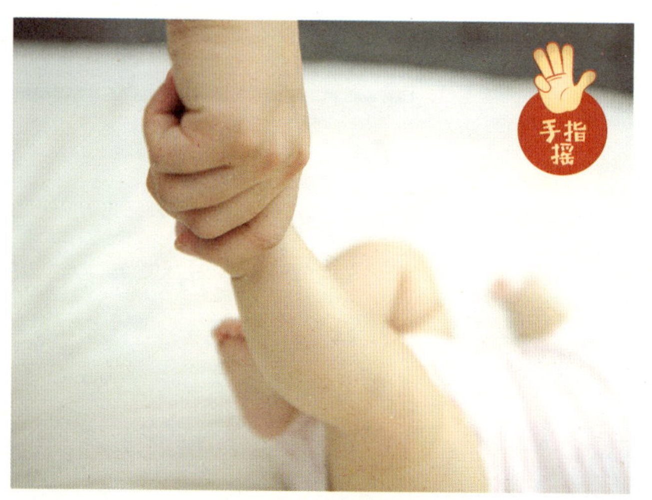

3 用一只手握住宝宝脚的前部分，然后轻轻旋转摇动宝宝的踝关节 3 分钟。

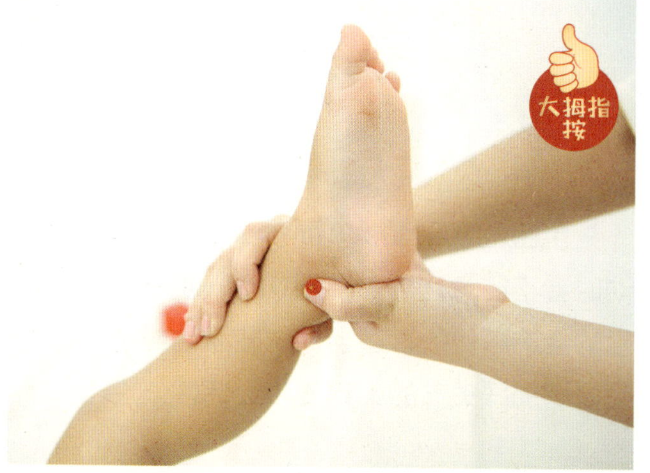

4 用大拇指点按宝宝足部的太溪穴 1~3 分钟。太溪穴位于足内踝后方与脚跟筋腱之间的凹陷处。

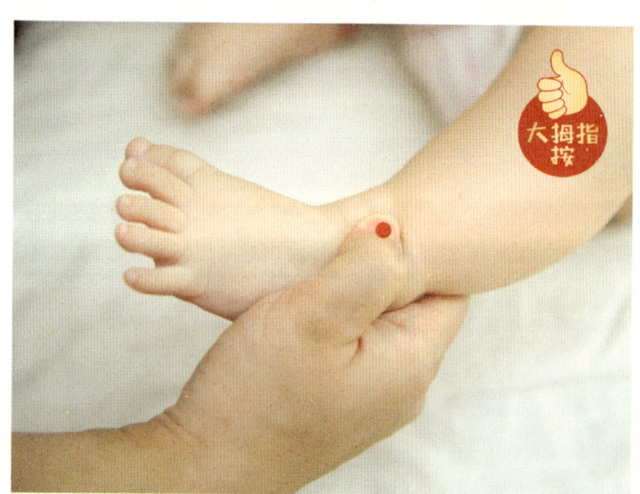

5 用大拇指点按宝宝的解溪穴 1~3 分钟。解溪穴位于足背与小腿交界处的横纹中央凹陷中。

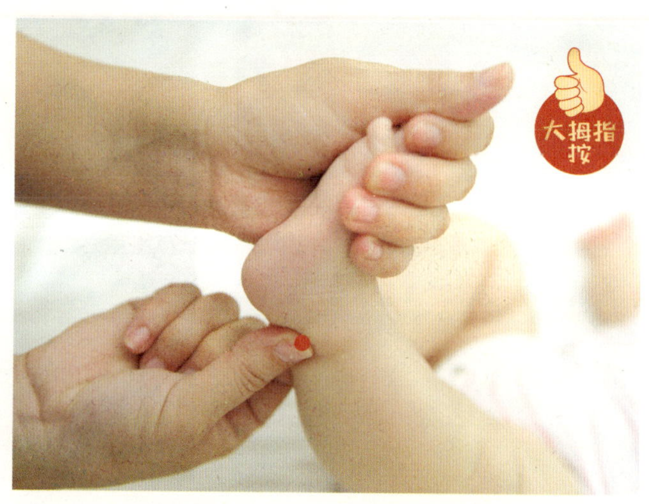

6 用大拇指点按宝宝的昆仑穴 1~3 分钟。昆仑穴位于足部外踝后方，当外踝尖与跟腱之间的凹陷处。

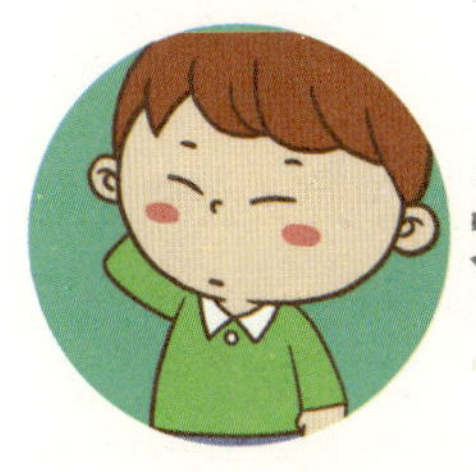

春季要养肝

中医历来注重季节和养生之间的关系，因此，顺应季节的养生，可以达到事半功倍的效果。一年四季中，春发，夏长，秋收，冬藏，这些特点告诉人们要春季养肝，夏季养心，秋季养肺，冬季养肾。爸爸妈妈可以根据季节特点，选择相应的按摩方法来为宝宝进行保健。一年四季中，春季里肝气是最旺的。肝脏是人体内负责疏泄和藏血的脏器，一方面，妈妈可以为宝宝制作一些有利于养肝的食物，做一些新鲜的蔬菜，如芦笋、豆芽等；另一方面，则可以用按摩的方法进行调理。

医生手记

YISHENGSHOUJI

春季饮食上"宜甘减酸"，因为肝对应酸，脾对应甘，依五行考虑，而且肝旺会损伤脾脏的功能，因此，春天要少吃一些酸性的食物；而甘味的食物可以滋补脾脏，家长可以给孩子多准备一些大枣、山药等补脾健脾的食物。

揉揉按按，宝宝少生病

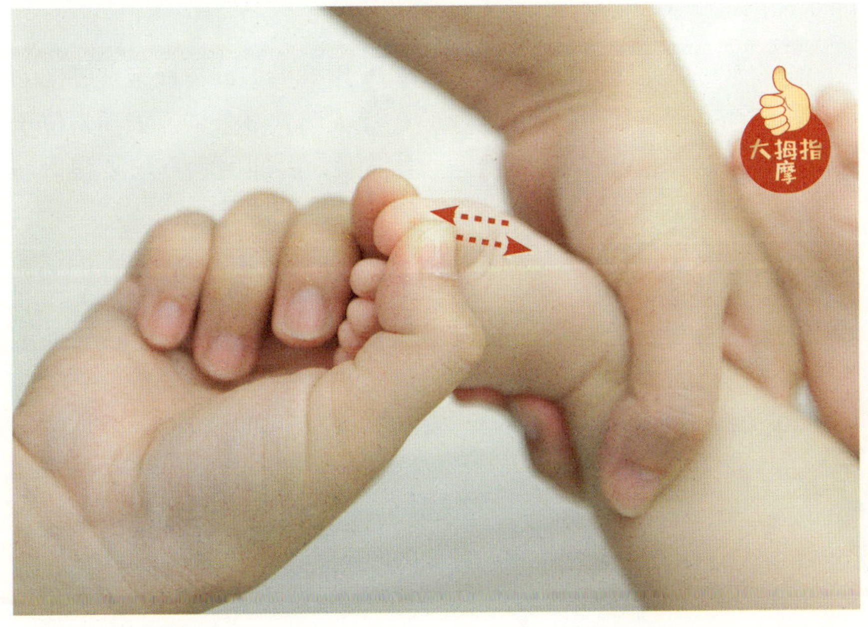

1 用拇指推摩宝宝脚部的大敦穴 3 分钟。大敦穴位于足大指末节外侧，距趾甲角 0.1 寸。

» 推拿力度

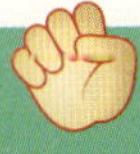

要由轻而重，让宝宝感到一定的压迫感后，再慢慢放松减压。

» 推拿方向

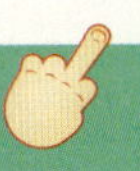

推摩——上下来回

按揉——顺时针

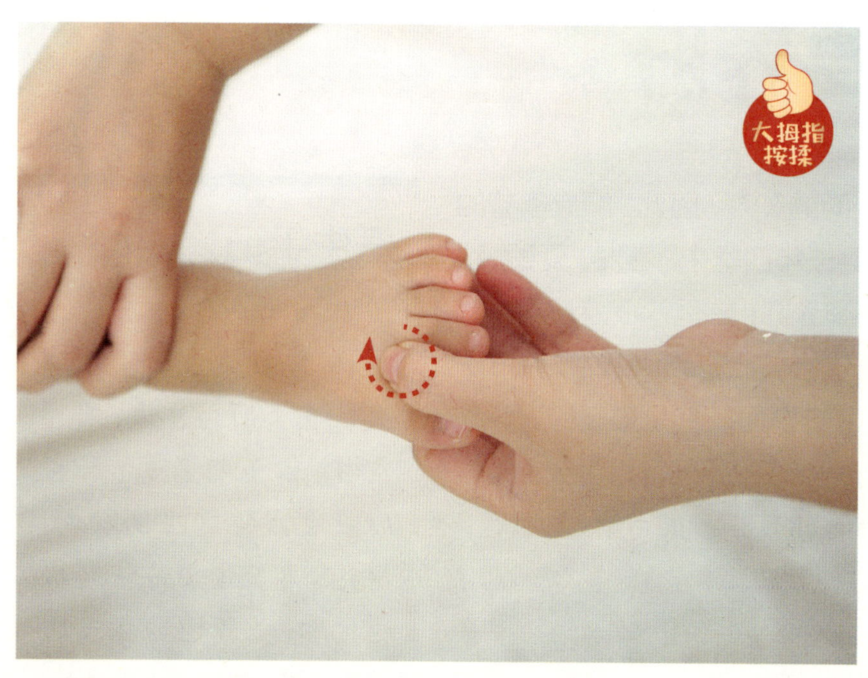

2 用拇指指端按揉宝宝脚部的行间穴 1~3 分钟。行间穴位于足部第 1、2 趾间，趾蹼缘的后方赤白肉际处。

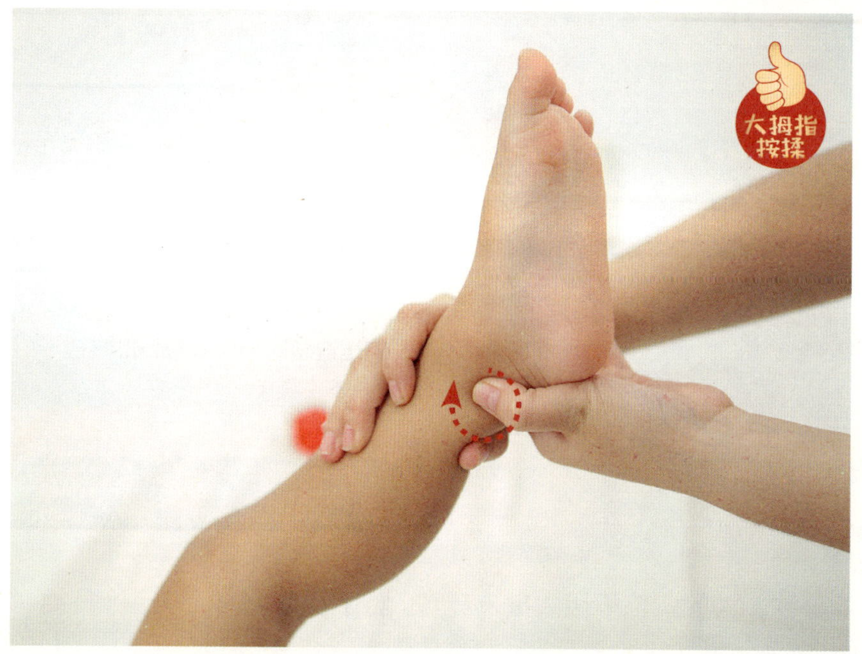

3 用拇指指端按揉宝宝脚部的太溪穴 3 分钟。太溪穴位于足内侧，内踝尖后方与脚跟骨筋腱之间的凹陷处。

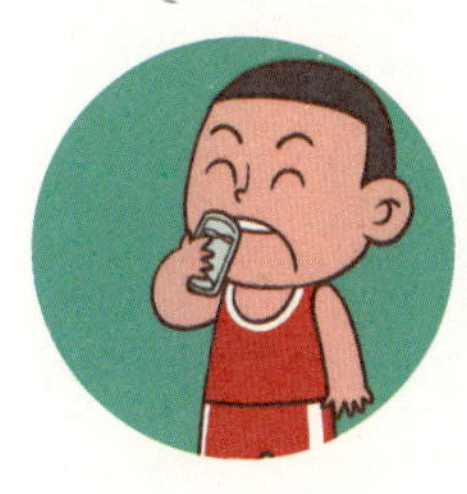

夏季要养心

到了夏季，对于年幼的宝宝来说，是各种呼吸道疾病高发的季节，父母要给宝宝养成良好的生活习惯，多吃富含维生素的蔬菜，注意补充水分，还要有适当的运动，以增强体质，预防各种疾病的发生。在宝宝手部有内劳宫和小横纹两个穴位，其功效是清热除烦，泻心火。在夏季里，妈妈常给宝宝按摩这两个穴位，可以提高宝宝的免疫力。

医生手记

YISHENGSHOUJI

夏季宝宝应该多补充汤水，在补充水的时候，建议让宝宝多吃些水果，或者是以汤类来补充，并且最好少量多餐。

揉揉按按，宝宝少生病

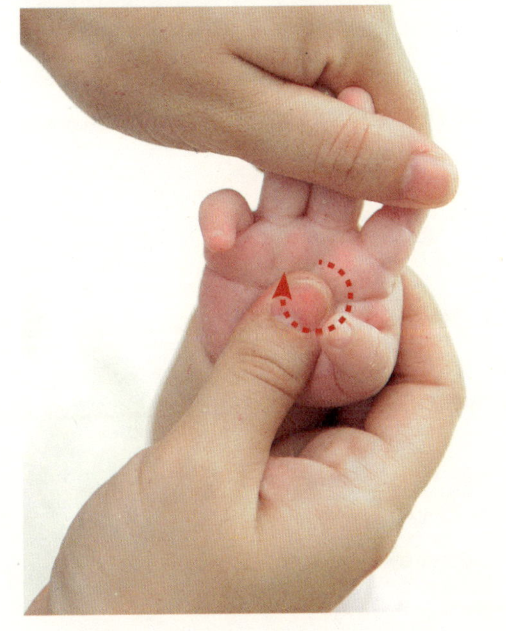

» 推拿力度

揉动时，按压在皮肤上不要移动，手法要温和，力度不轻不重。

» 推拿方向

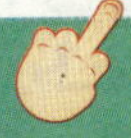

揉——顺时针

1 用拇指揉宝宝手掌心的内劳宫穴 100~300 下。内劳宫在手心，自然握拳时中指指尖触到的位置，用大拇指按揉此穴即揉内劳宫。

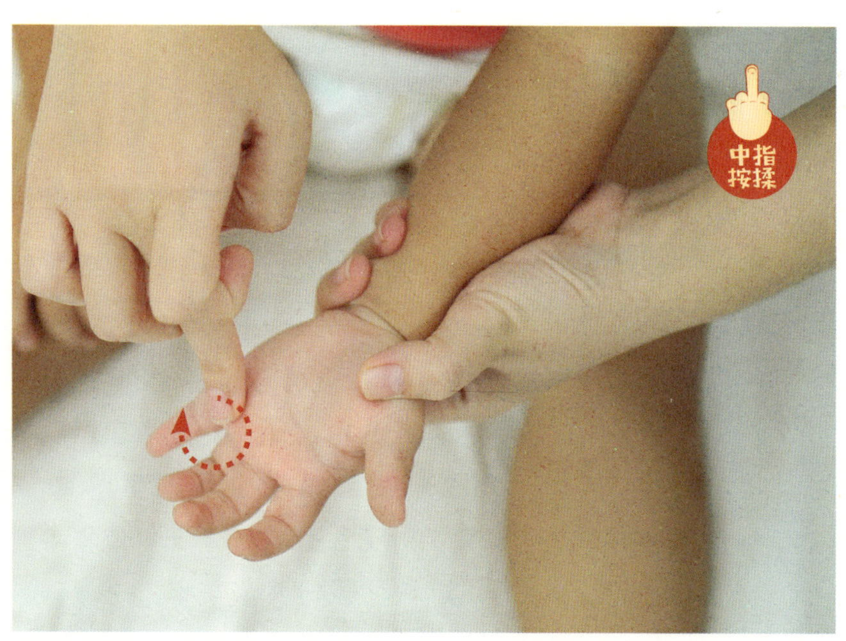

2 用中指指端揉小横纹穴100~300下。小横纹掌面食指、中指、无名指、小指掌指关节横纹处。

推拿音乐－故乡的原风景

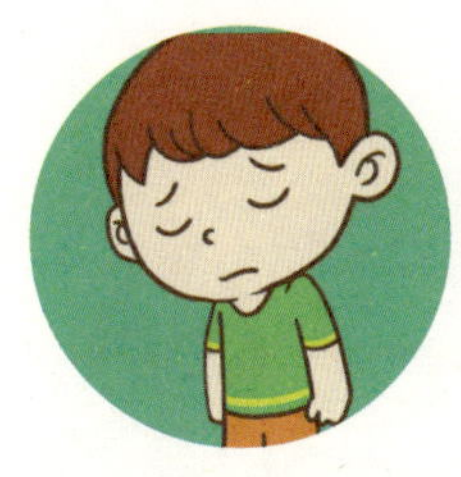

秋季要养肺

秋天是万物成熟的季节，此时气候干燥，而这种燥气常常会侵犯肺部，一些呼吸系统的慢性疾病也会在这个季节里复发。因此，秋季里要注意养肺，肺部保养好了，才能少生病或不生病。平日里可以给宝宝常做一些肺部的保健按摩，同时在饮食上做一些调理，让宝宝秋季里减少患病。

医生手记

YISHENGSHOUJI

多给宝宝吃养肺的蔬菜和水果，秋天正是各种果蔬上市的时候，要多让宝宝摄取具有滋阴养肺功效的蔬菜和水果，如梨、甘蔗、石榴、大枣、柑橘等。

揉揉按按，宝宝少生病

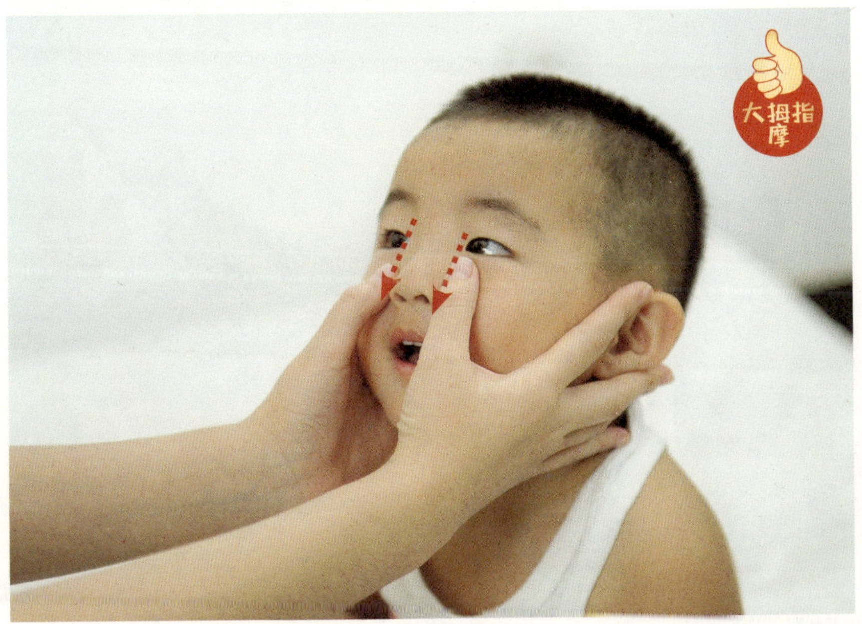

1 宝宝仰卧姿势，妈妈用两手拇指的外侧沿着宝宝的鼻梁、鼻翼两侧从上往下摩动 30~60 下。

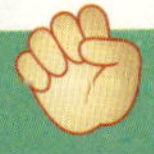

» 推拿力度

摩法要求掌、腕和缓协调，用力均匀，就像抚摸猫咪一样。

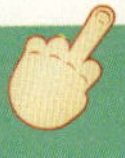

» 推拿方向

摩——从上往下

按揉——顺时针

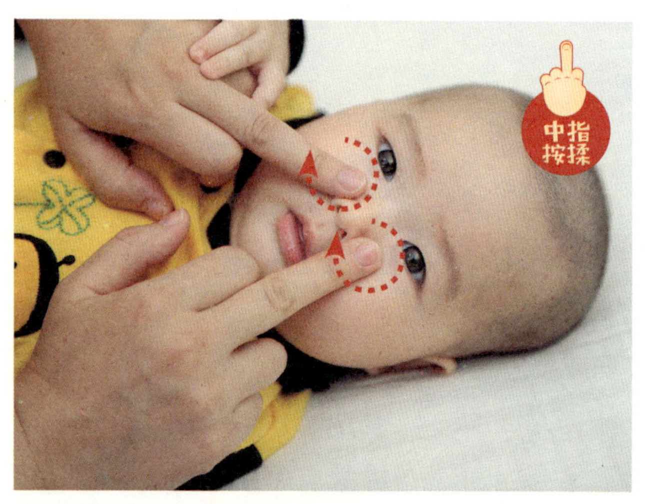

2 用两手中指指端顺时针按揉宝宝鼻翼两侧的迎香穴 20~30 下。迎香穴位于鼻翼外缘中点旁，在鼻唇沟中。

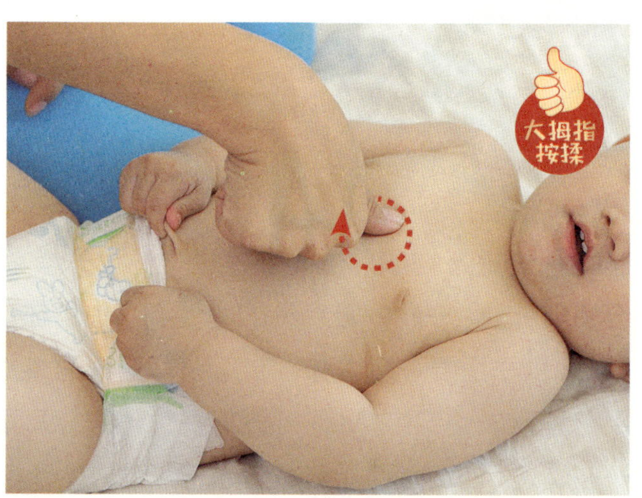

3 宝宝仰卧姿势，用手指指端顺时针按揉宝宝的膻中穴 50~100 下。膻中穴位于胸部，两乳头连线的中点处。

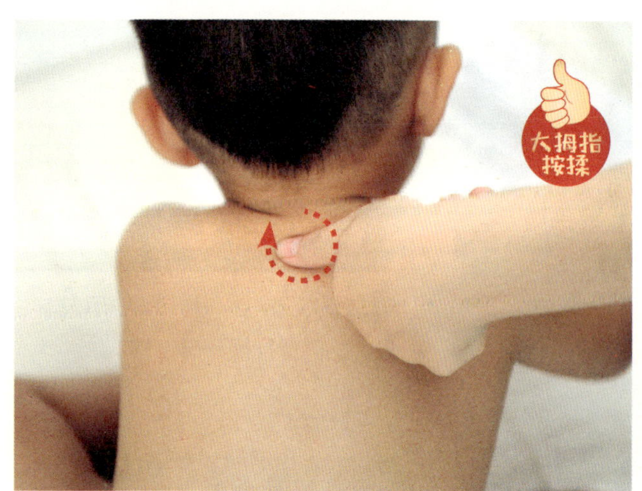

4 宝宝坐姿，用双手大拇指顺时针按揉宝宝的大椎穴 20~30 下。大椎穴位于颈后第七颈椎棘突下凹陷中。

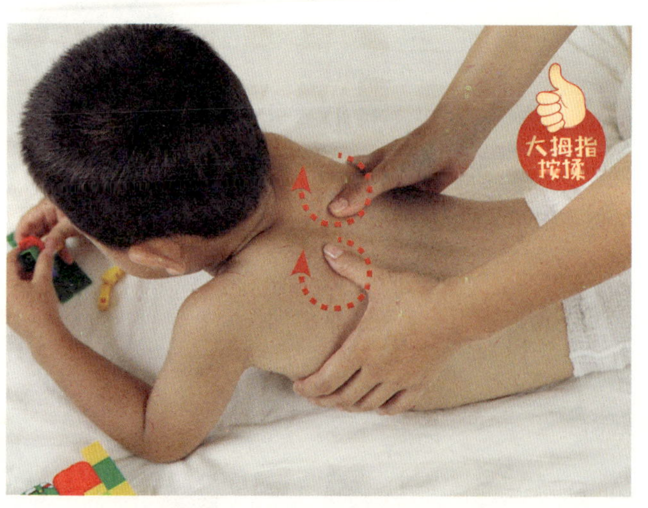

5 宝宝俯卧姿势，用双手大拇指顺时针按揉宝宝背部的肺俞穴 50~100 下。肺俞穴位于背部，在第三胸椎棘突下旁开 1.5 寸处。

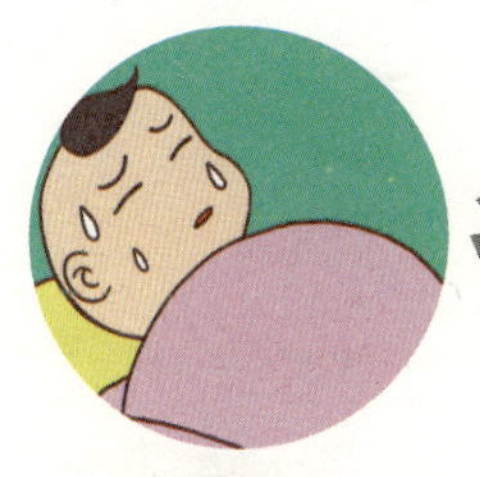

冬季要养肾

冬季草木凋零，是自然界万物“藏”的季节，人也一样，冬季养生也重在“藏”，是要把阳气藏于内。人体阳气藏起来，那么人体的新陈代谢要正常运行就要靠肾脏来发挥作用，并且肾脏功能的正常还能抵御严冬的各种变化。因此，有一种说法叫“养肾防寒”。

揉揉按按，宝宝少生病

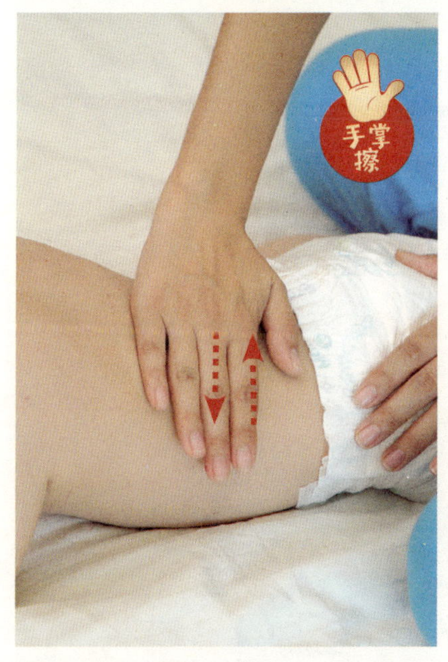

1 宝宝俯卧姿势，用搓热的双手横擦宝宝的腰骶部，以皮肤发热为度。

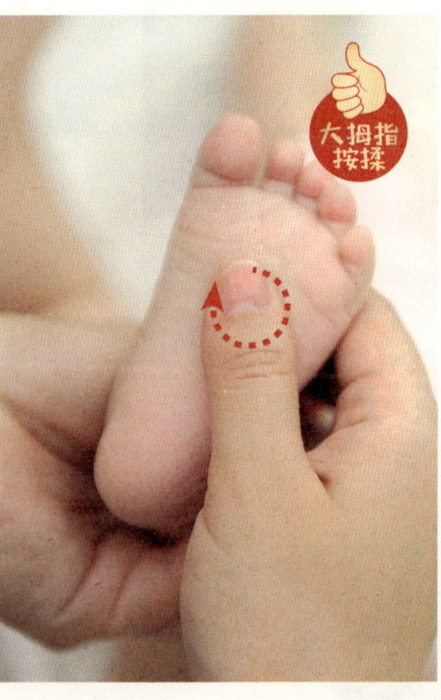

2 用拇指按揉宝宝脚底的涌泉穴 10~30 下。涌泉穴位于脚掌心前 1/3 与后 2/3 交界的凹陷处。

医生手记

YISHENGSHOUJI

虽然冬季强调“藏”，但是要注意忌跟风吃补药：看人家宝宝吃蜂王浆，自家宝宝也吃蜂王浆；看人家宝宝吃各种豆类进补，自家宝宝也吃各种豆类进补。需要注意的是，宝宝不能胡乱进补，进补过多轻者容易使胃肠积滞，消化不良。重者则容易破坏宝宝内分泌系统。

» 推拿力度

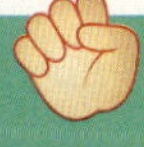

搓法是双掌着力，双手交替快速用力搓，搓动时双手动作频率要一致。

» 推拿方向

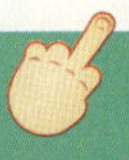

横擦——左右来回

按揉——顺时针

亲子运动保健操

依据宝宝年幼的特点，我们为妈妈和宝宝准备了一些亲子运动保健操，在这些亲子运动中，既能够愉悦宝宝的心情，又能够起到保健的功效，还增强了妈妈和宝宝之间的亲子感情。那么，何时何地与宝宝做这些亲子运动呢？只要宝宝心情愉悦，身体健康，随时都可以做这些亲子运动。妈妈也可以让爸爸来加入哦！

宝宝的上肢运动

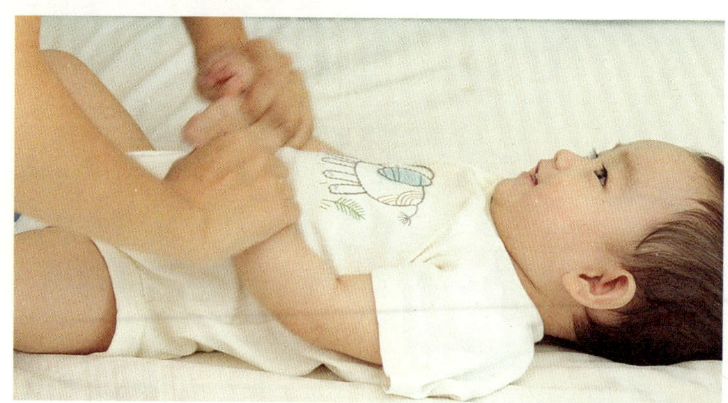

1 宝宝仰卧在床上，妈妈用两手握着宝宝的两只手。

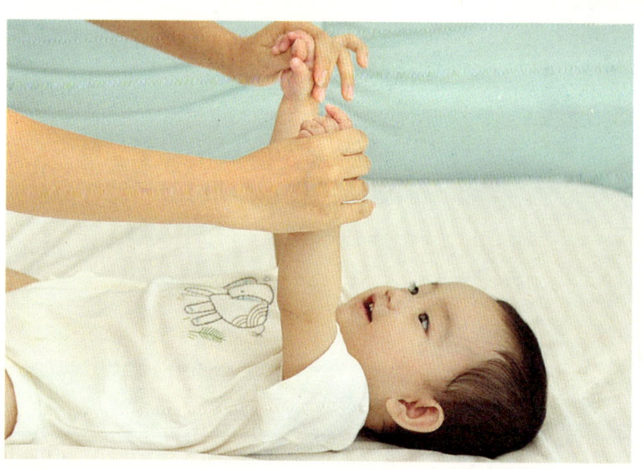

2 妈妈将宝宝的双手向与身体垂直上方伸直，然后还原。

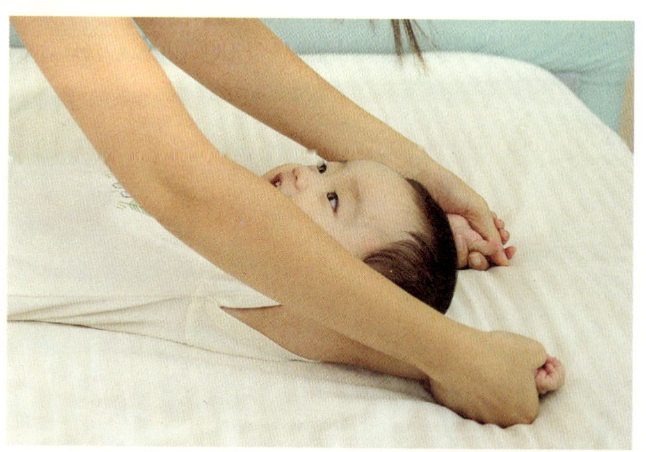

3 妈妈将宝宝的双手向头顶伸直，然后还原。这样重复做几组，有利于活动宝宝的手臂部。

宝宝的下肢运动

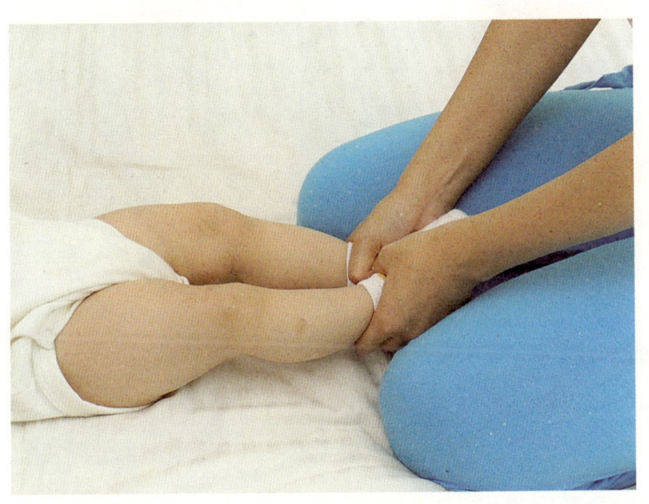

1 宝宝仰卧在床上，妈妈用两只手握着宝宝的两只腿。

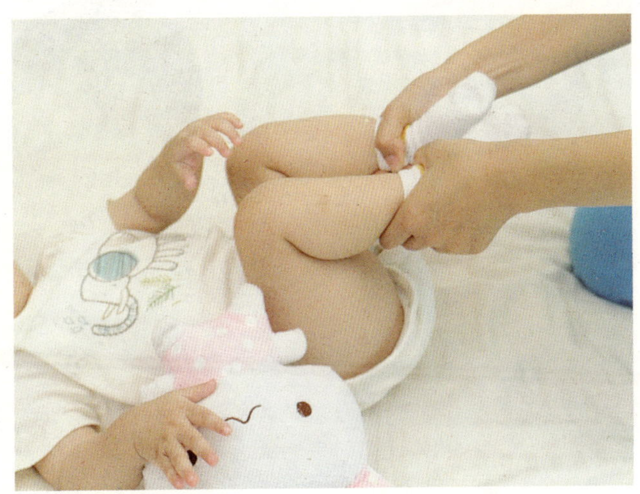

2 妈妈握着宝宝的双腿，慢慢把双腿向上弯，让宝宝的膝关节弯曲。

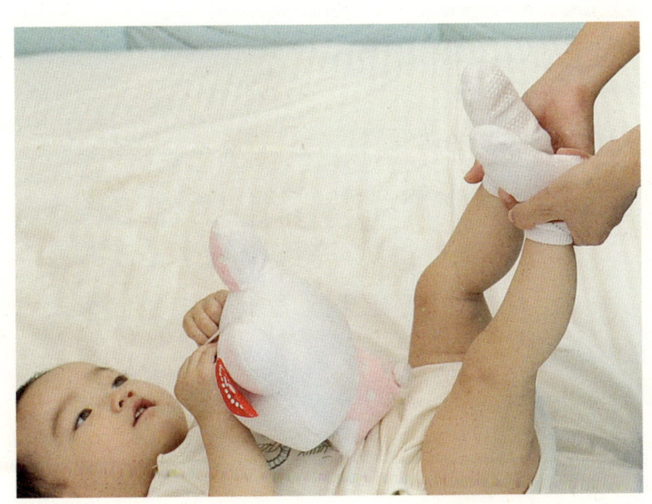

3 然后妈妈拉着宝宝的小腿向上提，使宝宝双腿伸直。重复做此组动作，可以做 4~5 组。

医生手记

YISHENGSHOUJI

婴幼儿时期的宝宝，一般睡眠时间较长，睡醒后的饮食和活动的时间有限，下肢运动尽量不要在宝宝刚吃饱的时候做，这样容易引起呕吐。在做这些保健操时，妈妈的动作一定要轻柔，要以宝宝能接受为度。

小拳头放松操

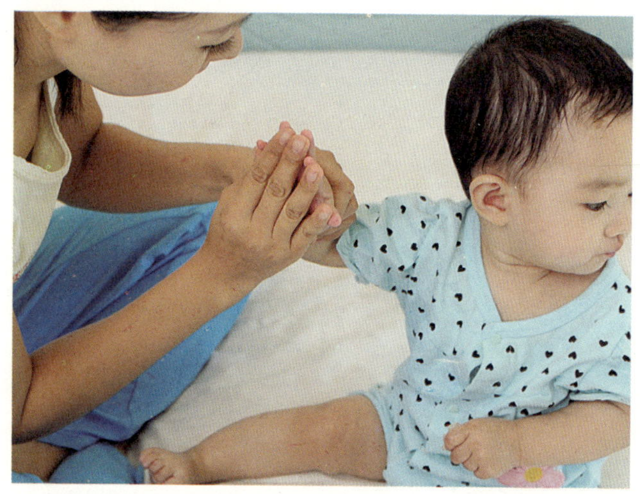

1 妈妈拿着宝宝的小手，先轻轻掰开拇指，然后将手指一起打开，妈妈的每根手指与宝宝的每根手指相对，并配合妈妈唱儿歌，两掌先贴近，再相离。可以根据宝宝的兴致，多做几次。

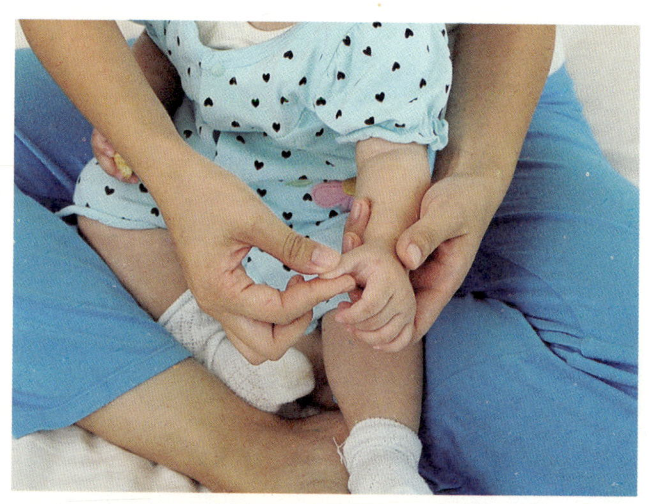

2 妈妈握着宝宝的小手，将宝宝握着的小手指一根一根地打开，然后揉摩每个小手指，再将手指一根一根地合拢。如此反复做几次。

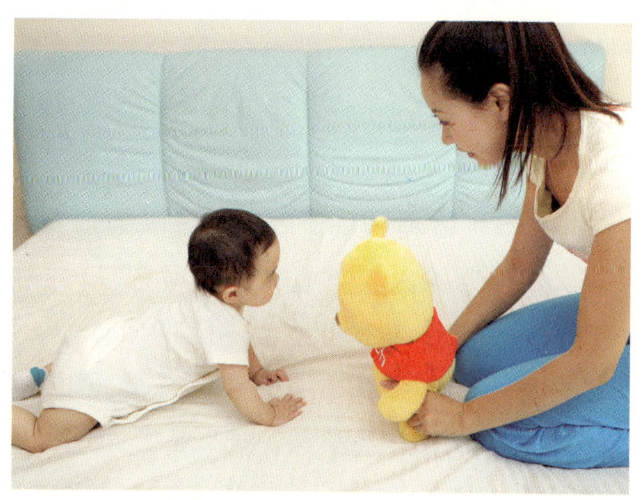

3 妈妈坐在宝宝旁边，用一些色泽鲜艳的玩具鼓励宝宝试着用小拳头去触碰玩具，来练习宝宝的手眼协调能力。

医生手记

YISHENGSHOUJI

经过上面的手法，宝宝慢慢开始想要注意自己的小手了，有时会两只小手相互触碰，这些都会让宝宝发现，手是他最好的玩具，总想去握东西。这对宝宝手运动的发育有很大好处。

宝宝的仰卧起坐操

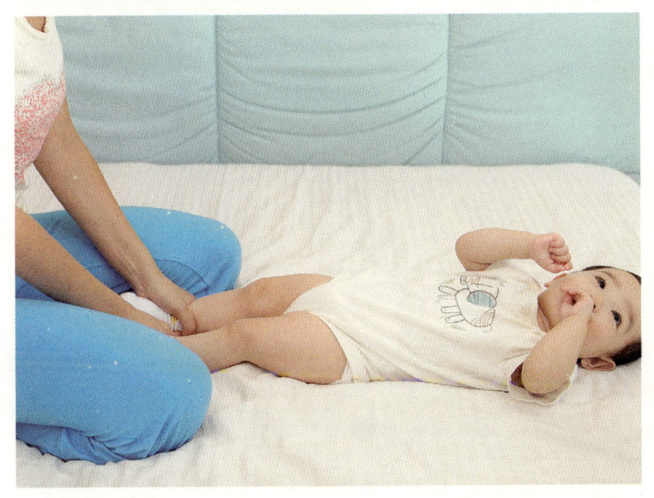

1 将宝宝放在柔软舒适的垫子上，让宝宝呈仰卧姿势。

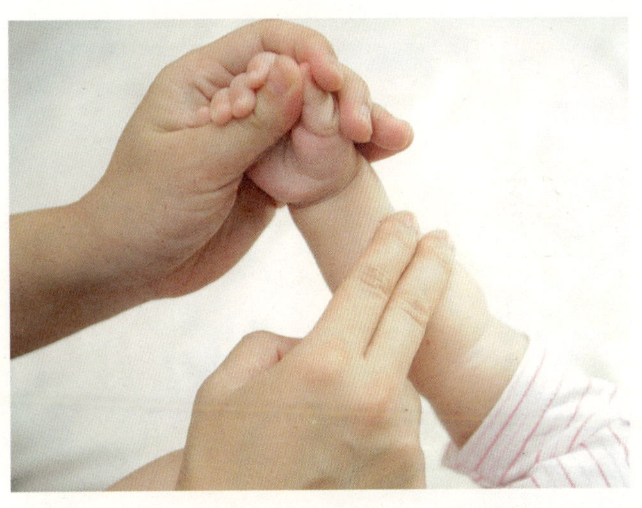

2 妈妈将双手的拇指伸进宝宝的掌心中，要有被宝宝握紧的感觉。

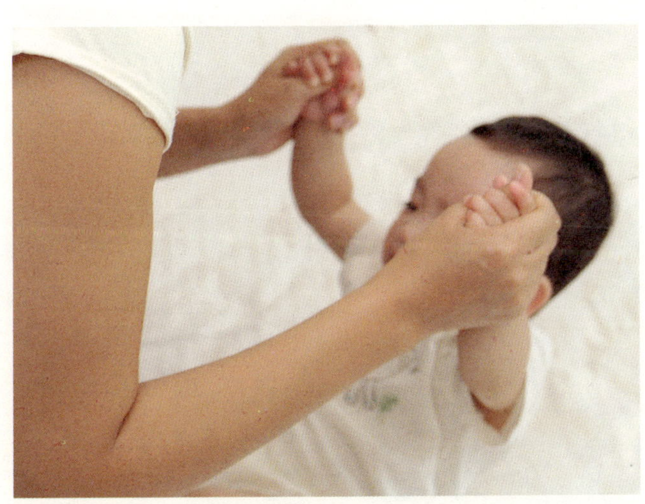

3 妈妈双手分别握住宝宝的两个手腕将宝宝从仰卧姿势慢慢拉起至坐姿，然后轻轻放下。

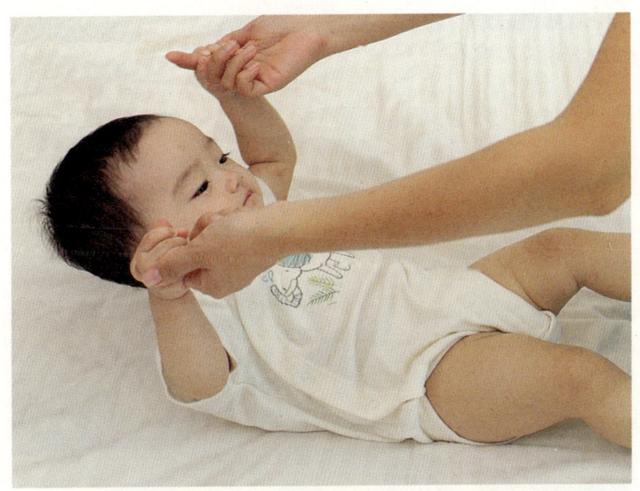

4 宝宝仰卧姿势，妈妈用右手拉起宝宝，然后慢慢放下宝宝；接着左手拉起宝宝，然后慢慢放下。这样反复做几次，既锻炼了宝宝的抓握能力，又锻炼了宝宝的颈背部肌肉。

宝宝的腰部运动

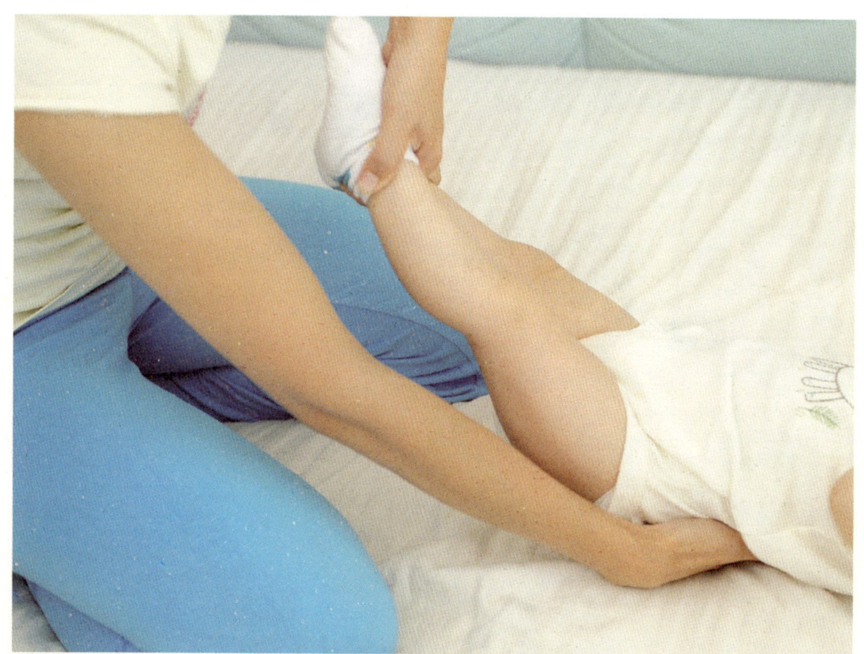

1 宝宝仰卧，妈妈在宝宝一侧。妈妈用一只手托住宝宝的后腰部位，另一只手拉着宝宝双脚的踝关节。

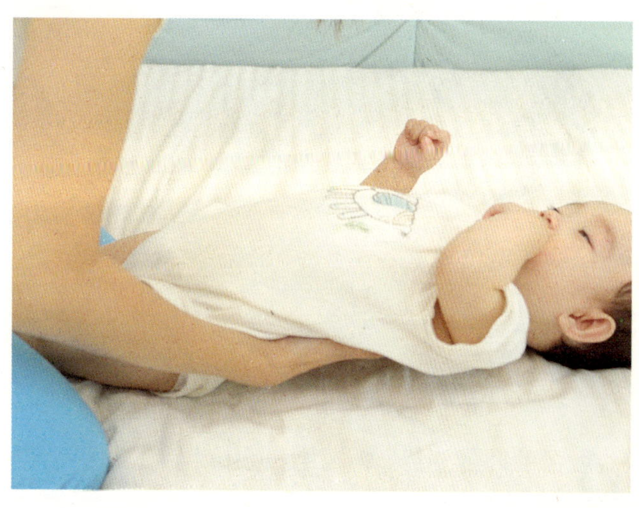

2 妈妈慢慢托起宝宝的腰部，使宝宝腹部呈弓状。

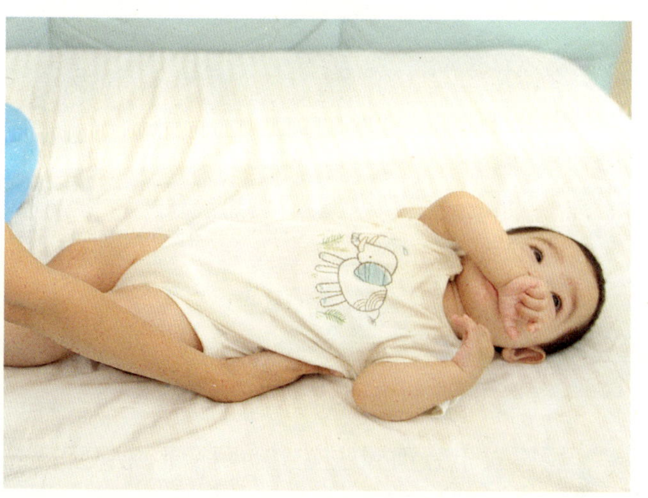

3 慢慢还原归位，可以重复做 3~4 组。

宝宝的跳跃运动

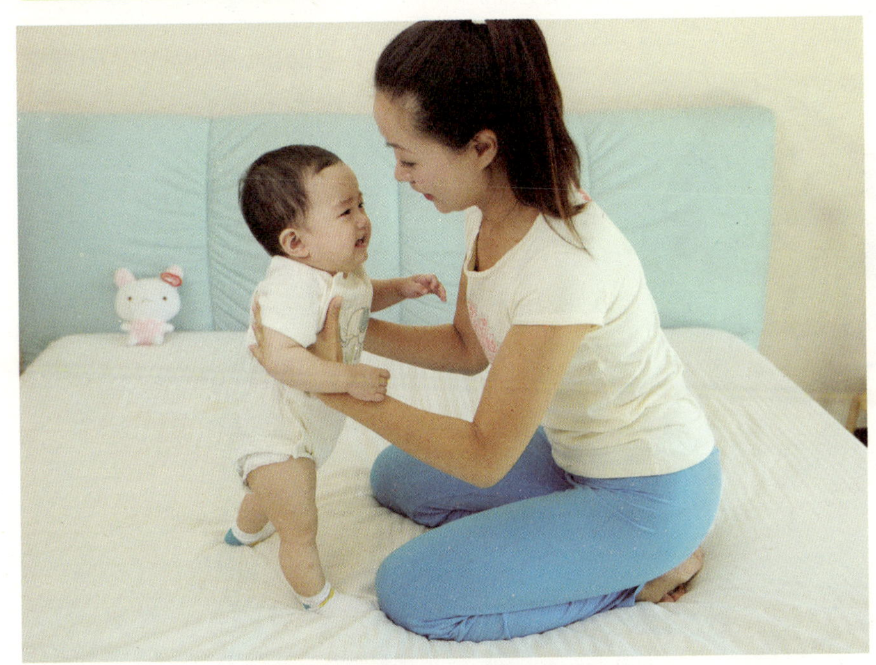

1 妈妈用双手扶在宝宝的腋下，让宝宝站在垫子上。

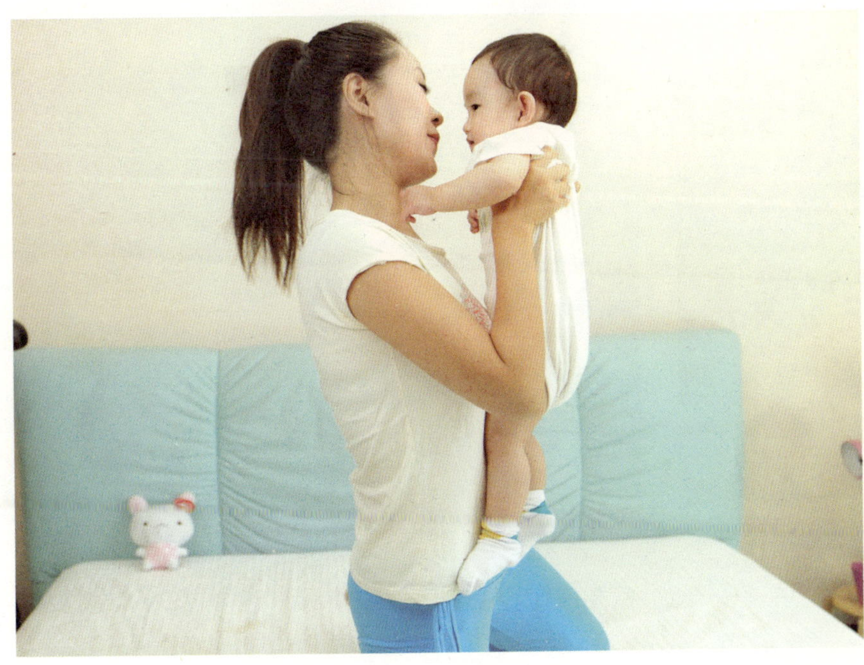

2 妈妈轻轻提起宝宝，再放下，协助宝宝完成蹦跳动作。妈妈协助宝宝蹦跳的过程中，让宝宝的双腿有一伸一屈的反应。

宝宝的胸部运动

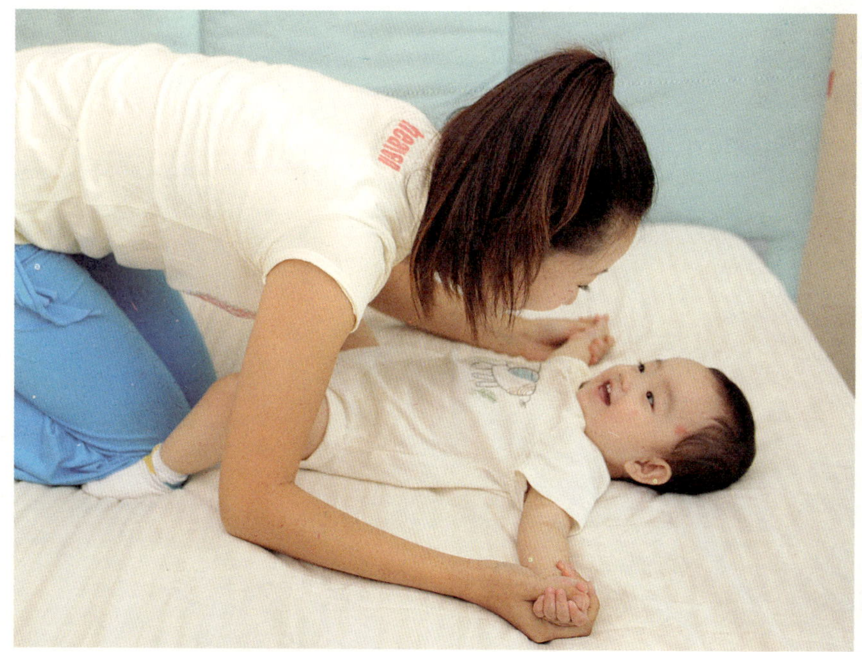

1 宝宝仰卧，妈妈双手握住宝宝双手。

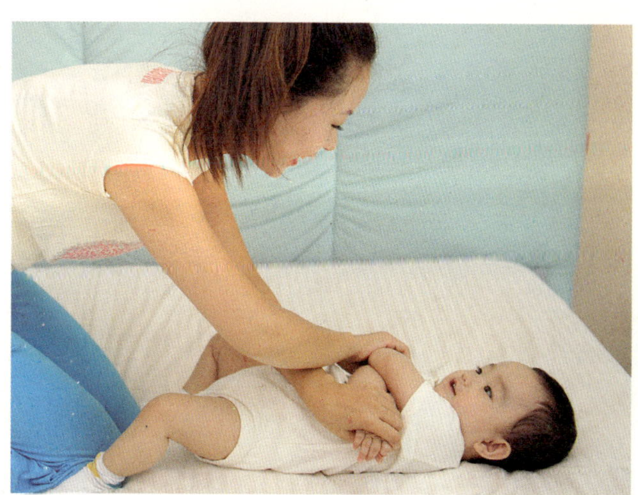

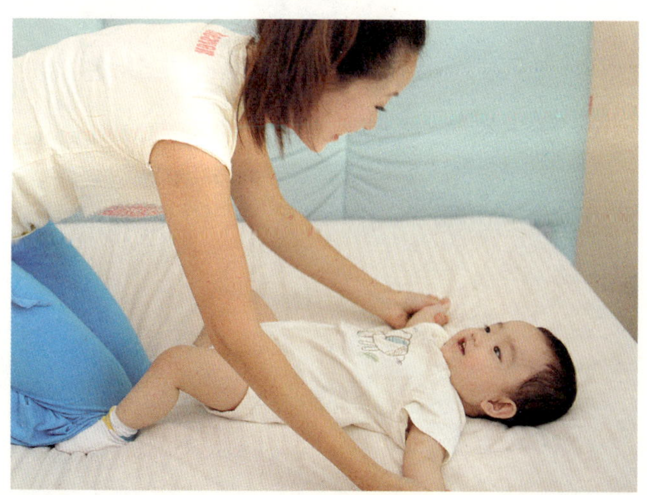

2 妈妈将宝宝双手交叉在胸前。

3 再慢慢将两臂分别向左右打开放平。重复做此组运动 4~5 遍。

宝宝的屈肘运动

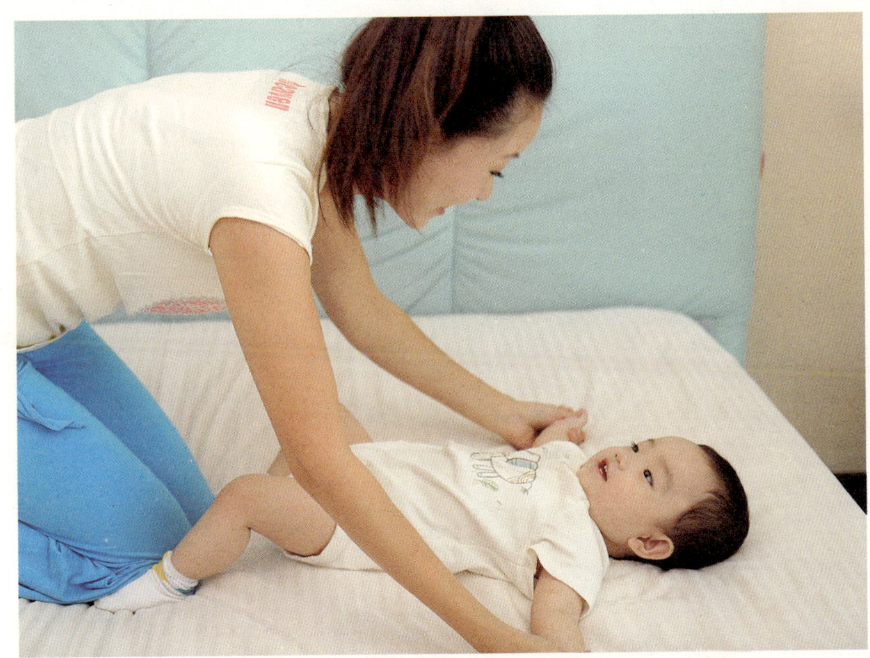

1 宝宝仰卧躺在垫子上，妈妈双手抓住宝宝的手腕。

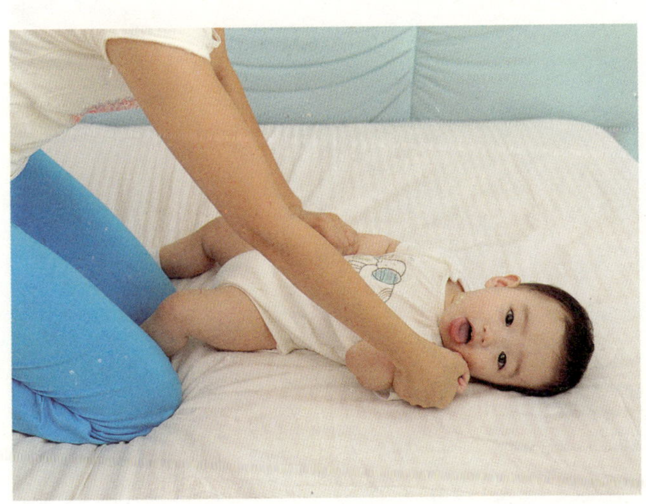

2 妈妈协助宝宝弯曲左肘，让宝宝左手去触碰左肩，然后还原。

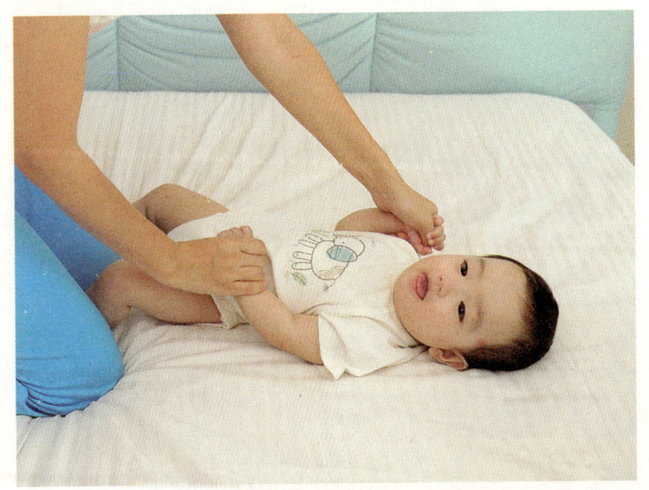

3 妈妈协助宝宝弯曲右肘，让宝宝的右手去触碰右肩，然后还原。如此重复做 4~5 组。

宝宝的腿部运动

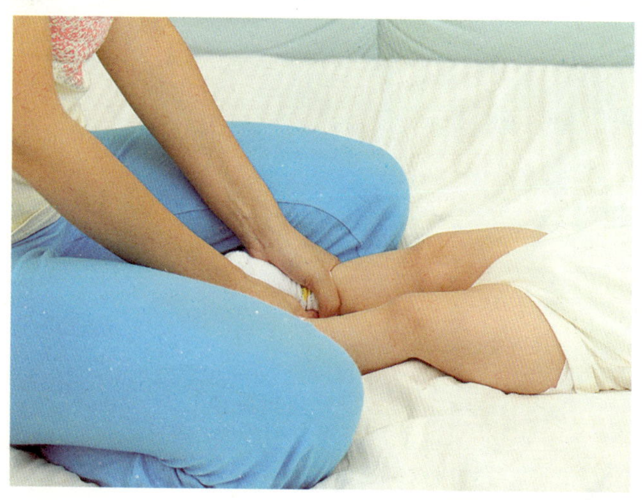

1 宝宝仰卧，妈妈坐在对面，用双手握住宝宝的脚腕。

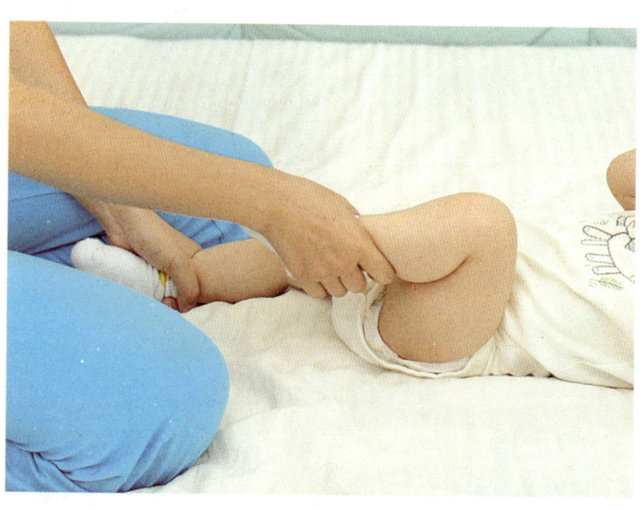

2 妈妈将宝宝左腿弯曲至腹部，同时伸直右腿。

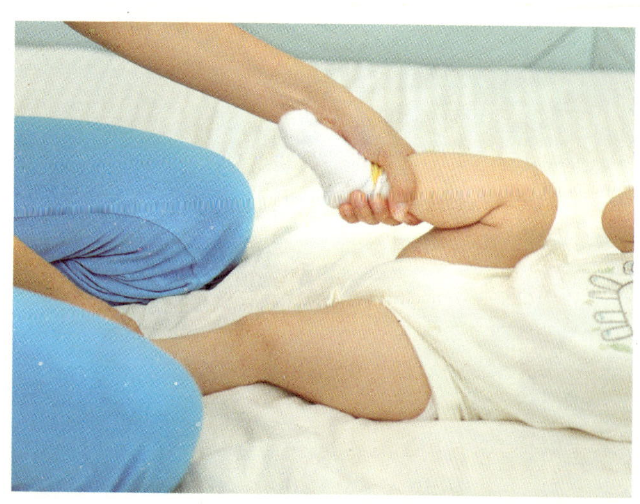

3 再将右腿弯曲至腹部，同时伸直左腿。如此交替做，然后妈妈可以试着松开双手，让宝宝自己做一伸一屈的动作。

宝宝的手部运动

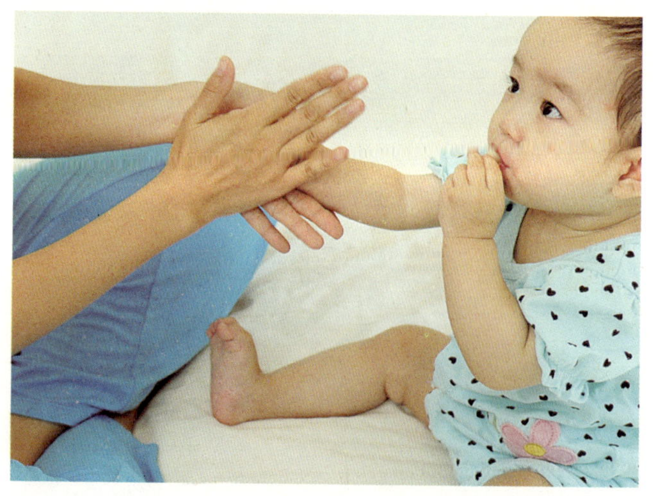

1 宝宝和妈妈坐在垫子上。妈妈双手展开，握住宝宝单手，使宝宝张开五指并伸直手指。

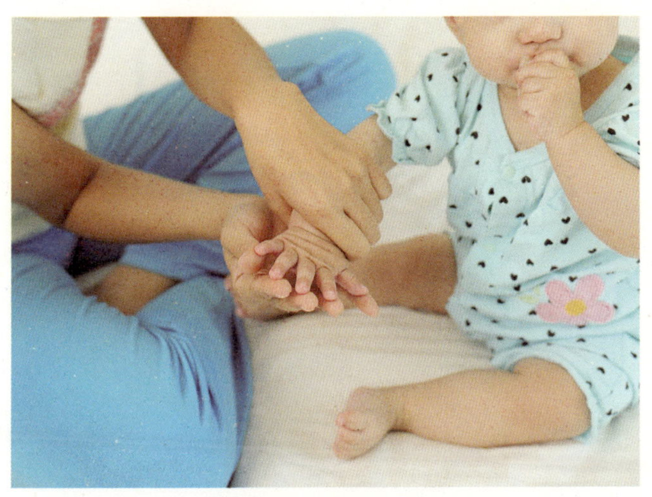

2 接着将双手五指的螺纹面一一相对。

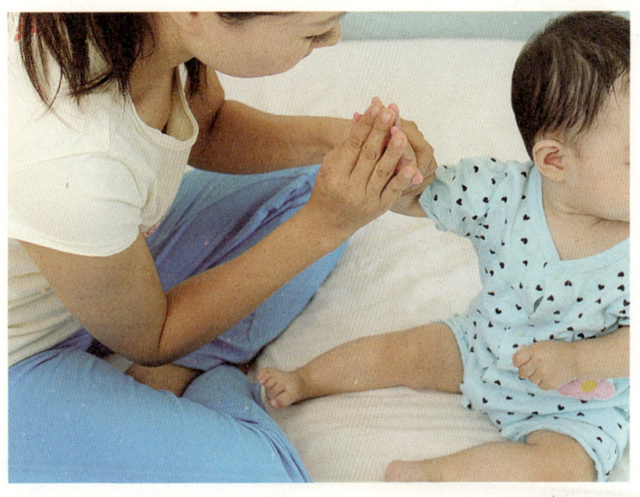

3 轻轻活动双手，但保持手指指端不分开。每次做 5~10 秒钟，然后再重复以上步骤。

宝宝爬爬爬

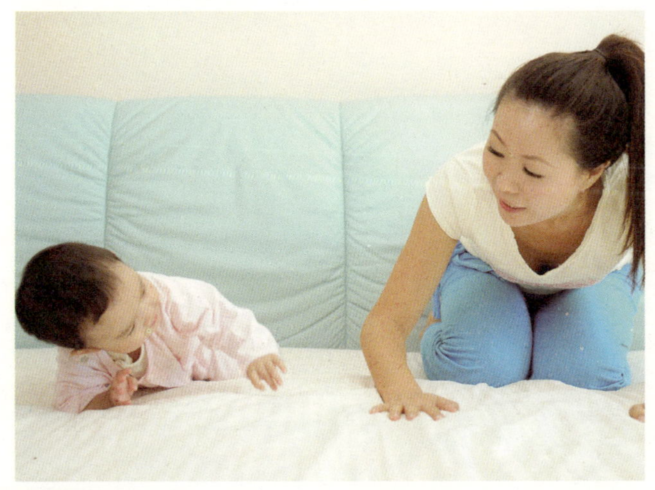

1 妈妈先和宝宝确定要比赛，可以根据宝宝的状态，设置起点和终点的位置。妈妈和宝宝并排跪在垫子上，双手撑在垫子上。

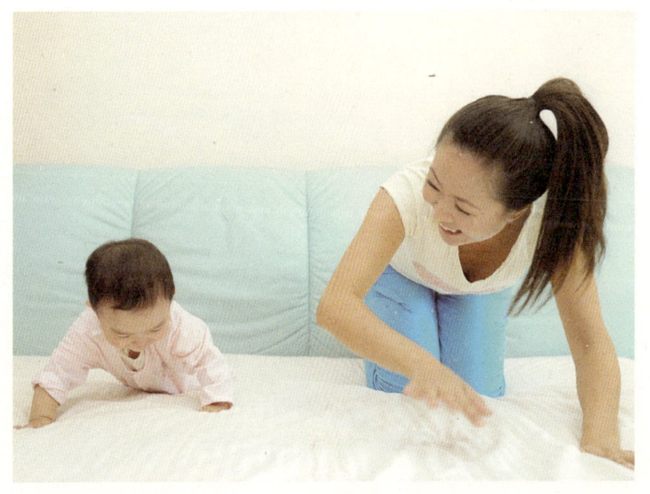

2 妈妈喊“开始”口令，和宝宝一同向前爬。妈妈可以试着让宝宝来发出“开始”的指令，以此调动宝宝的积极性和兴趣。